2020 云南省居民死亡原因分析报告

YUNNAN SHENG JUMIN SIWANG YUANYIN FENXI BAOGAO

陈 杨 主编

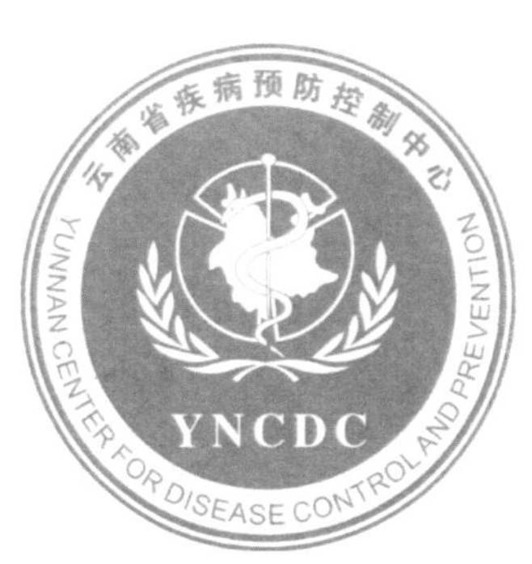

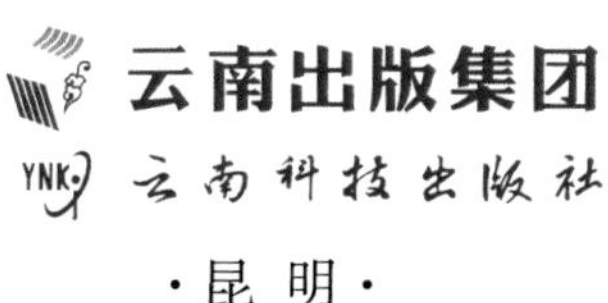

·昆 明·

图书在版编目（CIP）数据

云南省居民死亡原因分析报告 . 2020 / 陈杨主编
. -- 昆明 : 云南科技出版社 , 2023.4
ISBN 978-7-5587-4747-2

Ⅰ . ①云… Ⅱ . ①陈… Ⅲ . ①居民 – 病死率 – 死因分析 – 研究报告 – 云南 – 2020 Ⅳ . ① R195.4

中国国家版本馆 CIP 数据核字 (2023) 第 059408 号

云南省居民死亡原因分析报告 2020
YUNNAN SHENG JUMIN SIWANG YUANYIN FENXI BAOGAO 2020

陈 杨 **主编**

出 版 人：温 翔
责任编辑：王 韬
封面设计：计胚斌
责任校对：秦永红
责任印制：蒋丽芬

书 号：ISBN 978-7-5587-4747-2
印 装：云南国大印务有限公司
开 本：787mm × 1092mm 1/16
印 张：16.375
字 数：378 千字
版 次：2023 年 4 月第 1 版
印 次：2023 年 4 月第 1 次印刷
定 价：80.00 元

出版发行：云南出版集团 云南科技出版社
地 址：昆明市环城西路 609 号
电 话：0871-64192372

编委会

前 言

人群死亡水平和死因分布是反映一个国家和地区居民健康状况的重要指标，5 岁以下儿童死亡率、孕产妇死亡率是联合国千年发展目标的重要指标，综合反映人群健康水平的人均预期寿命和去死因预期寿命均来自于死亡登记或死因监测信息。

云南省自 2005 年始在部分县(市、区)开展了居民死亡登记报告，至 2017 年全省实现了死因监测县区全覆盖及县区全人口监测，2020 年 16 个州（市）的 129 个县（市、区）报告的数据完整可靠，通过对 129 个县（市、区）2020 年居民死亡报告结果分析，基本了解了我省人群死亡状况，为进一步摸清云南省居民死亡水平、死因模式和人均预期寿命等健康相关指标奠定了基础，为政府制定疾病预防控制策略和有关政策提供了重要依据。

本报告分七部分内容。为全面、客观和科学反映报告结果，各部分内容原则上参考了中国疾病预防控制中心、慢病中心年度死因监测报告的范本，全文按照资料来源、方法和指标、数据质量评价、人群总死亡情况、主要疾病死亡情况、寿命损失分析、主要发现和建议顺次撰写，阐述了 2020 年云南省居民的死亡特征，有关指标的定义和分析均采用国内外通用规则，力求达到调查结果可参比。

目 录

摘 要

本报告所使用的数据均来源于《中国疾病预防控制信息系统》的《人口死亡信息登记管理系统》报告的死亡病例，截止到 2021 年 2 月 28 日报告的病例中死亡日期为 2020 年的全部死亡个案。2020 年全省死因登记报告主要结果和发现如下：

一、报告数据质量评价

（一）死亡数据

2020 年云南省网络报告的原始死亡个案共 306 556 例，平均报告粗死亡率 630.99/10 万，16 个州市中粗死亡率最小值为 559.05/10 万，最大值为 716.95/10 万，其中粗死亡率达 600/10 万及以上的有 15 个州市，占 93.8%；粗死亡率在 500/10 万 – 599/10 万之间的有 1 个州市，占 6.2%。2020 年全省总体报告数据较完整，因此 16 个州市的 129 个县（市、区）报告的死亡数全部纳入分析，死亡报告数据覆盖了全省 100% 的常住人口。

报告的死亡个案中根本死因编码正确率为 97.75%；根本死因编码不准确比例占 2.25%，其中死因诊断不明比例占 0.93%，伤害意图不明编码占 0.15%，心血管病缺乏诊断意义编码占 0.93%，肿瘤未指明位置编码占 0.05%，呼衰肝衰编码占 0.19%，本报告使用的死亡数据其完整性和准确性均符合要求。

（二）人口数据

利用 2020 年云南省城市、农村和城乡居民常住人口数计算联合国综合指数，结果城市、农村和城乡，联合国综合指数分别为 2.11、3.22 和 2.84，三者均小于 20，表明 2020 年云南省城市、农村和城乡居民常住人口年龄结构合理。

二、主要结果

（一）总体死亡情况

2020 年云南省网络报告原始死亡个案 306 556 例，经漏报调整后全省报告死亡个案为 354 914 例，其中：城市 117 463 例，农村 237 451 例，分别占 33.10% 和 66.90%；男性 209 905 例，女性 145 009 例，分别占 59.14% 和 40.86%。城乡居民粗死亡率和标化死亡率分别为 730.52/10 万和 707.97/10 万，男性分别为 832.80/10 万和 892.95/10 万，女性分别为 620.26/10 万和 531.86/10 万，城市居民分别为 676.44/10 万和 639.09/10 万，农村居民分别为 760.61/10 万和 748.04/10 万，男性死亡率高于女性，农村死亡率高于城市。与

2019年云南省监测结果比较，五类人群死亡水平均较接近，与2019年全国结果比较，五类人群死亡水平均高于全国水平。16个州市中怒江州和西双版纳州死亡水平较高，其标化死亡率分别为849.27/10万和809.89/10万，玉溪市和昆明市较低，分别为551.49/10万和558.96/10万。

（二）三大类疾病死亡情况

2020年云南省无论城乡和性别，慢性病均占据主要死因位置，其次是损伤和中毒、传染病/母婴及营养缺乏疾病。慢性病报告死亡298 014例，粗死亡率613.41/10万，标化死亡率593.78/10万，占死亡总数的83.97%；损伤和中毒报告死亡36 894例，粗死亡率75.94/10万，标化死亡率74.82/10万，占死亡总数的10.40%；传染病/母婴及营养缺乏性疾病报告死亡15 618例，粗死亡率32.15/10万，标化死亡率30.66/10万，占死亡总数的4.40%。三大类疾病死亡率均为男性高于女性，农村高于城市，死因构成以慢性病最高、损伤和中毒次之、传染病/母婴及营养缺乏性疾病最低。与2019年云南省监测结果比较，2020年三大类疾病标化死亡率均低于2019年；从构成比看，两年三大类疾病构成均较接近。与2019年全国结果比较，三大类疾病标化死亡率均高于全国水平。

（三）前十位死亡原因及顺位

2020年云南省居民前十位死因顺位依次为脑血管病、心脏病、呼吸系统疾病、恶性肿瘤、损伤和中毒、消化系统疾病、内分泌营养和代谢疾病、泌尿生殖系统疾病、神经系统疾病和传染病，粗死亡率分别为146.03 /10万、135.99/10万、123.10/10万、102.95/10万、75.93/10万、40.61/10万、23.16/10万、12.80 /10万、12.20/10万和11.23/10万，分别占死亡总数的19.99%、18.62%、16.85%、14.09%、10.39%、5.56%、3.17%、1.75%、1.67%和1.54%，其中前五位死因占死亡总数的79.94%，前十位死因占死亡总数的93.63%。与2019年云南省报告结果相比，两年报告的前十位死因相同，顺位仍存在差异，两年相同的顺位是第一位、第四至第七位，依次为脑血管病、恶性肿瘤、损伤和中毒、消化系统疾病、内分泌营养代谢疾病，2019年第二、第三、第八至第十位死因依次是呼吸系统疾病、心脏病、传染病、泌尿生殖系统疾病和神经系统疾病，2020年依次是心脏病、呼吸系统疾病、泌尿生殖系统疾病、神经系统疾病和传染病。比较前十位死因标化死亡率水平，除呼吸系统疾病2019年较高外，其他各类死因两年死亡水平均较接近。从死因构成看，前五位死因占死亡总数的比例2019年为80.80%，2020年为79.94%，基本接近；前十位死因占总死亡的比例2019年为94.29%，2020年为93.63%，亦较接近。与2019年全国报告结果相比，2020年云南省居民前十位死因与全国监测结果相同，但顺位存在明显差异。恶性肿瘤全国报告为第一位死因，云南省为第四位，前十位死因标化死亡率除恶性肿瘤全国高于云南省外，其余九类疾病均显示云南省高于全国水平；从死因构成看，前五位死因占死亡总数的比例云南省为79.94%，全国为87.50%，全国高于云南省，前十位死因占总死亡的比例云南省为93.63%，全国为95.91%，两者较接近。

1. 性别死因顺位：男女前十位死因相同，但顺位略有差异，相同的顺位是第三至第七位和第九位，依次是呼吸系统疾病、恶性肿瘤、损伤和中毒、消化系统疾病、内分泌营养和代谢疾病、泌尿生殖系统疾病；男性第一、第二、第八和第十位依次是脑血管病、心脏病、传染病和神经系统疾病，女性依次是心脏病、脑血管病、神经系统疾病和传染病；前十位死因占死亡总数的比例男性为93.97%，女性为93.14%。比较前十位死因死亡率水平，除内分泌营养和代谢疾病外，其余九位死因均为男性高于女性，从构成比看，脑血管病、心脏病、呼吸系统疾病、内分泌营养和代谢疾病、神经系统疾病女性高于男性，而损伤和中毒、恶性肿瘤、消化系统疾病、传染病和泌尿生殖系统疾病为男性高于女性。

2. 城乡死因顺位：城市和农村前十位死因顺位与全人群相同，依次为脑血管病、心脏病、呼吸系统疾病、恶性肿瘤、损伤和中毒、消化系统疾病、内分泌营养和代谢疾病、泌尿生殖系统疾病、神经系统疾病和传染病，前十位死因占总死亡的比例城市为93.91%，农村为93.50%。比较前十位死因死亡率水平，除恶性肿瘤、内分泌营养代谢疾病是城市高于农村外，其余八位死因均为农村高于城市，从死因构成看，各类死因城市和农村均较接近。

3. 地区死因顺位：16个州市的前十位死因相同，顺位存在差异，导致各州市居民死亡的主要死因仍是脑血管病、心脏病、呼吸系统疾病、恶性肿瘤、损伤和中毒，其次是消化系统疾病、内分泌营养和代谢疾病、泌尿生殖系统疾病、传染病和神经系统疾病。16个州市第一位死因为脑血管病的占43.75%、为心脏病的占43.75%，为呼吸系统疾病的占12.5%；恶性肿瘤在曲靖和玉溪跃居第二位死因，在普洱、临沧和西双版纳列居第三位死因，损伤和中毒大部分州市列居第五位，而保山、德宏和迪庆则跃居第三位。

（四）心血管疾病死亡情况

全省心血管疾病死亡143 941人，占死亡总数的40.56%，全人群粗死亡率和标化死亡率分别为296.28/10万和287.10/10万，男性分别为317.37/10万和345.63/10万，女性分别为273.53/10万和231.60/10万，城市分别为278.80/10万和263.36/10万，农村分别为305.99/10万和300.95/10万，男性死亡率高于女性，农村高于城市。不论男性和女性、城市和农村，随着年龄增加，心血管疾病死亡率均呈上升趋势，50岁以后上升较为明显；死亡年龄以60岁之后所占比例构成较大，为82.42%，性别间75岁之前各年龄组构成均为男性高于女性，75岁之后则为女性明显高于男性，城乡各年龄组构成差异不大。无论男性和女性、城市和农村各年龄组死亡率升降趋势一致。与云南省2019年标化死亡率比较，无论性别、城乡还是全人群两年均较接近，与2015—2019年全国死亡水平比较，云南省各年各类人群标化死亡率均高于全国水平。16个州市中西双版纳州、迪庆州和德宏州死亡水平较高，其标化死亡率分别为391.67/10万、372.92/10万和366.86/10万，分别为云南省平均水平的1.36倍、1.30倍和1.28倍。

1. 脑血管病死亡情况：全省脑血管病死亡70 945人，为云南省居民首位死因，占死亡总数的19.99%，占心血管疾病死亡总数的49.29%。脑血管病全人群粗死亡率和标化死亡率分别为146.03/10万和141.75/10万，男性分别为160.60/10万和174.66/10万，女性分别为130.31/10万和111.13/10万，城市分别为134.43/10万和127.29/10万，农村分别为152.48/10万和150.18/10万，男性死亡率高于女性，农村高于城市。脑血管病的年龄死亡分布与心血管疾病一致。与云南省2019年标化死亡率比较，无论性别、城乡还是全人群两年均较接近，与全国2015—2019年脑血管病标化死亡率比较，无论性别、城乡还是全人群云南省均高于全国水平。16个州市中西双版纳州和文山州死亡水平较高，其标化死亡率分别为215.10/10万和202.38/10万，分别为云南省平均水平的1.52倍和1.43倍。

（1）**脑梗死**：脑梗死死亡 23 161 人，占总死亡人数的 6.53%，占心血管病死亡总数的 16.09%，占脑血管病死亡总数的 32.65%。全人群粗死亡率和标化死亡率分别为 47.67/10 万和 46.30/10 万，男性分别为 50.98/10 万和 56.46/10 万，女性分别为 44.11/10 万和 37.26/10 万；城市分别为 43.47/10 万和 41.26/10 万，农村分别为 50.01/10 万和 49.24/10 万；男性死亡率高于女性，农村高于城市。16 个州市中临沧市和西双版纳州死亡水平较高，其标化死亡率分别为 68.55/10 万和 63.94/10 万，分别为云南省平均水平的 1.48 倍和 1.38 倍。

（2）**脑出血**：脑出血死亡 31 970 人，占死亡总数的 9.01%，占心血管病死亡总数的 22.21%，占脑血管病死亡总数的 45.06%。全人群粗死亡率和标化死亡率分别为 65.80/10 万和 63.76/10 万，男性分别为 75.28/10 万和 80.29/10 万，女性分别为 55.58/10 万和 47.91/10 万，城市分别为 61.07/10 万和 57.63/10 万，农村分别为 68.44/10 万和 67.34/10 万。男性死亡率高于女性，农村高于城市。16 个州市中文山州和西双版纳州死亡水平较高，其标化死亡率分别为 104.72/10 万和 96.52/10 万，分别为云南省平均水平的 1.64 倍和 1.51 倍。

2. 心脏病死亡情况：全省心脏病死亡 66 071 人，为云南省居民第二位死因，占死亡总数的 18.62%，占心血管疾病死亡总数的 45.90%。心脏病全人群粗死亡率和标化死亡率分别为 135.99/10 万和 131.53/10 万，男性分别为 140.81/10 万和 153.65/10 万，女性分别为 130.80/10 万和 109.89/10 万，城市分别为 130.26/10 万和 122.71/10 万，农村分别为 139.19/10 万和 136.64/10 万，男性死亡率高于女性，农村高于城市。心脏病的年龄死亡分布与心血管疾病和脑血管病一致，与云南省 2019 年标化死亡率比较，无论性别、城乡还是全人群两年均较接近，与全国 2015—2019 年心脏病标化死亡率比较，无论性别、城乡还是全人群云南省均高于全国水平。16 个州市中丽江市、德宏州和迪庆州死亡水平较高，其标化死亡率分别为 182.54/10 万、176.95/10 万和 175.44/10 万，分别为云南省平均水平的 1.39 倍、1.35 倍和 1.34 倍。

（1）**冠心病**：冠心病死亡 41 201 人，占死亡总数的 11.61%，占心血管病死亡总数的 28.62%，占心脏病死亡总数的 62.36%。全人群粗死亡率和标化死亡率分别为 84.80/10 万和 81.88/10 万，男性分别为 90.10/10 万和 97.62/10 万，女性分别为 79.10/10 万和 66.42/10 万；城市分别为 86.44/10 万和 81.26/10 万，农村分别为 83.89/10 万和 82.24/10 万；男性死亡率高于女性，城乡死亡率无明显差异。16 个州市中德宏州、丽江市和楚雄州死亡水平较高，其标化死亡率分别为 118.44/10 万、109.38/10 万和 104.19/10 万，分别为云南省平均水平的 1.45 倍、1.34 倍和 1.27 倍。

（2）**高血压及并发症**：高血压及并发症死亡 14 484 人，占死亡总数的 4.08%，占心血管病死亡总数的 10.06%，占心脏病死亡总数的 21.92%。全人群粗死亡率和标化死亡率分别为 29.81/10 万和 28.94/10 万，男性分别为 29.64/10 万和 33.02/10 万，女性分别为 30.00/10 万和 25.14/10 万，城市分别为 29.99/10 万和 28.39/10 万，农村分别为 29.72/10 万和 29.26/10 万，男女死亡水平无明显差异，城乡死亡水平较接近。16 个州市中迪庆州和丽江市死亡水平较高，其标化死亡率分别为 70.85/10 万和 65.25/10 万，分别为云南省平均水平的 2.45 倍和 2.25 倍。

（五）呼吸系统疾病死亡情况

全省呼吸系统疾病死亡 59 808 人，为云南省居民第三位死因，占死亡总数的

16.85%。全人群粗死亡率和标化死亡率分别为123.10/10万和119.53/10万，男性分别为135.45/10万和153.69/10万，女性分别为109.79/10万和90.82/10万，城市分别为109.89/10万和104.16/10万，农村分别为130.45/10万和128.40/10万，男性死亡率高于女性，农村高于城市。死亡率0~岁组有一小高峰，之后随着年龄的增长逐渐降低，至15~岁组降至最低，20岁之后呈上升趋势，85~岁组达高峰；各年龄组死亡率男性高于女性、农村高于城市，无论男性和女性、城市和农村各年龄组死亡率升降趋势一致。死亡年龄以60岁之后所占比例较高，为92.38%，性别间除5岁之前和80岁之后女性构成高于男性外，其余各年龄组构成均为男性高于女性，城乡各年龄组构成较接近。与2019年全省结果比较，各类人群死亡水平均低于2019年，与2019年全国疾病监测点报告结果比较，无论性别、城乡还是全人群云南省均显著高于全国水平。16个州市中曲靖市和昭通市死亡水平较高，其标化死亡率分别为185.02/10万和172.67/10万，分别为云南省平均水平的1.55倍和1.44倍。

1. 慢性阻塞性肺疾病：慢阻肺死亡49 255人，占呼吸系统疾病死亡总数的82.36%，占死亡总数的13.88%，为云南省居民单病种疾病首位死因。慢阻肺全人群粗死亡率和标化死亡率分别为101.38/10万和98.53/10万，男性分别为111.47/10万和127.18/10万，女性分别为90.51/10万和74.79/10万，城市分别为87.55/10万和83.12/10万，农村分别为109.08/10万和107.43/10万，男性死亡率高于女性，农村高于城市。慢阻肺年龄死亡分布与呼吸系统疾病一致。与2018—2019年云南省监测结果比较，2020年无论是男性、女性、城市、农村还是全人群其慢阻肺标化死亡率均略有下降；与2018—2019年全国监测结果比较，云南省2018—2020年无论是男性、女性、城市、农村还是全人群其慢阻肺标化死亡率均显著高于全国水平，2020年云南省男性、女性、城市、农村和全人群标化死亡率分别是2019年全国水平的2.45倍、2.61倍、2.81倍、2.40倍和2.51倍。16个州市中曲靖市和昭通市死亡水平较高，其标化死亡率分别为168.88/10万和140.97/10万，是全省平均水平的1.71倍和1.43倍。

2. 30~70岁和70岁以下人群呼吸系统疾病死亡情况：2020年云南省30~70岁人群呼吸系统疾病死亡10 552例，占呼吸系统疾病总死亡的比例为18.59%，死亡率38.92/10万；30~70岁人群慢性呼吸系统疾病死亡9 458例，占慢性呼吸系统疾病总死亡的比例为17.90%，死亡率34.88/10万。70岁以下人群呼吸系统疾病死亡11 121例，占呼吸系统疾病总死亡的比例为17.64%，死亡率24.32/10万；70岁以下人群慢性呼吸系统疾病死亡9 622例，占慢性呼吸系统疾病总死亡的比例为17.59%，死亡率21.04/10万。

（六）糖尿病死亡情况

全省糖尿病死亡8 223人，占内分泌、营养和代谢性疾病死亡总数的73.07%，占总死亡数的2.32%。全人群粗死亡率和标化死亡率分别为16.93/10万和16.34/10万，男性分别为16.04/10万和17.06/10万，女性分别为17.88/10万和15.54/10万，城市分别为20.69/10万和19.43/10万，农村分别为14.83/10万和14.57/10万，男女死亡率较接近，城市死亡率略高于农村。不论男性和女性、城市和农村，随着年龄增加，糖尿病死亡率均呈上升趋势，65岁以后上升较为明显，70岁之前城乡各年龄组死亡率差异不大，70岁之后城市明显高于农村，死亡年龄以60岁之后所占构成较大为79.27%。与2018—2019年云南省监测结果比较，2020 年无论是男性、女性、城市、农村还是全人群其糖尿病标化死亡率均较接近。与 2018—2019 年全国监测结果比较，云南省 2018—2019 年无论是男性、女性、城市、农村还是全人群其糖尿病标化死亡率均明显高于全国水平，2020 年云南省男性、女性、城市、农村和全人群标化死亡率分别是 2019 年全国水平的 1.31 倍、1.27 倍、1.39 倍、1.22 倍和 1.29 倍。16 个州市中德宏州和西双版纳州死亡水平较高，其标化死亡率分别为 31.74/10 万和 26.70/10 万，是全省平均水平的 1.94 倍和 1.63 倍。

（七）恶性肿瘤死亡情况及死因顺位

全省恶性肿瘤死亡 50 023 人，占死亡总数的 14.09%，为云南省居民第四位死因。全人群粗死亡率和标化死亡率分别为 102.96/10 万和 99.12/10 万，男性分别为 127.02/10 万和 130.92/10 万，女性分别为 77.03/10 万和 69.53/10 万，城市分别为 107.13/10 万和 100.19/10 万，农村分别为 100.65/10 万和 98.58/10 万，男性死亡率明显高于女性，城乡死亡较接近。恶性肿瘤死亡率随年龄增长而增高，30 岁之前男女各年龄组死亡率差异不大，30 岁之后男性各年龄组高于女性；80 岁之前城市和农村各年龄组死亡率差异不大，80 岁之后城市明显高于农村；无论男性和女性、城市和农村各年龄组死亡率升降趋势一致。死亡年龄以 45 岁之后构成较高，为 91.43%，性别和城乡之间各年龄组死亡构成均较接近。与 2019 年全省结果比较，两年各类人群标化死亡率均较接近，与全国 2015—2019 年恶性肿瘤标化死亡率比较，无论性别、城乡还是全人群云南省均低于全国水平。16 个州市中曲靖市和西双版纳州死亡水平相对较高，其标化死亡率分别为 128.54/10 万和 122.06/10 万，为全省平均水平的 1.30 倍和 1.23 倍。

2020 年云南省居民前十位恶性肿瘤依次为肺癌、肝癌、结直肠癌、胃癌、食道癌、白血病、胰腺癌、乳腺癌、唇口腔和咽恶性肿瘤、宫颈癌，其粗死亡率依次为 29.43/10 万、19.26/10 万、9.56 /10 万、7.74/10 万、3.75/10 万、3.39/10 万、3.04/10 万、2.18/10 万、2.14/10 万和 2.03/10 万，死亡构成依次为 28.59%、18.71%、9.29%、7.52%、3.64%、3.29%、2.95%、2.11%、2.08% 和 1.97%，前十位死因占恶性肿瘤死亡的 80.16%，其中前三位占 56.59%。与 2019 年顺位比较第三、第四、第八、第九和第十位死因有变化，2019 年第三、第四、第八、第九和第十位分别为胃癌、结直肠癌、宫颈癌、乳腺癌和淋巴瘤与多发性骨髓瘤。

1. 肺癌：全省肺癌死亡 14 300 人，占死亡总数的 4.03%，占恶性肿瘤死亡总数的 28.59%。全人群粗死亡率和标化死亡率分别为 29.43/10 万和 28.21/10 万，男性分别为 39.72/10 万和 41.02/10 万，女性分别为 18.35/10 万和 16.37/10 万，城市分别为 34.30/10 万和 31.94/10 万，农村分别为 26.72/10 万和 26.06/10 万，男性死亡率明显高于女性，城市死亡率略高于农村。45 岁之前肺癌死亡处于较低水平，45 岁之后随年龄的增长逐渐升高，死亡主要集中在 55 岁之后，占全部死亡的 82.81%。男性各年龄组死亡率均高于女性，60 岁之前城乡各年龄组死亡率差异不大，60 岁之后城市各年龄组死亡率均高于农村。16 个州市中曲靖肺癌死亡明显较高，其标化死亡率为 63.54/10 万，是全省平均水平的 2.25 倍。

2. 肝癌：全省肝癌死亡 9 359 人，占死亡总数的 2.64%，占恶性肿瘤死亡总数的 18.71%。全人群粗死亡率和标化死亡率分别为 19.26/10 万和 18.52/10 万，男性分别为 27.19/10 万和 27.46/10 万，女性分别为 10.72/10 万和 9.60/10 万，城市分别为 16.09/10 万和 14.95/10 万，农村分别为 21.03/10 万和 20.63/10 万，男性死亡率显著高于女性，农村高于城市。40 岁之前肝癌死亡处于较低水平，40 岁之后随年龄的增长逐渐上升，死亡主要集中在 45~79 岁年龄段，占全部死亡的 80.23%。30 岁之前男女各年龄组死亡率较接近，30 岁之后男性各年龄组死亡率明显高于女性；65 岁之前男性构成高于女性，65 岁之后女性构成高于男性。城乡各年龄组死亡率和构成均较接近。16 个州市中文山州、西双版纳州、昭通市和普洱市较高，其标化死亡率分别为 26.41/10 万、25.12/10 万、24.58/10 万和 23.85/10 万，是全省平均水平的 1.43 倍、1.36 倍、1.33 倍和 1.29 倍。

3. 胃癌：全省胃癌死亡 3 762 人，占死亡总数的 1.06%，占恶性肿瘤死亡总数的 7.52%。全人群粗死亡率和标化死亡率分别为 7.74/10 万和 7.43/10 万，男性分别为 9.46/10 万和 9.73/10 万，女性分别为 5.89/10 万和 5.22/10 万，城市分别为 6.40/10 万和 5.99/10 万，农村分别为 8.49/10 万和 8.27/10 万，男性死亡率高于女性，农村高于城市。50 岁之前胃癌死亡处于较低水平，50 岁之后随年龄的增长逐渐上升，其死亡构成亦集中在 50 岁之后年龄段，占全部死亡的 89.15%。45 岁之前男女各年龄组死亡率较接近，45 岁之后男性死亡率明显高于女性；农村各年龄组死亡率均高于城市。16 个州市中迪庆州、西双版纳州和丽江市胃癌死亡水平较高，其标化死亡率分别为 14.93/10 万、11.26/10 万和 10.62/10 万，是全省平均水平的 2.01 倍、1.52 倍和 1.43 倍。

4. 结直肠癌：全省结直肠癌死亡 4 645 人，占死亡总数的 1.31%，占恶性肿瘤总死亡数的 9.29%。全人群粗死亡率和标化死亡率分别为 9.56/10 万和 9.22/10 万，男性分别为 10.92/10 万和 11.50/10 万，女性分别为 8.09/10 万和 7.19/10 万，城市分别为 11.13/10 万和 10.41/10 万，农村分别为 8.69/10 万和 8.52/10 万，男性死亡率高于女性，城市高于农村。结直肠癌死亡率在 50 岁之前处于较低水平，50 岁之后随年龄的增长逐渐上升，其死亡构成亦集中在 50 岁之后年龄段，占全部死亡的 89.58%。16 个州市中西双版纳州和昆明市死亡水平较高，其标化死亡率分别为 11.67/10 万和 11.57/10 万，是全省平均水平的 1.27 倍和 1.25 倍。

5. 食道癌：全省食道癌死亡 1 822 人，占死亡总数的 0.51%，占恶性肿瘤总死亡数的 3.64%。全人群粗死亡率和标化死亡率分别为 3.75/10 万和 3.59/10 万，男性分别为 6.23/10 万和 6.33/10 万，女性分别为 1.08/10 万和 0.95/10 万，城市分别为 3.25/10 万和 2.99/10 万，农村分别为 4.03/10 万和 3.94/10 万，男性死亡率明显高于女性，农村高于城市。50 岁之前食道癌死亡处于较低水平，50 岁之后开始上升，死亡主要集中在 50~79 岁年龄段，占全部死亡的 80.13%。40 岁之前男女各年龄组死亡率较接近，40 岁之后男性各年龄组死亡率明显高于女性，45~74 岁男性构成高于女性，75 岁之后女性构成高于男性。城乡各年龄组死亡率和构成无明显差异。16 个州市中丽江市和普洱市死亡水平较高，其标化死亡率分别为 7.68/10 万和 7.29/10 万，是全省平均水平的 2.14 倍和 2.03 倍。

（八）损伤和中毒死亡情况及死因顺位

2020 年云南省损伤和中毒死亡 36 894 人，占死亡总数的 10.40%，为云南省居民第五位死因。全人群粗死亡率和标化死亡率分别为 75.94/10 万和 74.82/10 万，男性分别为 101.87/10 万和 104.25/10 万，女性分别为 47.98/10 万和 43.73/10 万，城市分别为 62.08/10 万和 59.88/10 万，农村分别为 83.65/10 万和 83.50/10 万，男性死亡率明显高于女性，农村高于城市。随着年龄增加，损伤和中毒死亡率总体呈上升趋势，男性各年龄组死亡率均高于女性，除 85~ 岁组死亡率城市高于农村外，其余各年龄组均为农村略高于城市。损伤和中毒死亡各年龄组均有分布，其中以 30 岁之后占比相对较高，占死亡总数的 84.16%。2020 年各类人群死亡水平与 2019 年相比略有下降（2019 年云南省全人群标化死亡率为 77.64/10 万、男性 108.69/10 万、女性 44.73/10 万、城市 64.26/10 万、农村 85.27/10 万）；与 2019 年全国结果比较，云南省各类人群死亡水平均明显高于全国水平，云南省 2020 年全人群、男性、女性、城市、农村标化死亡率分别是全国水平的 1.89 倍、1.93 倍、1.74 倍、1.97 倍和 1.87 倍。16 个州市中西双版纳州和文山州死亡水平较高，标化死亡率分别为 93.65/10 万和 93.56/10 万，分别是全省平均水平的 1.25 倍。

导致我省居民损伤和中毒死亡的主要原因依次是意外跌落、道路交通事故、自杀及后遗症、意外中毒、淹死、他杀及后遗症、火灾，其粗死亡率依次为 23.51/10 万、16.98/10 万、10.97/10 万、8.95/10 万、4.59/10 万、0.70/10 万和 0.56/10 万，分别占损伤和中毒死亡总数的 30.96%、22.36%、14.45%、11.79%、6.04%、0.92% 和 0.74%，其中前五位死因占 85.60%。

1. 意外跌落：全省意外跌落死亡 11 424 人，占死亡总数的 3.22%，占损伤和中毒死亡总数的 30.96%。全人群粗死亡率和标化死亡率分别为 23.51/10 万和 22.80/10 万，男性分别为 28.19/10 万和 29.75/10 万，女性分别为 18.47/10 万和 15.60/10 万，城市分别为 21.99/10 万和 20.84/10 万，农村分别为 24.36/10 万和 23.99/10 万，男性死亡率高于女性，城乡死亡率较接近。40 岁之前死亡处于较低水平，40 岁之后随着年龄增长缓慢上升，至 70 岁之后增长迅速。16 个州市中德宏州死亡水平较高，标化死亡率为 34.72/10 万，是全省平均水平的 1.52 倍。

2. 道路交通事故：全省道路交通事故死亡 8 250 人，占死亡总数的 2.33%，占损伤和中毒死亡总数的 22.36%。全人群粗死亡率和标化死亡率分别为 16.98/10 万和 17.03/10 万，男性分别为 24.33/10 万和 24.66/10 万，女性分别为 9.06/10 万和 8.87/10 万，城市分别为 14.30/10 万和 14.03/10 万，农村分别为 18.47/10 万和 18.57/10 万，男性死亡率高于女性，农村高于城市。死亡率除在 15 岁之前相对较低外，其余各年龄组波动在 10.46/10 万 ~38.77/10 万之间，死亡构成主要集中在 15~69 岁年龄段，占全部死亡的 83.81%。16 个州市中西双版纳州死亡水平较高，标化死亡率为 27.07/10 万，是全省平均水平的 1.59 倍。

3. 自杀及后遗症：全省自杀及后遗症死亡 5 332 人，占死亡总数的 1.50%，占损伤和中毒死亡总数的 14.45%。全人群粗死亡率和标化死亡率分别为 10.97/10 万和 10.85/10 万，男性分别为 13.83/10 万和 14.11/10 万，女性分别为 7.90/10 万和 7.51/10 万，城市分别为 7.27/10 万和 6.94/10 万，农村分别为 13.03/10 万和 13.11/10 万，男性死亡率高于女性，农村高于城市。随着年龄增长自杀及后遗症死亡率逐渐上升，死亡主要集中在 30~ 岁组至 75~ 岁组年龄段，占全部死亡的 79.33%。16 个州市中迪庆州和怒江州死亡水平较高，标化死亡率分别为 17.60/10 万和 16.33/10 万，是全省平均水平的 1.62 倍和 1.51 倍。

（九）人均预期寿命

2020 年云南省居民人均预期寿命为 75.26 岁，其中男性 72.45 岁，女性 78.50 岁，女性较男性高 6.05 岁。与 2019 年（75.11 岁）相比居民人均预期寿命提高了 0.15 岁，与 2015 年（72.76 岁）相比提高了 2.50 岁。

（十）去死因预期寿命

1. 去系统疾病预期寿命及增幅：去除心血管疾病、脑血管病、心脏病、呼吸系统疾病、恶性肿瘤、损伤和中毒六类主要系统疾病的影响后，云南省居民人均预期寿命分别为81.66岁、77.91岁、77.76岁、77.51岁、77.35岁和77.24岁，较全死因预期寿命（75.26岁）分别提高了6.40岁、2.65岁、2.50岁、2.25岁、2.09岁和1.98岁。无论性别或城乡去除主要系统疾病的影响后人均预期寿命均有不同程度的增加。

2. 去单病种疾病预期寿命及增幅： 去除慢阻肺、冠心病、脑出血、脑梗死、高血压及并发症、肺癌、肝癌、胃癌、结直肠癌、食道癌、道路交通事故、意外跌落、自杀及后遗症和糖尿病十四种疾病的影响后，云南省居民人均预期寿命依次为77.05岁、76.84岁、76.58岁、76.23岁、75.96岁、76.03岁、75.88岁、75.68岁、75.71岁、75.62岁、75.98岁、75.96岁、75.79岁和75.81岁，较全死因预期寿命（75.26岁）分别提高了1.79岁、1.58岁、1.32岁、0.97岁、0.70岁、0.77岁、0.62岁、0.42岁、0.45岁、0.36岁、0.72岁、0.70岁、0.53岁和0.55岁。

（十一）主要慢病早死概率

2020年云南省四类慢性病早死概率为16.26%，其中心血管疾病早死概率为8.80%、恶性肿瘤为5.62%、慢性呼吸系统疾病2.03%、糖尿病0.69%。男性四类慢病早死概率为21.14%，女性为11.01%，男性较女性高1.92倍；心血管疾病、恶性肿瘤、慢性呼吸系统疾病和糖尿病的早死概率亦为男性高于女性，男女早死概率之比分别为2.0、1.92、2.56和1.23。城市四类慢性病早死概率为14.86%，农村为17.08%，农村略高于城市；心血管疾病、恶性肿瘤和慢性呼吸系统疾病的早死概率亦为农村略高于城市，糖尿病的早死概率则为城市略高于农村。2015—2020年云南省居民四类慢病早死概率有逐年下降的趋势，2015年（20%）至2020年（16.26%）5年间下降了18.70%。16个州市慢病早死概率以西双版纳州和文山州较高，分别为21.14%和19.40%。

（十二）早死寿命损失

按系统疾病分析，导致云南省居民早死的前六位疾病依次是心血管疾病、损伤和中毒、脑血管病、恶性肿瘤、心脏病和呼吸系统疾病，其YLL依次为3 293 700人年、1 658 770人年、1 643 047人年、1 583 494人年、1 484 218人年和1 113 884人年；YLL率依次为6.78%、3.41%、3.38%、3.26%、3.05%和2.29%，六类系统疾病以心血管疾病造成的早死最严重，其YLL和YLL率明显较高。六类疾病的YLL和YLL率均显示男性高于女性，农村高于城市。

按单病种疾病分析，导致居民早死的前十位疾病依次是冠心病、慢阻肺、脑出血、脑梗死、道路交通事故、肺癌、意外跌落、肝癌、高血压及后遗症、自杀及后遗症，其YLL率依次为1.95%、1.76%、1.72%、0.97%、0.91%、0.85%、0.73%、0.65%、0.59%和0.48%，其中冠心病、慢阻肺和脑出血YLL率明显较高，为居民早死的前三位主要疾病。各类单病种疾病YLL率均显示男性高于女性，自杀及后遗症、胃癌、道路交通事故、慢阻肺和食道癌YLL率显示农村高于城市。

三、主要发现和建议

（一）主要发现

1. 2020年云南省居民死亡水平与2019年相比略有下降，但明显高于2019年全国平均水平。

2. 居民死亡水平与辖区社会经济发展及医疗卫生资源等呈正相关系，与 2019 年监测结果一致。

3. 导致居民死亡的前十位死因保持不变，但顺位与 2019 年全省和全国相比存在差异。

4. 16 个州市前十位死因相同，但顺位存在地区差异。

5. 食道癌、肝癌、肺癌、意外中毒、道路交通事故和淹死，男性死亡显著高于女性。

6. 主要死因、死亡水平存在明显的地区差异。

7. 心血管疾病多年一直处于较高死亡水平，是危害云南省居民健康的首要疾病，其中冠心病、脑出血、脑梗死、高血压及并发症是心血管疾病的前四位主要死因。

8. 2020 年云南省呼吸系统疾病死亡水平有所下降，但慢阻肺依然为居民单病种首位死因。

9. 糖尿病死亡处于相对稳定水平，城市死亡高于农村。

10. 云南省恶性肿瘤死亡相对平稳，死亡率低于全国历年水平，肺癌、肝癌、胃癌和结直肠癌是导致居民死亡的主要恶性肿瘤，与全国结果一致。

11. 云南省损伤和中毒死亡呈逐年下降趋势，与全国报告结果一致，但死亡率显著高于全国历年水平。意外跌落、道路交通事故、自杀及后遗症是导致居民伤害死亡的主要死因。

12. 慢阻肺、冠心病、脑出血、脑梗死和肺癌是危害云南省居民最严重的前五位主要疾病。

13. 心血管疾病对寿命的损失最严重，是影响云南省人均预期寿命和导致居民早死的主要疾病。

14. “十三五”期间云南省人均预期寿命逐年增长。

15. 主要慢病早死概率呈逐年下降趋势。

（二）建议

1. 进一步贯彻落实《健康中国行动（2019—2030 年）》提出的十五个重大任务。

2. 关口前移，深入推进全民健康生活方式。

3. 拓展服务，及时发现、管理高风险人群。

4. 规范防治，提高慢性病诊治康复的效果。

5. 明确职责，加强慢性病防治有效协同。

6. 抓好示范，提高慢性病综合防控能力。

7. 共享资源，完善慢性病监测信息管理。

8. 增加公共投入，拓宽筹资渠道。

9. 加强慢性病防治机构和队伍建设，构建慢性病防治结合机制。

10. 利用科技支撑，完善监测评估体系。

11. 将伤害纳入重点防控规划进行有效干预，加大伤害防控的经费投入和日常监测。

12. 加快边疆、少数民族和贫困地区经济社会发展步伐，降低居民死亡水平。

13. 各州市根据辖区居民主要死因采取针对性防控措施。

第一章　资料来源

一、死亡资料

本报告所使用的死亡数据均来源于《中国疾病预防控制信息系统》的《人口死亡信息登记管理系统》报告的死亡病例，系统按照《死亡医学证明（推断）书》的格式和死因推断的相关规范进行网络直报，报告内容包括：1. 基本信息：姓名、性别、民族、年龄、职业、婚姻、教育程度、报告日期、报告单位等；2. 死亡信息：死亡日期、死亡原因、（直接死因、根本死因）；3. 对于不明原因死亡病例，医疗机构要在《死亡医学证明（推断）书》背面〈调查记录〉一栏填写病人症状和体征等相关信息。

本报告所使用的死亡数据为：截止到 2021 年 2 月 28 日报告的病例中，死亡日期为 2020 年的全部死亡个案（死亡日期为 2020 年 1 月 1 日至 2020 年 12 月 31 日）。死亡数据通过 2017 年全省死因漏报调查所获的各年龄组漏报率进行了调整，本文所使用的死亡数据均为漏报调整后的死亡数据。

二、人口资料

人口数据来源于《中国疾病预防控制信息系统》的《基本信息系统》，该系统维护的人口数据是由国家统计局提供的 2020 年常住人口数。本报告将所有纳入分析的县（市、区）按城市和农村分类，各类常住人口数分性别年龄相加，汇总成本次分析的人口资料（表 2，P16–17）。

第二章　方法和指标

本报告按照报告病例的现住址，仅包括已经审核的病例，不含港、澳、台等。

一、死因编码

按照 ICD–10(疾病和有关健康问题的国际统计分类第十次修订本)要求统一进行死因编码和报告，本报告中使用根本死因编码进行死因构成及顺位分析。

二、死因分类

四大类疾病的定义和相应的 ICD–10 编码范围如下：

（一）传染病/母婴及营养缺乏疾病

包括以下几类疾病：

传染病和寄生虫病（A00–B99）。

某些感染性疾病：包括脑炎类（G00–G04），中耳炎（H65–H66）急性上呼吸道感染（J00–J06），流行性感冒和肺炎（J10–J18），其他急性下呼吸道感染（J20–J22），女性盆腔器官部分炎性疾病（N70–N73）。

营养缺乏性疾病：包括部分甲状腺疾患（E00–E02），营养性贫血（D50–D53），贫血（D64.9），营养不良（E40–E46）和其他营养缺乏（E50–E64）。

妊娠、分娩和产褥期并发症（O00–O99）。

起源于围生期的某些情况（P00–P96）。

（二）慢性非传染性疾病（以下简称慢性病）

包括以下几类疾病：

肿瘤：恶性肿瘤（C00–C97）、其他肿瘤（D00–D48）。

血液造血器官及免疫疾病（D50–D89，不包括 D50–D53、D64.9）。

内分泌营养和代谢疾病（E00–E90，不包括 E00–E02，E40–E64）。

精神障碍（F00–F99）。

神经系统疾病（G00–G99，不包括 G00–G04）。

循环系统疾病（I00–I99）。

呼吸系统疾病（J00–J99，不包括 J00–J22）。

消化系统疾病（K00–K93）。

泌尿生殖系统疾病（N00–N99，不包括 N70–N73）。

先天畸形、变形和染色体异常（Q00–Q99）。

其他疾病：眼和附器疾病（H00–H59，不包括 H00）、耳和乳突疾病（H60–H95，不包括 H65–H66）、皮肤和皮下组织疾病（L00–L99）、肌肉骨骼和结缔组织疾病（M00–M99）。

（三）损伤和中毒（V01–Y89）

（四）死因诊断不明疾病（R00–R99）

三、分析指标

（一）死因构成

死因构成是指某类死因的死亡数占总死亡数的比例。计算公式：某类死因占总死亡数的构成比 = 因某类死因死亡的人数 ÷ 总死亡人数 ×100%。

（二）死因顺位

按各种死因死亡数占总死亡数的比例由高到低排序。主要死因包括：传染病、寄生虫病、恶性肿瘤、血液造血器官及免疫疾病、内分泌营养和代谢疾病、精神障碍、神经系统疾病、心脏病、脑血管病、呼吸系统疾病、消化系统疾病、肌肉骨骼和结缔组织疾病、泌尿生殖系统疾病、妊娠分娩和产褥期并发症、起源于围生期的某些情况、先天畸形、变形和染色体异常、损伤和中毒。

（三）死亡率及性别、年龄别、死因别死亡率

死亡率 = 死亡数 ÷ 人口数 ×100 000/10 万

在性别死亡率、年龄别死亡率中，相应的死亡数分别为某性别死亡数、某年龄组死亡数，相应的人口数分别为某性别人口数、某年龄组人口数。在死因别死亡率中，相应的死亡数为因某类死因死亡数，人口数与计算死亡率时的人口数相同。

（四）标化死亡率

利用同一人口年龄构成（标准人口构成）与实际年龄别死亡率计算出来的死亡率即标化死亡率。标化死亡率用于对两个或两个以上人口年龄结构存在差别的地区进行全人群死亡率的比较。

标化死亡率的计算步骤：（1）计算年龄组死亡率。（2）以各年龄组死亡率乘以相应的标准人口年龄构成百分比，得到相应的理论死亡率。（3）将各年龄组的理论死亡率相加之和，即标化死亡率。计算公式：标化死亡率 = $\sum nPx \times nMx / \sum nPx$（式中，nPx 是标准人口的年龄别人口数，nMx 为待标化人口的年龄别死亡率，n 为各年龄组间距，x 为各年龄组起始年龄）。

本次分析中，以我国 2010 年第 6 次人口普查人口为标准人口进行计算。

（五）人均预期寿命

人均预期寿命是指同时出生的一代人活到 X 岁时，尚能生存的平均年数。一般以 0 岁期望寿命作为人群平均期望寿命。人均预期寿命是评价居民健康状况，反映一个社会生活质量高低的主要指标。计算公式：人均预期寿命（eox）= 生存总年数（Tx）/ 生存人数（Ix）。

（六）慢病早死概率

世界卫生组织《2014年全球非传染性疾病现状报告》指出，发生于30~70岁（不包括70岁）的死亡，且根本死因为恶性肿瘤、心血管疾病、糖尿病、慢性呼吸系统疾病四类主要重大慢病者，其发生的死亡定义为“早死”。四类主要慢病的早死概率，是世界卫生组织推荐作为评价国家慢性病控制水平的重要指标。

（七）早死寿命损失年（YLL）

YLL是给不同年龄组的死亡赋予一个不同的权重（预期寿命），提高低年龄组的死亡权重，降低老年人的死亡权重，是评价人群因为早死造成寿命损失的综合指标。$YLL=\Sigma(N\times L)$，其中N为某年龄组、某性别由于某种死因造成的死亡人数，L为各年龄组的寿命损失值，即寿命表中该死亡年龄点所对应的期望寿命值。

四、分析维度指标

本报告中涉及的城乡划分：按行政区划划分，即城市包括命名为区和市的地区，农村为命名为县的地区。

五、统计分析软件

本报告统计分析使用了中国疾病预防控制中心编制的“死亡数据统计与分析工具”软件和Excel分析软件。

第三章 数据质量评价

一、死亡数据评价

（一）完整性

截至2021年2月28日，云南省网络报告2020年原始死亡个案共306 556例，平均报告粗死亡率630.99/10万，16个州市中粗死亡率最小值为559.05/10万，最大值为716.95/10万，其中死亡率达600/10万及以上的有15个州市，占93.8%；死亡率在500/10万~590/10万之间的有1个州市，占6.2%。该结果显示2020年全省各地报告数据的完整性均较好，因此16个州市的129个县（市、区）报告的死亡数全部纳入分析，死亡报告数据覆盖了全省100%的常住人口。

129个县（市、区）中城市地区34个，分别是：五华区、盘龙区、西山区、官渡区、呈贡区、东川区、晋宁区、安宁市、楚雄市、红塔区、江川区、澄江市、个旧市、蒙自市、弥勒市、开远市、瑞丽市、芒市、文山市、昭阳区、水富市、临翔区、思茅区、景洪市、隆阳区、腾冲市、沾益区、麒麟区、宣威市、马龙区、大理市、香格里拉市、古城区、泸水市。

农村地区95个，分别是：昌宁县、施甸县、龙陵县、师宗县、陆良县、会泽县、罗平县、富源县、景东县、景谷县、墨江县、宁洱县、镇沅县、江城县、孟连县、西盟县、澜沧县、麻栗坡县、富宁县、马关县、丘北县、砚山县、西畴县、广南县、巧家县、水富县、盐津县、镇雄县、大关县、绥江县、彝良县、鲁甸县、永善县、威信县、永德县、凤庆县、双江县、沧源县、云县、耿马县、镇康县、兰坪县、贡山县、福贡县、永平县、鹤庆县、弥渡县、巍山县、漾濞县、云龙县、祥云县、南涧县、宾川县、洱源县、剑川县、玉龙县、华坪县、永胜县、宁蒗县、双柏县、武定县、南华县、禄丰县、姚安县、牟定县、大姚县、永仁县、元谋县、易门县、华宁县、新平县、峨山县、元江县、通海县、禄劝县、富民县、宜良县、寻甸县、嵩明县、石林县、红河县、元阳县、屏边县、石屏县、建水县、泸西县、金平县、绿春县、河口县、盈江县、陇川县、梁河县、勐腊县、勐海县、德钦县、维西县。

（二）准确性

报告的所有死亡个案中根本死因编码正确率为97.75%；根本死因编码不准确比例占2.25%，其中死因诊断不明比例占0.93%，伤害意图不明编码占0.15%，心血管病缺乏诊断意义编码占 0.93%，肿瘤未指明位置编码占 0.05%，呼衰肝衰编码占 0.19%。（表 1）。

表 1 2020 年云南省居民死因网络报告质量评价

地区	死因编码正确比例（%）	死因编码错误比例（%）					
		死因诊断不明比例	伤害意图不明比例	心血管病缺乏诊断意义比例	肿瘤未指明位置比例	呼衰、肝衰比例	小计
城市	97.91	0.95	0.11	0.83	0.05	0.15	2.09
农村	97.68	0.92	0.17	0.98	0.05	0.20	2.32
合计	97.75	0.93	0.15	0.93	0.05	0.19	2.25

二、人口数据评价

利用2020年云南省城市、农村和城乡居民常住人口数计算联合国综合指数，结果城市、农村和城乡联合国综合指数分别为 2.11、3.22 和 2.84，三者均小于 20，表明 2020 年云南省城市、农村和城乡居民常住人口年龄结构合理（表 2）。

表 2 2020 年云南省常住人口年龄分布

年龄组（岁）	男性	女性	城市	农村	合计
0~	311 033	302 578	211 237	402 374	613 611
1~	1 202 379	1 124 782	769 909	1 557 252	2 327 161
5~	1 465 251	1 313 135	889 890	1 888 496	2 778 386
10~	1 678 714	1 466 776	977 792	2 167 698	3 145 490
15~	1 734 423	1 506 580	985 314	2 255 689	3 241 003
20~	1 634 007	1 406 358	1 101 733	1 938 632	3 040 365
25~	1 834 346	1 639 402	1 353 701	2 120 047	3 473 748
30~	2 299 352	2 084 085	1 599 615	2 783 822	4 383 437
35~	2 170 509	1 972 812	1 517 360	2 625 961	4 143 321
40~	2 020 154	1 788 788	1 431 779	2 377 163	3 808 942
45~	2 191 355	1 969 774	1 529 891	2 631 238	4 161 129
50~	2 029 032	1 898 008	1 465 469	2 461 571	3 927 040
55~	1 352 720	1 329 252	1 007 026	1 674 946	2 681 972
60~	1 069 336	1 054 254	800 653	1 322 937	2 123 590
65~	918 153	966 192	693 025	1 191 320	1 884 345
70~	603 419	664 554	451 657	816 316	1 267 973

续表 2

年龄组（岁）	男性	女性	城市	农村	合计
75~	370 556	439 086	297 274	512 368	809 642
80~	199 777	261 945	168 307	293 415	461 722
85~	120 270	190 386	113 296	197 360	310 656
合计	25 204 786	23 378 747	17 364 928	31 218 605	48 583 533

第四章 人群总死亡情况

一、死亡人数

（一）死亡人数及构成

2020 年云南省网络报告原始死亡个案 306 556 例，经漏报调整后全省报告死亡个案为 354 914 例，其中：城市 117 463 例，农村 237 451 例，分别占 33.10% 和 66.90%；男性 209 905 例，女性 145 009 例，分别占 59.14% 和 40.86%（表 3）。

表 3　2020 年云南省城乡居民性别年龄别死亡人数

年龄组（岁）	男性	女性	城市	农村	合计
0~	1 643	1 318	1 034	1 927	2 961
1~	764	738	487	1 015	1 502
5~	510	392	225	677	902
10~	673	382	257	798	1 055
15~	1 213	591	479	1 325	1 804
20~	1 634	590	647	1 577	2 224
25~	2 082	704	828	1 958	2 786
30~	3 732	1 079	1 354	3 457	4 811
35~	5 037	1 368	1 797	4 608	6 405
40~	8 004	2 270	2 930	7 344	10 274
45~	11 510	3 453	4 530	10 433	14 963
50~	14 903	5 263	6 019	14 147	20 166
55~	16 109	6 529	7 150	15 488	22 638
60~	15 960	7 551	7 652	15 859	23 511
65~	21 187	11 925	11 139	21 973	33 112
70~	23 731	15 818	13 012	26 537	39 549
75~	26 152	21 262	15 287	32 127	47 414
80~	26 851	26 595	18 532	34 914	53 446
85~	28 210	37 181	24 104	41 287	65 391
合计	209 905	145 009	117 463	237 451	354 914

（二）死亡人群年龄构成

2020 年云南省死亡人群中，0~24 岁组占 2.94%、25~59 岁组占 23.12%、60 岁及以上组占 73.94%。从城乡死亡人数的年龄构成看，城市和农村各年龄组构成差异不大，其变化趋势基本一致，30 岁之前所占比例较低，55 岁以后所占比例较高。从不同性别死亡人群的年龄构成来看，30 岁之前男女各年龄组构成差异不大，30~74 岁男性构成高于女性，75 岁之后女性构成高于男性，男女各年龄组变化趋势基本一致（表 4、图 1）。

表 4 2020 年云南省城乡居民死亡人群年龄构成（%）

年龄组（岁）	男性	女性	城市	农村	合计
0~	0.78	0.91	0.88	0.81	0.83
1~	0.36	0.51	0.41	0.43	0.42
5~	0.24	0.27	0.19	0.29	0.25
10~	0.32	0.26	0.22	0.34	0.30
15~	0.58	0.41	0.41	0.56	0.51
20~	0.78	0.41	0.55	0.66	0.63
25~	0.99	0.49	0.70	0.82	0.78
30~	1.78	0.74	1.15	1.46	1.36
35~	2.40	0.94	1.53	1.94	1.80
40~	3.81	1.57	2.49	3.09	2.89
45~	5.48	2.38	3.86	4.39	4.22
50~	7.10	3.63	5.12	5.96	5.68
55~	7.67	4.50	6.09	6.52	6.38
60~	7.60	5.21	6.51	6.68	6.62
65~	10.09	8.22	9.48	9.25	9.33
70~	11.31	10.91	11.08	11.18	11.14
75~	12.46	14.66	13.01	13.53	13.36
80~	12.79	18.34	15.78	14.70	15.06
85~	13.44	25.64	20.52	17.39	18.42
合计	100.00	100.00	100.00	100.00	100.00

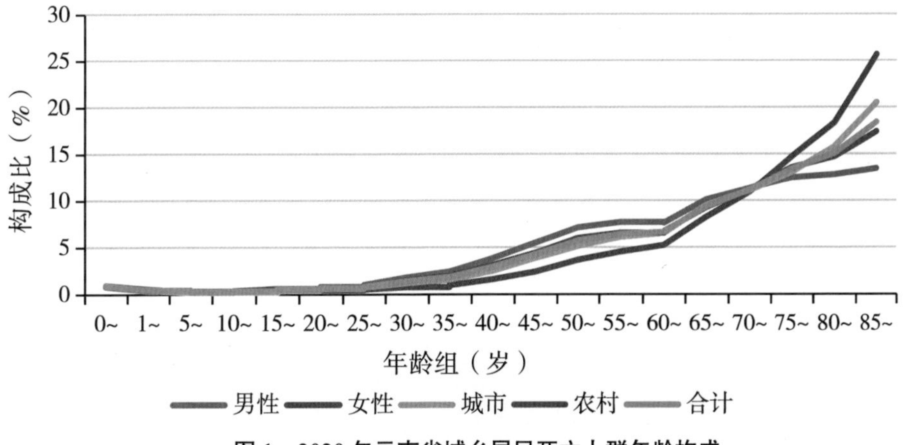

图 1 2020 年云南省城乡居民死亡人群年龄构成

二、死亡率

（一）死亡率及标化死亡率

2020 年，云南省城乡居民报告粗死亡率为 730.52 /10 万（男性为 832.80/10 万、女性为 620.26/10 万），其中：城市粗死亡率为 676.44/10 万，农村粗死亡率为 760.61/10 万。以 2010 年我国第六次人口普查时的年龄结构作为标准，对上述粗死亡率进行标化（以下相同），云南省 2020 年全人群标化死亡率为 707.97/10 万，其中男性标化死亡率为 892.95/10 万，女性标化死亡率为 531.86/10 万，城市标化死亡率为 639.09/10 万，农村标化死亡率为 748.04/10 万。无论粗死亡率还是标化死亡率均呈现男性高于女性，农村高于城市，男性粗死亡率和标化死亡率分别是女性的 1.34 倍和 1.68 倍，农村粗死亡率和标化死亡率分别是城市的 1.12 倍和 1.17 倍（表 5）。

表 5　2020 年云南省城乡居民死亡率与标化死亡率（1/10 万）

死亡率	男性	女性	城市	农村	全人群
粗死亡率	832.80	620.26	676.44	760.61	730.52
标化死亡率	892.95	531.86	639.09	748.04	707.97

（二）年龄别死亡率

表 6 和图 2 显示我省城市和农村、性别和年龄别死亡水平。无论城乡、男女，死亡率的变化均呈“√”形相同趋势，即婴儿时期出现一个死亡小高峰，之后迅速下降，至 10~岁组降到最低，之后随着年龄的增加死亡率呈持续上升的趋势。无论城市和农村、男性和女性其死亡率上升趋势与全人群一致，但各年龄组死亡率男性明显高于女性，农村除 0~岁组和 85~ 岁组外其余各年龄组均高于城市。

表 6　2020 年云南省城乡居民性别年龄别死亡率（1/10 万）

年龄组（岁）	男性	女性	城市	农村	合计
0~	528.24	435.59	489.50	478.91	482.55
1~	63.54	65.61	63.25	65.18	64.54
5~	34.81	29.85	25.28	35.85	32.46
10~	40.09	26.04	26.28	36.81	33.54
15~	69.94	39.23	48.61	58.74	55.66
20~	100.00	41.95	58.73	81.35	73.15
25~	113.50	42.94	61.17	92.36	80.20
30~	162.31	51.77	84.65	124.18	109.75
35~	232.07	69.34	118.43	175.48	154.59
40~	396.21	126.90	204.64	308.94	269.73

续表 6

年龄组（岁）	男性	女性	城市	农村	合计
45~	525.25	175.30	296.10	396.51	359.59
50~	734.49	277.29	410.72	574.71	513.52
55~	1 190.86	491.18	710.01	924.69	844.08
60~	1 492.51	716.24	955.72	1 198.77	1 107.13
65~	2 307.57	1 234.23	1 607.30	1 844.42	1 757.22
70~	3 932.76	2 380.24	2 880.95	3 250.82	3 119.07
75~	7 057.50	4 842.33	5 142.39	6 270.30	5 856.17
80~	13 440.49	10 152.89	11 010.83	11 899.19	11 575.36
85~	23 455.56	19 529.27	21 275.24	20 919.64	21 049.33
合计	832.80	620.26	676.44	760.61	730.52

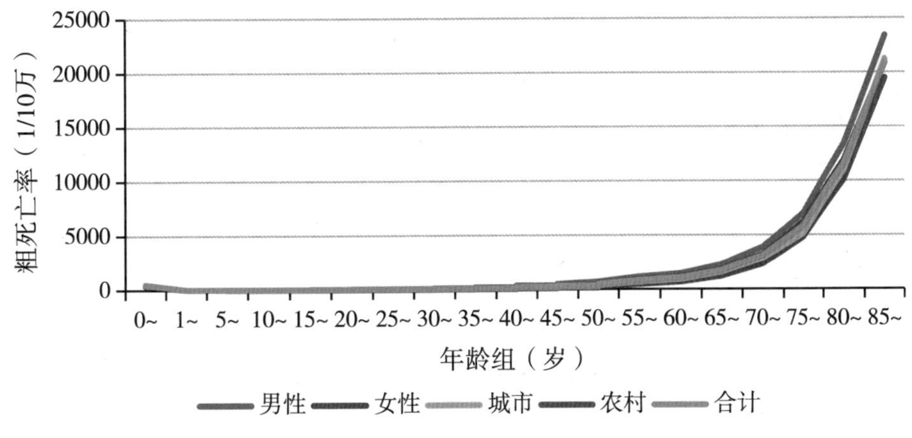

图 2　2020 年云南省城乡居民性别年龄别死亡水平

（三）不同地区死亡率水平

2020 年云南省 16 个州市标化死亡率介于 551.49/10 万 ~ 849.27/10 万之间，其中玉溪市和昆明市较低，分别为 551.49/10 万和 558.96/10 万，怒江州和西双版纳州较高，分别为 849.27/10 万和 809.89/10 万，其标化死亡率分别是全省平均水平的 1.20 倍和 1.14 倍（表 7、图 3）。

表 7　2020 年云南省 16 个州市居民死亡率水平（1/10 万）

地区	常住人口数	死亡数	粗死亡率	标化死亡率
昆明市	6 949 999	44 357	638.23	558.96
曲靖市	6 177 704	41 622	673.75	673.84
玉溪市	2 388 815	15 086	631.53	551.49
保山市	2 630 001	18 720	711.79	606.37
昭通市	5 645 721	39 080	692.21	773.93
丽江市	1 302 489	9 516	730.6	707.27
普洱市	2 652 202	19 669	741.61	739.68

续表 7

地区	常住人口数	死亡数	粗死亡率	标化死亡率
临沧市	2 538 197	18 662	735.25	748.39
楚雄州	2 754 993	22 813	828.06	731.13
红河州	4 775 005	35 669	746.99	738.44
文山州	3 672 017	28 043	763.69	790.06
版纳州	1 195 993	9 007	753.1	809.89
大理州	3 619 088	26 770	739.69	664.28
德宏州	1 323 991	8 988	678.86	753.31
怒江州	557 027	4 247	762.44	849.27
迪庆州	400 291	2 798	698.99	765.87
云南省	48 583 533	354 914	730.52	707.97

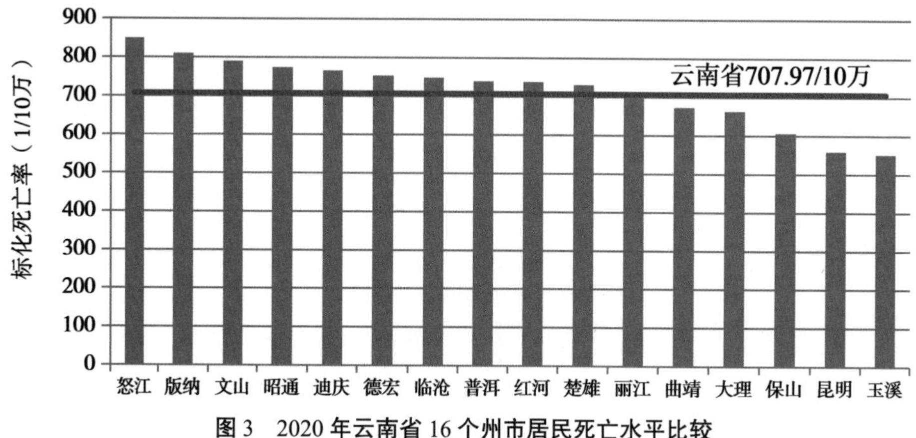

图 3　2020 年云南省 16 个州市居民死亡水平比较

（四）不同报告时间死亡率水平

2020 年 1—12 月云南省网络报告原始死亡个案 306 556 例，除 1 月（10.53%）和 2 月（9.02%）死亡构成相对较高外，3—12 月构成在 7.40%~8.64% 之间，其中以 6—9 月构成相对较低。死亡率分布同样显示 1 月份较高为 797.06/10 万，6—9 月较低，死亡率在 600/10 万以下（表 8）。

表 8　2020 年 1—12 月网络报告死亡数、构成比及死亡率

月份	死亡数	构成比（%）	粗死亡率（1/10 万）
1	32 270	10.53	797.06
2	27 645	9.02	682.82
3	25 998	8.48	642.14
4	24 189	7.89	597.46
5	24 857	8.11	613.96
6	23 781	7.76	587.38
7	23 370	7.62	577.23
8	23 900	7.80	590.32

续表 8

月份	死亡数	构成比（%）	粗死亡率（1/10 万）
9	22 688	7.40	560.39
10	25 363	8.27	626.46
11	26 009	8.48	642.42
12	26 486	8.64	654.20
合计	306 556	100.00	630.99

（五）死亡率的变化与比较

1. 2015—2020 年云南省居民死亡率变化情况

表 9 和图 4 所示 2015—2020 年云南省居民死亡率变化情况，6 年各类人群标化死亡率相对稳定，全人群标化死亡率介于 707.97/10 万 ~788.86/10 万之间，男性介于 830.14/10 万 ~925.40/10 万之间，女性介于 531.86/10 万 ~648.90/10 万之间，城市介于 639.09/10 万 ~780.30/10 万之间，农村介于 719.79/10 万 ~792.76/10 万之间。各年男性标化死亡率均明显高于女性，2015—2020 年云南省男性标化死亡率分别是女性的 1.41 倍、1.37 倍、1.43 倍、1.66 倍、1.66 倍和 1.68 倍；城市和农村 2017 年之前标化死亡率差异不大，2018—2020 年农村明显高于城市（图 4）。

表 9　云南省和全国标化死亡率比较（1/10 万）

地区	人群分类	2015 年	2016 年	2017 年	2018 年	2019 年	2020 年
云南省	男性	892.80	830.14	924.83	925.40	920.02	892.95
	女性	633.77	604.66	648.90	558.34	555.54	531.86
	城市	761.83	724.01	780.30	680.64	659.06	639.09
	农村	765.68	719.79	792.76	772.40	776.10	748.04
	全人群	765.12	720.92	788.86	739.30	733.71	707.97
全国	男性	694.56	660.49	656.68	637.34	646.35	—
	女性	431.22	404.35	399.98	386.93	398.44	—
	城市	527.57	504.92	499.61	481.35	469.57	—
	农村	575.37	542.11	538.46	523.97	544.95	—
	全人群	559.46	528.98	524.66	508.80	518.41	—

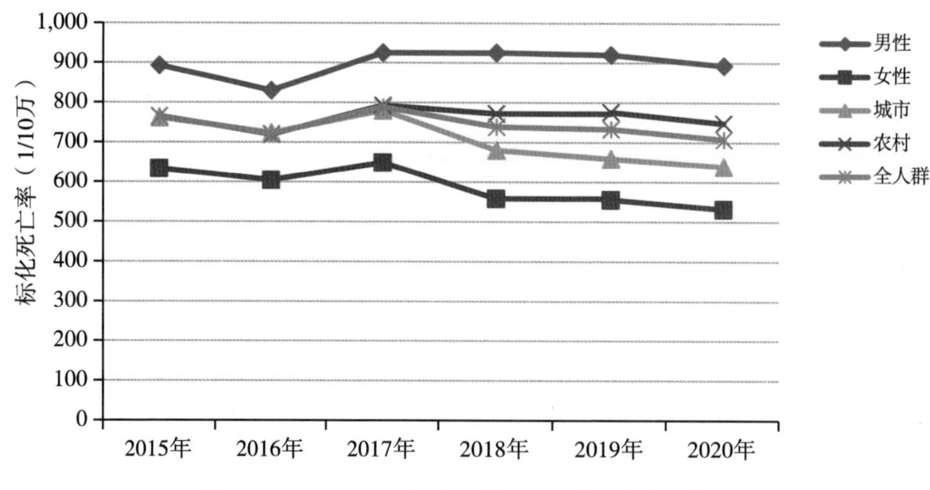

图 4　2015—2020 年云南省居民死亡水平变化趋势

2. 与全国 2015—2019 年死亡水平比较

与全国 2015—2019 年标化死亡率比较，云南省无论性别、城乡还是全人群 6 年均明显高于全国水平。云南省男性、女性、城市、农村、全人群 2015 年标化死亡率分别是全国水平的 1.29 倍、1.47 倍、1.44 倍、1.33 倍和 1.37 倍；2016 年分别是全国水平的 1.26 倍、1.50 倍、1.43 倍、1.33 倍和 1.36 倍；2017 年分别是全国水平的 1.41 倍、1.62 倍、1.56 倍、1.47 倍和 1.50 倍；2018 年分别是全国水平的 1.45 倍、1.44 倍、1.41 倍、1.47 倍和 1.45 倍；2019 年分别是全国水平的 1.42 倍、1.39 倍、1.40 倍、1.42 倍和 1.42 倍；云南省 2020 年男性、女性、城市、农村、全人群标化死亡率分别是 2019 年全国水平的 1.38 倍、1.33 倍、1.36 倍、1.37 倍和 1.37 倍。全国各类人群死亡率有逐年下降趋势，云南省 2018 年之前各类人群死亡率维持在一定水平，2018—2020 年各类人群死亡率有逐年下降趋势（表 9、图 5）。

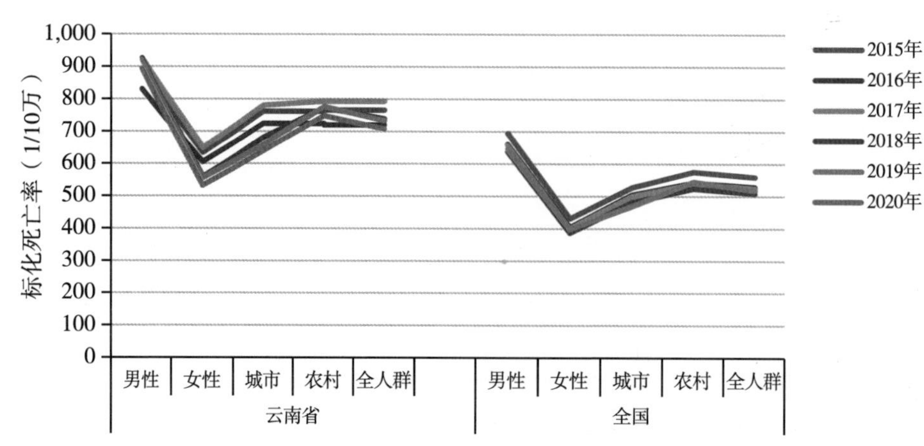

图 5　与全国 2015—2019 年死亡水平比较

三、三大类疾病死因分析

（一）全人群死亡率及构成

按国际疾病负担研究将居民死亡原因简略分成三大类，第一大类：传染病 / 母婴及营养缺乏性疾病；第二大类：慢性非传染性疾病（以下简称慢性病）；第三大类：损伤和中毒。2020 年云南省居民传染病 / 母婴及营养缺乏性疾病报告死亡 15 618 例，死亡率 32.15/10 万，标化死亡率 30.66/10 万，占死亡总数的 4.40%；慢性病报告死亡 298 014 例，死亡率 613.41/10 万，标化死亡率 593.78/10 万，占死亡总数的 83.97%；损伤和中毒报告死亡 36 894 例，死亡率 75.94/10 万，标化死亡率 74.82/10 万，占死亡总数的 10.40%（表 10、图 6）。

表 10 2020 年云南省居民三大类疾病死亡率及构成

三大类疾病	死亡数	构成比（%）	粗死亡率（1/10 万）	标化死亡率（1/10 万）
传染病 / 母婴及营养缺乏性疾病	15 618	4.40	32.15	30.66
慢性病	298 014	83.97	613.41	593.78
损伤和中毒	36 894	10.40	75.94	74.82
其他疾病	4 388	1.24	9.03	8.69
合计	354 914	100.00	730.52	707.97

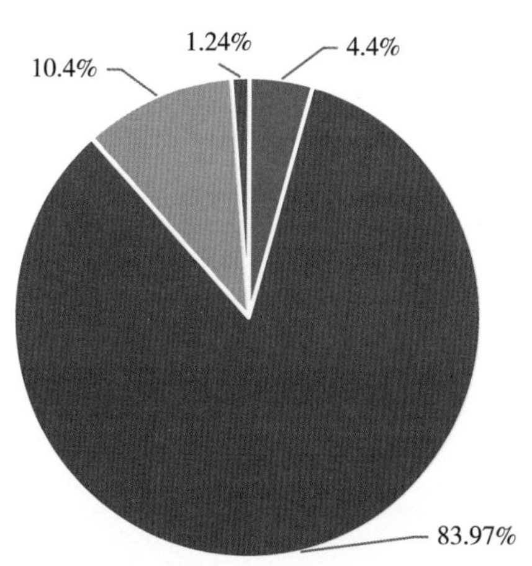

图 6 2020 年云南省居民三大类疾病死因构成

（二）不同性别死亡率及构成

性别间三大类疾病的粗死亡率和标化死亡率均显示男性明显高于女性，传染病 / 母婴及营养缺乏性疾病、慢性病、损伤和中毒的粗死亡率男性分别是女性的 1.34 倍、1.27 倍和 2.12 倍；标化死亡率男性分别是女性的 1.68 倍、1.61 倍和 2.38 倍。从构成来看，慢性病女性略高于男性，而损伤和中毒男性明显高于女性（表 11）。

表 11　2020 云南省不同性别三大类疾病死亡率及构成

性别	三大类疾病	死亡数	构成比（%）	粗死亡率（1/10 万）	标化死亡率（1/10 万）
男性	传染病 / 母婴及营养缺乏性疾病	9 226	4.40	36.60	38.51
	慢性病	172 471	82.17	684.28	739.43
	损伤和中毒	25 676	12.23	101.87	104.25
	其他疾病	2 532	1.21	10.05	10.73
	合计	209 905	100.00	832.80	892.95
女性	传染病 / 母婴及营养缺乏性疾病	6 392	4.41	27.34	22.98
	慢性病	125 543	86.58	537.00	458.59
	损伤和中毒	11 218	7.74	47.98	43.73
	其他疾病	1 856	1.28	7.94	6.49
	合计	145 009	100.00	620.26	531.86

（三）城乡死亡率及构成

传染病 / 母婴及营养缺乏性疾病粗死亡率和标化死亡率均显示城市略高于农村，而慢性病、损伤和中毒粗死亡率和标化死亡率均显示农村高于城市，从构成来看，城市和农村的死亡原因均以慢性病为主（城市占 84.56%、农村占 83.67%），传染病 / 母婴及营养缺乏性疾病构成最低，城市为 5.07%，农村为 4.07%（表 12）。

表 12　2020 年云南省城乡居民三大类疾病死亡率及构成

城乡	三大类疾病	死亡数	构成比（%）	粗死亡率（1/10 万）	标化死亡率（1/10 万）
城市	传染病 / 母婴及营养缺乏性疾病	5 952	5.07	34.28	32.05
	慢性病	99 331	84.56	572.02	539.53
	损伤和中毒	10 780	9.18	62.08	59.88
	其他疾病	1 400	1.19	8.06	7.67
	合计	117 463	100.00	676.44	639.09
农村	传染病 / 母婴及营养缺乏性疾病	9 666	4.07	30.96	29.86
	慢性病	198 683	83.67	636.42	625.37
	损伤和中毒	26 114	11.00	83.65	83.50
	其他疾病	2 988	1.26	9.57	9.28
	合计	237 451	100.00	760.61	748.04

（四）年龄别死亡率及构成

1. 全人群年龄别死亡率及构成

从死亡率随年龄组的变化看，三大类疾病均呈现先下降，在 5~14 岁组降至最低，然后上升，在 65 岁以上组升至较高水平的趋势，其中慢性病自 45 岁之后随着年龄的增长上升迅速，至 65~ 岁组达高峰，死亡率为 4 535.86/10 万（图 7）。

从所占构成看，传染病 / 母婴及营养缺乏性疾病 5~14 岁组较低，65 岁以上组较高；慢性病的构成随年龄的增长而增高；损伤和中毒 0~14 岁组较低，15 岁以后所占比例均较高（表 13）。

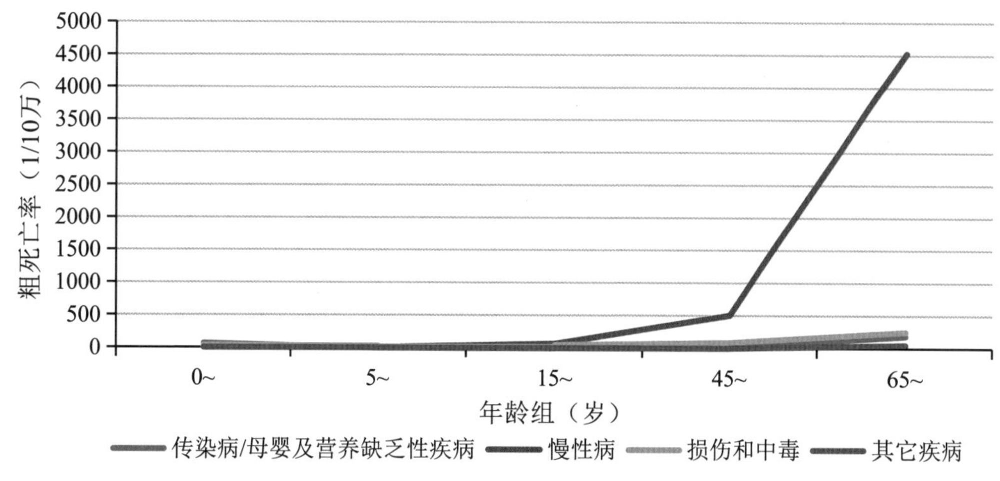

图 7　2020 年云南省居民三大类疾病死亡率年龄分布

表 13　2020 年云南省不同年龄三大类疾病死亡率及构成

年龄组（岁）	三大类疾病	死亡数	构成比（%）	粗死亡率（1/10 万）
0~	传染病 / 母婴及营养缺乏性疾病	1 980	12.68	67.33
	慢性病	1 311	0.44	44.58
	损伤和中毒	1 016	2.75	34.55
	其他疾病	150	3.42	5.10
	合计	4 457	1.26	151.56
5~	传染病 / 母婴及营养缺乏性疾病	99	0.63	1.67
	慢性病	708	0.24	11.95
	损伤和中毒	1 074	2.91	18.13
	其他疾病	78	1.78	1.32
	合计	1 959	0.55	33.07
15~	传染病 / 母婴及营养缺乏性疾病	1 463	9.37	6.62
	慢性病	15 536	5.21	70.33
	损伤和中毒	10 689	28.97	48.39
	其他疾病	633	14.43	2.87
	合计	28 321	7.98	128.20
45~	传染病 / 母婴及营养缺乏性疾病	2 879	18.43	22.33
	慢性病	65 716	22.05	509.67

续表 13

年龄组（岁）	三大类疾病	死亡数	构成比（%）	粗死亡率（1/10 万）
	损伤和中毒	11 890	32.23	92.22
	其他疾病	792	18.05	6.14
	合计	81 277	22.90	630.36
65~	传染病 / 母婴及营养缺乏性疾病	9 197	58.89	194.26
	慢性病	214 743	72.06	4535.86
	损伤和中毒	12 225	33.14	258.22
	其他疾病	2 735	62.33	57.77
	合计	238 900	67.31	5046.11
合计	传染病 / 母婴及营养缺乏性疾病	15 618	100.00	32.15
	慢性病	298 014	100.00	613.41
	损伤和中毒	36 894	100.00	75.94
	其他疾病	4 388	100.00	9.03
	合计	354 914	100.00	730.52

2. 性别年龄别死亡率及构成

比较男性和女性各年龄段三大类疾病死亡率，男性各年龄段三大类疾病死亡率均明显高于女性。从死因构成看，三大类疾病 0~14 岁组男女构成比较接近，15~64 岁组男性明显高于女性，65~ 岁组之后女性则明显高于男性，男女各年龄组三大类疾病死亡率和构成变化趋势基本一致（表 14）。

表 14 2020 年云南省三大类疾病性别年龄别死亡率及构成

性别	年龄组（岁）	三大类疾病	死亡数	构成比（%）	粗死亡率（1/10 万）
男性	0~	传染病 / 母婴及营养缺乏性疾病	1 114	12.07	73.61
		慢性病	642	0.37	42.42
		损伤和中毒	566	2.20	37.40
		其他疾病	80	3.16	5.29
		合计	2 402	1.14	158.71
	5~	传染病 / 母婴及营养缺乏性疾病	50	0.54	1.59
		慢性病	390	0.23	12.40
		损伤和中毒	688	2.68	21.88
		其他疾病	56	2.21	1.78
		合计	1 184	0.56	37.66
	15~	传染病 / 母婴及营养缺乏性疾病	1 126	12.20	9.63
		慢性病	11 538	6.69	98.68
		损伤和中毒	8 520	33.18	72.87
		其他疾病	522	20.62	4.46
		合计	21 706	10.34	185.64

续表 14

性别	年龄组（岁）	三大类疾病	死亡数	构成比（%）	粗死亡率（1/10 万）
	45~	传染病 / 母婴及营养缺乏性疾病	2 204	23.89	33.18
		慢性病	46 299	26.84	697.02
		损伤和中毒	9 324	36.31	140.37
		其他疾病	650	25.67	9.79
		合计	58 477	27.86	880.35
	65~	传染病 / 母婴及营养缺乏性疾病	4 732	51.29	213.91
		慢性病	113 602	65.87	5 135.31
		损伤和中毒	6 578	25.62	297.35
		其他疾病	1 224	48.34	55.33
		合计	126 136	60.09	5 701.90
	合计	传染病 / 母婴及营养缺乏性疾病	9 226	100.00	36.60
		慢性病	172 471	100.00	684.28
		损伤和中毒	25 676	100.00	101.87
		其他疾病	2 532	100.00	10.05
		合计	209 905	100.00	832.80
女性	0~	传染病 / 母婴及营养缺乏性疾病	866	13.55	60.67
		慢性病	669	0.53	46.87
		损伤和中毒	450	4.01	31.53
		其他疾病	70	3.77	4.90
		合计	2 055	1.42	143.97
	5~	传染病 / 母婴及营养缺乏性疾病	49	0.77	1.76
		慢性病	318	0.25	11.44
		损伤和中毒	386	3.44	13.89
		其他疾病	22	1.19	0.79
		合计	775	0.53	27.88
	15~	传染病 / 母婴及营养缺乏性疾病	337	5.27	3.24
		慢性病	3 998	3.18	38.45
		损伤和中毒	2 169	19.33	20.86
		其他疾病	111	5.98	1.07
		合计	6 615	4.56	63.62
	45~	传染病 / 母婴及营养缺乏性疾病	675	10.56	10.80
		慢性病	19 417	15.47	310.61
		损伤和中毒	2 566	22.87	41.05
		其他疾病	142	7.65	2.27
		合计	22 800	15.72	364.72
	65~	传染病 / 母婴及营养缺乏性疾病	4 465	69.85	177.03
		慢性病	101 141	80.56	4 010.09
		损伤和中毒	5 647	50.34	223.90

续表 14

性别	年龄组（岁）	三大类疾病	死亡数	构成比（%）	粗死亡率（1/10 万）
		其他疾病	1 511	81.41	59.91
		合计	112 764	77.76	4 470.92
	合计	传染病 / 母婴及营养缺乏性疾病	6 392	100.00	27.34
		慢性病	125 543	100.00	537.00
		损伤和中毒	11 218	100.00	47.98
		其他疾病	1 856	100.00	7.94
		合计	145 009	100.00	620.26

3. 城乡年龄别死亡率及构成

比较城市和农村各年龄段三大类疾病死亡率，传染病 / 母婴及营养缺乏性疾病 0~4 岁组和 65~ 岁以上组城市高于农村；5~64 岁组三大类疾病死亡率均为农村高于城市。从死因构成看，三大类疾病构成 0~4 岁组男女较接近，5~64 岁组农村高于城市，65~ 岁组之后城市高于农村；城乡各年龄段三大类疾病死亡率和构成变化趋势基本一致（表 15）。

表 15　2020 年云南省城乡居民三大类疾病年龄别死亡率及构成

城乡	年龄组（岁）	三大类疾病	死亡数	构成比（%）	粗死亡率（1/10 万）
城市	0~	传染病 / 母婴及营养缺乏性疾病	689	11.58	70.22
		慢性病	436	0.44	44.44
		损伤和中毒	337	3.13	34.35
		其他疾病	55	3.93	5.61
		合计	1 517	1.29	154.62
	5~	传染病 / 母婴及营养缺乏性疾病	23	0.39	1.23
		慢性病	188	0.19	10.07
		损伤和中毒	246	2.28	13.17
		其他疾病	25	1.79	1.34
		合计	482	0.41	25.81
	15~	传染病 / 母婴及营养缺乏性疾病	416	6.99	5.21
		慢性病	4 505	4.54	56.39
		损伤和中毒	2 950	27.37	36.92
		其他疾病	180	12.86	2.25
		合计	8 051	6.85	100.77
	45~	传染病 / 母婴及营养缺乏性疾病	891	14.97	18.55
		慢性病	20 950	21.09	436.18
		损伤和中毒	3 275	30.38	68.19
		其他疾病	243	17.36	5.06
		合计	25 359	21.59	527.98
	65~	传染病 / 母婴及营养缺乏性疾病	3 933	66.08	228.19

续表 15

城乡	年龄组（岁）	三大类疾病	死亡数	构成比（%）	粗死亡率（1/10 万）
		慢性病	73 252	73.75	4 250.04
		损伤和中毒	3 972	36.85	230.45
		其他疾病	897	64.07	52.04
		合计	82 054	69.86	4 760.73
	合计	传染病 / 母婴及营养缺乏性疾病	5 952	100.00	34.28
		慢性病	99 331	100.00	572.02
		损伤和中毒	10 780	100.00	62.08
		其他疾病	1 400	100.00	8.06
		合计	117 463	100.00	676.44
农村	0~	传染病 / 母婴及营养缺乏性疾病	1 291	13.36	65.88
		慢性病	875	0.44	44.65
		损伤和中毒	679	2.60	34.65
		其他疾病	95	3.18	4.85
		合计	2 940	1.24	150.03
	5~	传染病 / 母婴及营养缺乏性疾病	76	0.79	1.87
		慢性病	520	0.26	12.82
		损伤和中毒	828	3.17	20.41
		其他疾病	53	1.77	1.31
		合计	1 477	0.62	36.41
	15~	传染病 / 母婴及营养缺乏性疾病	1 047	10.83	7.42
		慢性病	11 031	5.55	78.23
		损伤和中毒	7 739	29.64	54.88
		其他疾病	453	15.16	3.21
		合计	20 270	8.54	143.75
	45~	传染病 / 母婴及营养缺乏性疾病	1 988	20.57	24.57
		慢性病	44 766	22.53	553.30
		损伤和中毒	8 615	32.99	106.48
		其他疾病	549	18.37	6.79
		合计	55 918	23.55	691.14
	65~	传染病 / 母婴及营养缺乏性疾病	5 264	54.46	174.84
		慢性病	141 491	71.21	4 699.48
		损伤和中毒	8 253	31.60	274.12
		其他疾病	1 838	61.51	61.05
		合计	156 846	66.05	5 209.48
	合计	传染病 / 母婴及营养缺乏性疾病	9 666	100.00	30.96
		慢性病	198 683	100.00	636.42
		损伤和中毒	26 114	100.00	83.65
		其他疾病	2 988	100.00	9.57
		合计	237 451	100.00	760.61

（五）与 2019 年云南省和全国疾病监测点结果比较

1. 与 2019 年云南省监测结果比较

从死亡率看，2020 年云南省传染病 / 母婴及营养缺乏性疾病、损伤和中毒的粗死亡率低于 2019 年，而慢性病粗死亡率则高于 2019 年；2020 年三大类疾病标化死亡率均低于 2019 年。从构成比看，两年三大类疾病构成均较接近。

2. 与 2019 年全国疾病监测点结果比较

从死亡率看，无论粗死亡率和标化死亡率云南省 2020 年三大类疾病均高于 2019 年全国平均水平，传染病 / 母婴及营养缺乏性疾病、慢性病、损伤和中毒云南省标化死亡率分别是全国水平的 1.82 倍、1.31 倍和 1.89 倍；从构成比看，慢性病构成 2019 年全国疾病监测点高于 2020 年云南省水平，其他两类疾病则云南省高于全国水平（表 16、图 8）。

表 16　与 2019 年全省和全国三大类疾病死亡率及构成比较

年份	三大类疾病	粗死亡率（1/10 万）	标化死亡率（1/10 万）	构成比（%）
2020 云南省	传染病 / 母婴及营养缺乏性疾病	32.15	30.66	4.40
	慢性病	613.41	593.78	83.97
	损伤和中毒	75.94	74.82	10.40
	其他疾病	9.03	8.69	1.24
	合计	730.52	707.97	100.00
2019 云南省	传染病 / 母婴及营养缺乏性疾病	42.53	42.56	5.88
	慢性病	596.39	605.11	82.43
	损伤和中毒	76.58	77.64	10.59
	其他疾病	7.99	8.40	1.10
	合计	723.49	733.71	100.00
2019 年全国	传染病 / 母婴及营养缺乏性疾病	22.61	16.83	3.35
	慢性病	596.65	454.94	88.46
	损伤和中毒	46.25	39.66	6.86
	其他疾病	9.00	6.59	1.33
	合计	674.51	518.41	100.00

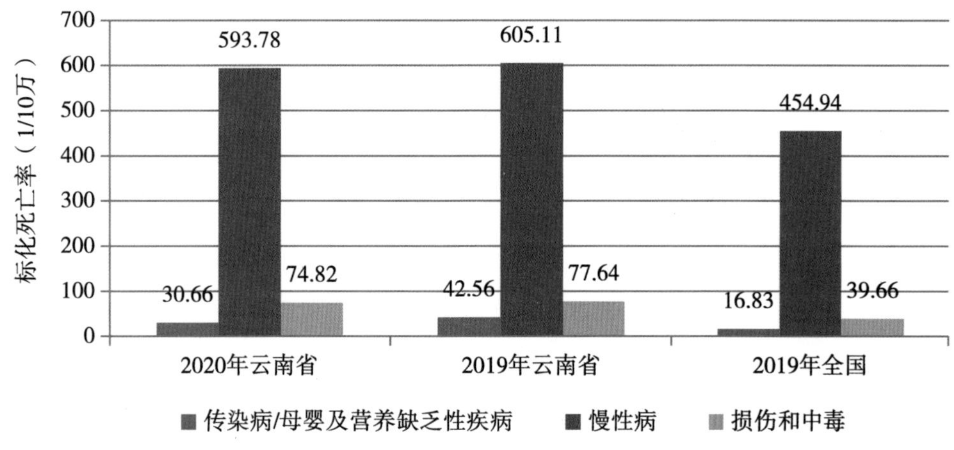

图 8　与 2019 年云南省及全国三大类疾病死亡率比较

四、前十位死亡原因及顺位

（一）全人群前十位死因

表 17 显示云南省居民前十位死亡原因、死亡率及其构成情况。总体来看，脑血管病、心脏病、呼吸系统疾病、恶性肿瘤、损伤和中毒是导致云南省居民死亡的前五位原因，分别占死亡总数的 19.99%、18.62%、16.85%、14.09% 和 10.39%，前五位死因占死亡总数的 79.94%。第六位至第十位死因依次为消化系统疾病、内分泌营养和代谢疾病、泌尿生殖系统疾病、神经系统疾病和传染病，前十位死亡原因累计占死亡总数的 93.63%(图 9)。

表 17　2020 年云南省居民前十位死因死亡率及构成

顺位	疾病	死亡数	构成比（%）	粗死亡率（1/10 万）	标化死亡率（1/10 万）
	总计	354 914	100.00	730.52	707.97
1	脑血管病	70 945	19.99	146.03	141.75
2	心脏病	66 071	18.62	135.99	131.53
3	呼吸系统疾病	59 808	16.85	123.10	119.53
4	恶性肿瘤	50 018	14.09	102.95	99.11
5	损伤和中毒	36 890	10.39	75.93	74.81
6	消化系统疾病	19 732	5.56	40.61	39.23
7	内分泌、营养和代谢疾病	11 254	3.17	23.16	22.34
8	泌尿生殖系统疾病	6 220	1.75	12.80	12.40
9	神经系统疾病	5 927	1.67	12.20	11.90
10	传染病	5 456	1.54	11.23	10.92

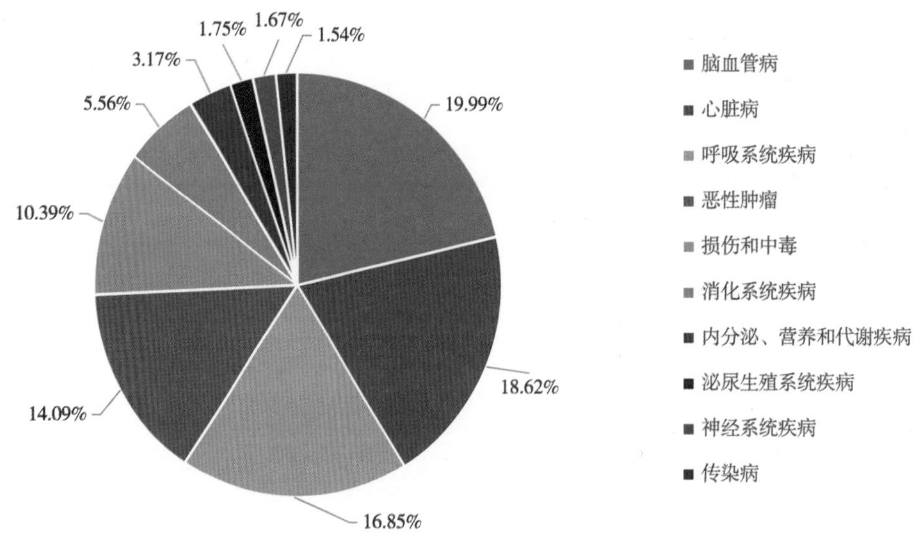

图 9　2020 年云南省居民前十位死因构成比

（二）不同性别前十位死因

分析前十位死亡原因的性别差异，发现男性和女性的前十位死亡原因相同，只是顺位有所不同，男女第三至第七位和第九位顺位相同，依次是呼吸系统疾病、恶性肿瘤、损伤和中毒、消化系统疾病、内分泌营养和代谢疾病、泌尿生殖系统疾病；男性第一、第二、第八和第十位依次是脑血管病、心脏病、传染病和神经系统疾病，女性第一、第二、第八和第十位依次是心脏病、脑血管病、神经系统疾病和传染病；男女前十位死因分别占死亡总数的 93.97 和 93.14%。

比较前十位死亡原因死亡率水平除内分泌营养和代谢疾病外，其余九位死因均为男性高于女性，尤其是传染病（男性高出女性 2.43 倍）、损伤和中毒（男性高出女性 2.12 倍）消化系统疾病（男性高出女性 1.87 倍）和恶性肿瘤（男性高出女性 1.64 倍）最为明显。从构成比看，脑血管病、心脏病、呼吸系统疾病、内分泌营养和代谢疾病、神经系统疾病女性高于男性，而损伤和中毒、恶性肿瘤、消化系统疾病、传染病和泌尿生殖系统疾病为男性高于女性，尤其损伤和中毒男性是女性的 1.58 倍（表 18、图 10、图 11）。

表 18　2020 年云南省不同性别前十位死因死亡率及构成

性别	顺位	疾病	死亡数	构成比（%）	粗死亡率（1/10 万）	标化死亡率（1/10 万）
男性		总计	209 905	100.00	832.80	892.95
	1	脑血管病	40 479	19.28	160.60	174.66
	2	心脏病	35 492	16.91	140.81	153.65
	3	呼吸系统疾病	34 140	16.26	135.45	153.69
	4	恶性肿瘤	32 012	15.25	127.01	130.92
	5	损伤和中毒	25 676	12.23	101.87	104.26

续表 18

性别	顺位	疾病	死亡数	构成比（%）	粗死亡率（1/10 万）	标化死亡率（1/10 万）
	6	消化系统疾病	13 199	6.29	52.37	54.58
	7	内分泌、营养和代谢疾病	5 411	2.58	21.47	23.20
	8	传染病	3 951	1.88	15.68	15.89
	9	泌尿生殖系统疾病	3 797	1.81	15.06	16.05
	10	神经系统疾病	3 100	1.48	12.30	13.42
女性		总计	145 009	100.00	620.26	531.86
	1	心脏病	30 579	21.09	130.80	109.89
	2	脑血管病	30 466	21.01	130.31	111.13
	3	呼吸系统疾病	25 668	17.70	109.79	90.82
	4	恶性肿瘤	18 006	12.42	77.02	69.53
	5	损伤和中毒	11 214	7.73	47.97	43.73
	6	消化系统疾病	6 533	4.51	27.94	23.81
	7	内分泌、营养和代谢疾病	5 843	4.03	24.99	21.3
	8	神经系统疾病	2 827	1.95	12.09	10.26
	9	泌尿生殖系统疾病	2 423	1.67	10.36	9.19
	10	传染病	1 505	1.04	6.44	5.83

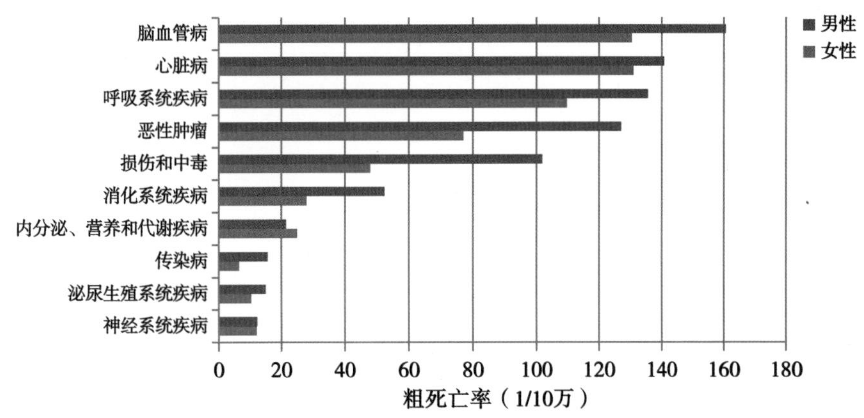

图 10 2020 年云南省男女前十位死因死亡率比较

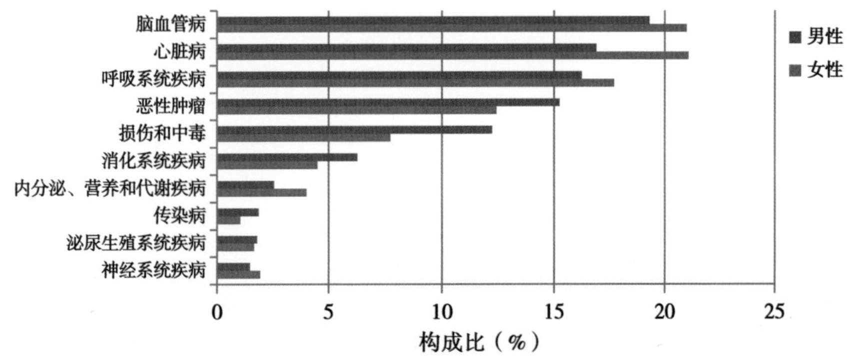

图 11 2020 年云南省男女前十位死因构成比较

（三）城乡前十位死因

表 19 显示云南省城市和农村前十位死亡原因顺位、死亡率水平及其构成。城乡前十位死因顺位与全人群相同，依次为脑血管病、心脏病、呼吸系统疾病、恶性肿瘤、损伤和中毒、消化系统疾病、内分泌营养和代谢疾病、泌尿生殖系统疾病、神经系统疾病和传染病，前十位死因占总死亡的比例城市为 93.91%，农村为 93.50%。

比较前十位死因死亡率水平，除恶性肿瘤、内分泌营养代谢疾病是城市高于农村外，其余八位死因均为农村高于城市。从死因构成看，各类死因城市和农村差异不大 (图 12、图 13)。

表 19　2020 年云南省城乡居民前十位死因死亡率及构成

城乡	顺位	疾病	死亡数	构成比（%）	粗死亡率（1/10 万）	标化死亡率（1/10 万）
城市		总计	117 463	100.00	676.44	639.09
	1	脑血管病	23 343	19.87	134.43	127.29
	2	心脏病	22 619	19.26	130.26	122.71
	3	呼吸系统疾病	19 082	16.25	109.89	104.16
	4	恶性肿瘤	18 602	15.84	107.12	100.20
	5	损伤和中毒	10 775	9.17	62.05	59.88
	6	消化系统疾病	5 596	4.76	32.23	30.33
	7	内分泌、营养和代谢疾病	5 081	4.33	29.26	27.50
	8	泌尿生殖系统疾病	1 911	1.63	11.00	10.43
	9	神经系统疾病	1 732	1.47	9.97	9.54
	10	传染病	1 570	1.34	9.04	8.56
农村		总计	237 451	100.00	760.61	748.04
	1	脑血管病	47 602	20.05	152.48	150.18
	2	心脏病	43 452	18.30	139.19	136.64
	3	呼吸系统疾病	40 726	17.15	130.45	128.4
	4	恶性肿瘤	31 416	13.23	100.63	98.56
	5	损伤和中毒	26 115	11.00	83.65	83.5
	6	消化系统疾病	14 136	5.95	45.28	44.43
	7	内分泌、营养和代谢疾病	6 173	2.60	19.77	19.37
	8	泌尿生殖系统疾病	4 309	1.81	13.80	13.58
	9	神经系统疾病	4 195	1.77	13.44	13.23
	10	传染病	3 886	1.64	12.45	12.28

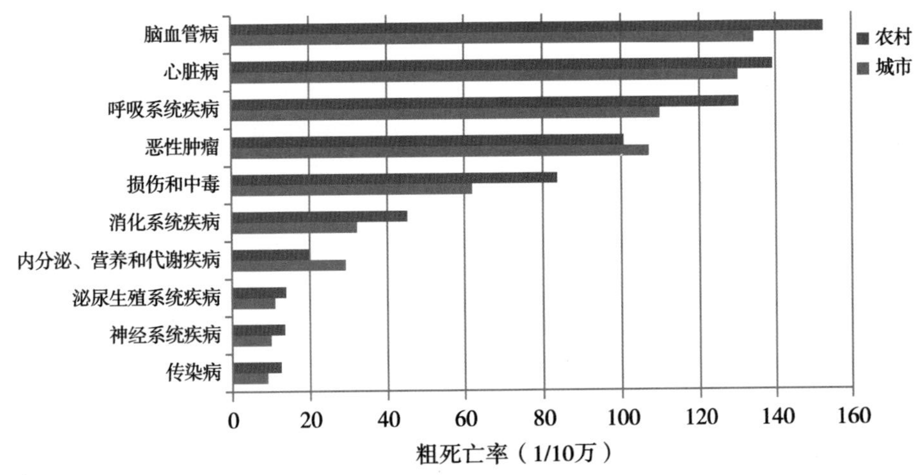

图 12　2020 年云南省城乡居民前十位死因死亡率比较

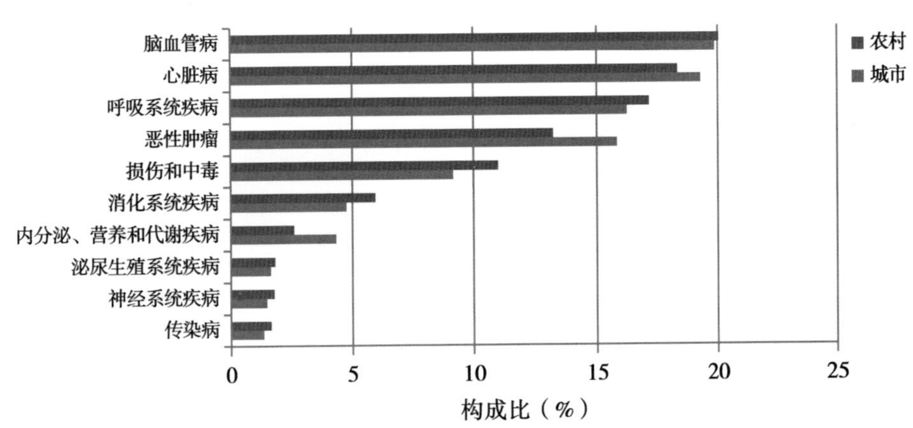

图 13　2020 年云南省城乡居民前十位死因构成比较

（四）与 2019 年全省和全国死因顺位比较

1. 与 2019 年全省死因顺位比较

与 2019 年云南省报告结果相比，两年报告的前十位死因相同，顺位略有差异，2019 年和 2020 年第一位、第四至第七位顺位相同，第一位死因依然是脑血管病，第四至第七位顺位依次为恶性肿瘤、损伤和中毒、消化系统疾病、内分泌营养代谢疾病。2019 年第二、第三、第八至第十位死因依次是呼吸系统疾病、心脏病、传染病、泌尿生殖系统疾病和神经系统疾病，2020 年第二、第三、第八至第十位死因依次是心脏病、呼吸系统疾病、泌尿生殖系统疾病、神经系统疾病和传染病。

比较前十位死因标化死亡率水平，除呼吸系统疾病 2019 年较高外，其他各类死因两年死亡水平均较接近。从死因构成看，前五位死因占死亡总数的比例 2019 年为 80.80%，2020 年为 79.94%，基本接近；前十位死因占总死亡的比例 2019 年为 94.29%，2020 年为 93.63%，亦较接近（表 20、图 14）。

表20 与2019年全省和全国前十位死因顺位比较

年份	顺位	疾病	粗死亡率（1/10万）	标化死亡率（1/10万）	构成比（%）
2020年云南省		总计	730.52	707.97	100.00
	1	脑血管病	146.03	141.75	19.99
	2	心脏病	135.99	131.53	18.62
	3	呼吸系统疾病	123.10	119.53	16.85
	4	恶性肿瘤	102.95	99.11	14.09
	5	损伤和中毒	75.93	74.81	10.39
	6	消化系统疾病	40.61	39.23	5.56
	7	内分泌、营养和代谢疾病	23.16	22.34	3.17
	8	泌尿生殖系统疾病	12.80	12.40	1.75
	9	神经系统疾病	12.20	11.90	1.67
	10	传染病	11.23	10.92	1.54
2019年云南省		总计	723.49	733.71	100.00
	1	脑血管病	138.62	140.54	19.16
	2	呼吸系统疾病	137.73	142.17	19.04
	3	心脏病	127.47	130.58	17.62
	4	恶性肿瘤	104.09	102.87	14.39
	5	损伤和中毒	76.58	77.64	10.59
	6	消化系统疾病	37.98	38.21	5.25
	7	内分泌、营养和代谢疾病	21.81	22.22	3.01
	8	传染病	13.33	13.30	1.84
	9	泌尿生殖系统疾病	12.69	12.75	1.75
	10	神经系统疾病	11.85	12.24	1.64
2019年全国		总计	674.51	518.41	100.00
	1	恶性肿瘤	162.46	125.55+	24.09
	2	心脏病	160.26	126.89	23.76
	3	脑血管病	149.56	113.16	22.17
	4	呼吸系统疾病	71.65	53.64	10.62
	5	损伤和中毒	46.25	39.66	6.86
	6	内分泌、营养和代谢疾病	19.19	14.23	2.85
	7	消化系统疾病	14.71	11.50	2.18
	8	神经系统疾病	9.06	7.79	1.34
	9	泌尿生殖系统疾病	7.08	5.56	1.05
	10	传染病	6.65	5.74	0.99

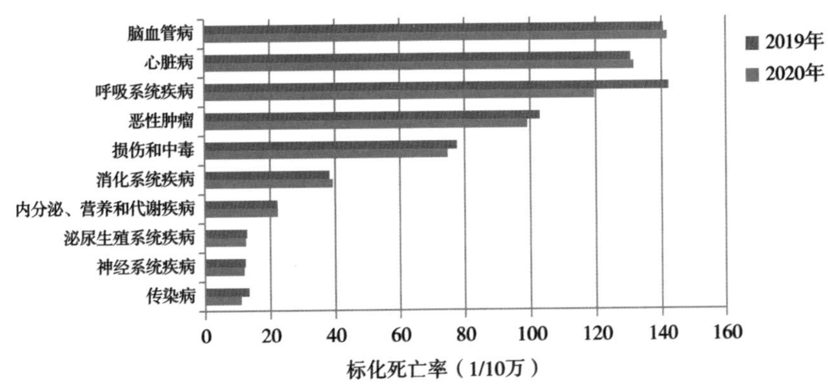

图 14 与云南省 2019 年前十位死因死亡水平比较

2. 与 2019 年全国死因顺位比较

与 2019 年全国疾病监测系统死因监测点报告结果相比，2020 年云南省居民前十位死因与全国监测结果相同，但顺位有明显差异。相同的顺位是第二位心脏病、第五位损伤和中毒、第十位传染病；全国疾病监测点第一位是恶性肿瘤、第三和第四位分别是脑血管病和呼吸系统疾病，第六至第九位依次为内分泌营养代谢疾病、消化系统疾病、神经系统疾病和泌尿生殖系统疾病；而云南省第一位是脑血管病，第三和第四位分别是呼吸系统疾病和恶性肿瘤，第六至第九位依次为消化系统疾病、内分泌营养代谢疾病、泌尿生殖系统疾病和神经系统疾病。

比较前十位死因标化死亡率水平，除恶性肿瘤全国高于云南省 1.27 倍外，其余九类疾病均显示云南省高于全国水平，其中消化系统疾病、呼吸系统疾病和泌尿生殖系统疾病的标化死亡率云南省显著高于全国平均水平，分别是全国平均水平的 3.41 倍、2.24 倍和 2.23 倍，其次是传染病、损伤和中毒、内分泌营养代谢疾病、神经系统疾病、脑血管病和心脏病，其标化死亡率分别是全国的 1.90 倍、1.89 倍、1.57 倍、1.53 倍、1.25 倍和 1.03 倍。

从死因构成看，前五位死因占死亡总数的比例云南省为 79.94%，全国疾病监测系统为 87.50%，全国疾病监测系统高于云南省；前十位死因占总死亡的比例云南省为 93.63%，全国为 95.91%，两者较接近（表 20、图 15）。

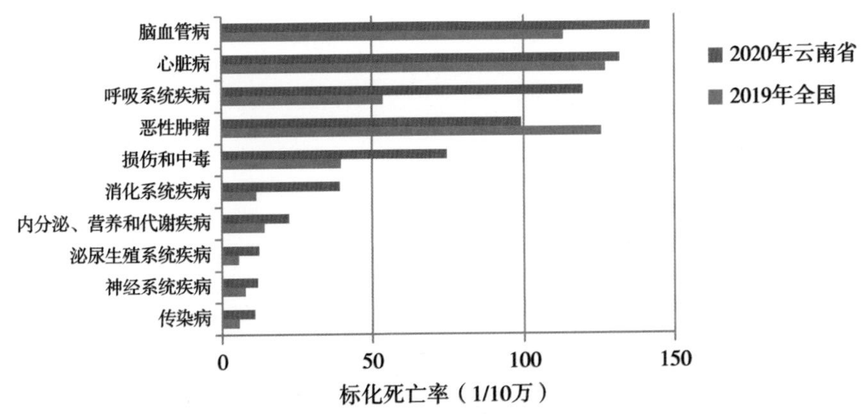

图 15 与全国 2019 年前十位死因死亡水平比较

（五）前十位死因地区分布

表 21 显示云南省 16 个州市 2020 年前十位死因顺位，16 个州市的前十位死因均相同，但顺位存在差异，导致各州市居民死亡的主要死因仍是脑血管病、心脏病、呼吸系统疾病、恶性肿瘤、损伤和中毒，其次是消化系统疾病、内分泌营养和代谢疾病、泌尿生殖系统疾病、传染病和神经系统疾病。16 个州市第一位死因为脑血管病的占 43.75%、为心脏病的占 43.75%，为呼吸系统疾病的占 12.5%；恶性肿瘤在曲靖和玉溪跃居第二位死因，在普洱、临沧和西双版纳列居第三位死因，损伤和中毒大部分州市列居第五位，而保山、德宏和迪庆则跃居第三位。

表 21　2020 年云南省 16 个州市前十位死因顺位

位次	1	2	3	4	5	6	7	8	9	10
全省	脑血管病	心脏病	呼吸系统疾病	恶性肿瘤	损伤和中毒	消化系统疾病	内分泌营养和代谢疾病	泌尿生殖系统疾病	神经系统疾病	传染病
昆明	脑血管病	心脏病	呼吸系统疾病	恶性肿瘤	损伤和中毒	消化系统疾病	内分泌营养和代谢疾病	神经系统疾病	泌尿生殖系统疾病	传染病
曲靖	呼吸系统疾病	恶性肿瘤	脑血管病	心脏病	损伤和中毒	消化系统疾病	内分泌营养和代谢疾病	泌尿生殖系统疾病	传染病	神经系统疾病
玉溪	脑血管病	恶性肿瘤	心脏病	呼吸系统疾病	损伤和中毒	消化系统疾病	内分泌营养和代谢疾病	神经系统疾病	泌尿生殖系统疾病	传染病
保山	脑血管病	心脏病	损伤和中毒	恶性肿瘤	呼吸系统疾病	消化系统疾病	内分泌营养和代谢疾病	神经系统疾病	泌尿生殖系统疾病	传染病
昭通	呼吸系统疾病	心脏病	脑血管病	恶性肿瘤	损伤和中毒	消化系统疾病	内分泌营养和代谢疾病	传染病	泌尿生殖系统疾病	神经系统疾病
丽江	心脏病	脑血管病	呼吸系统疾病	恶性肿瘤	损伤和中毒	消化系统疾病	泌尿生殖系统疾病	内分泌营养和代谢疾病	传染病	神经系统疾病
普洱	脑血管病	心脏病	恶性肿瘤	呼吸系统疾病	损伤和中毒	消化系统疾病	泌尿生殖系统疾病	传染病	内分泌营养和代谢疾病	神经系统疾病
临沧	心脏病	脑血管病	恶性肿瘤	损伤和中毒	消化系统疾病	呼吸系统疾病	神经系统疾病	泌尿生殖系统疾病	内分泌营养和代谢疾病	传染病

续表 21

位次	1	2	3	4	5	6	7	8	9	10
楚雄	心脏病	脑血管病	呼吸系统疾病	恶性肿瘤	损伤和中毒	消化系统疾病	内分泌营养和代谢疾病	泌尿生殖系统疾病	神经系统疾病	传染病
红河	脑血管病	心脏病	呼吸系统疾病	恶性肿瘤	损伤和中毒	消化系统疾病	内分泌营养和代谢疾病	神经系统疾病	传染病	泌尿生殖系统疾病
文山	脑血管病	心脏病	呼吸系统疾病	恶性肿瘤	损伤和中毒	消化系统疾病	传染病	内分泌营养和代谢疾病	泌尿生殖系统疾病	神经系统疾病
西双版纳	脑血管病	心脏病	恶性肿瘤	损伤和中毒	呼吸系统疾病	消化系统疾病	内分泌营养和代谢疾病	传染病	泌尿生殖系统疾病	神经系统疾病
大理	心脏病	呼吸系统疾病	脑血管病	恶性肿瘤	损伤和中毒	消化系统疾病	内分泌营养和代谢疾病	泌尿生殖系统疾病	神经系统疾病	传染病
德宏	心脏病	脑血管病	损伤和中毒	恶性肿瘤	消化系统疾病	内分泌营养和代谢疾病	呼吸系统疾病	传染病	神经系统疾病	泌尿生殖系统疾病
怒江	心脏病	脑血管病	呼吸系统疾病	消化系统疾病	损伤和中毒	恶性肿瘤	神经系统疾病	传染病	泌尿生殖系统疾病	内分泌营养和代谢疾病
迪庆	心脏病	脑血管病	损伤和中毒	呼吸系统疾病	恶性肿瘤	消化系统疾病	神经系统疾病	内分泌营养和代谢疾病	泌尿生殖系统疾病	传染病

第五章　主要疾病死亡情况

一、心血管疾病死亡情况

（一）心血管疾病

1. 全人群死亡水平

2020年，云南省共有143 941人死于心血管疾病，全人群粗死亡率和标化死亡率分别为296.28/10万和287.10/10万，占死亡总数的40.56%。

2. 不同性别死亡率及构成

因心血管疾病死亡的男性有79 993人，占心血管疾病死亡总人数的55.57%，女性死亡63 948人，占44.43%，男性粗死亡率和标化死亡率分别为317.37/10万和345.63/10万，女性分别为273.53/10万和231.60/10万，男性死亡率高于女性（表22）。

表22　2020年云南省不同性别心血管疾病死亡率及构成

性别	死亡数	构成比（%）	粗死亡率（1/10万）	标化死亡率（1/10万）
男性	79 993	55.57	317.37	345.63
女性	63 948	44.43	273.53	231.60
全人群	143 941	100.00	296.28	287.10

3. 城乡死亡率及构成

表23显示城乡心血管疾病死亡水平及构成，2020年云南省城市心血管疾病死亡48 414例，占心血管疾病死亡总数的33.63%，粗死亡率为278.80/10万，标化死亡率为263.36/10万；农村死亡95 527例，占心血管疾病死亡总数的66.37%，粗死亡率为305.99/10万，标化死亡率为300.95/10万，农村死亡率高于城市。

表23　2020年云南省城乡居民心血管疾病死亡率及构成

城乡	死亡数	构成比（%）	粗死亡率（1/10万）	标化死亡率（1/10万）
城市	48 414	33.63	278.80	263.36

续表 23

城乡	死亡数	构成比（%）	粗死亡率（1/10 万）	标化死亡率（1/10 万）
农村	95 527	66.37	305.99	300.95
全人群	143 941	100.00	296.28	287.10

4. 年龄死亡分布

表 24 和表 25 分别显示了云南省性别和城乡心血管疾病年龄别死亡率和构成，不论男性和女性、城市和农村，随着年龄的增加，心血管疾病死亡率均呈上升趋势，50 岁以后上升较为明显。无论男性和女性、城市和农村，各年龄组死亡率升降趋势一致（图 16）。从死亡的年龄构成看，60 岁之后所占构成较大，为 82.42%，性别间 75 岁之前各年龄段构成均为男性高于女性，75 岁之后则为女性明显高于男性，城乡各年龄段构成差异不大（图 17）。

表 24　2020 年云南省心血管疾病性别年龄别死亡率及构成

年龄组（岁）	男性			女性			合计		
	死亡人数	死亡率（1/10万）	构成比（%）	死亡人数	死亡率（1/10万）	构成比（%）	死亡人数	死亡率（1/10万）	构成比（%）
0~	24	7.72	0.03	10	3.30	0.02	34	5.54	0.02
1~	23	1.91	0.03	22	1.96	0.03	45	1.93	0.03
5~	14	0.96	0.02	20	1.52	0.03	34	1.22	0.02
10~	26	1.55	0.03	13	0.89	0.02	39	1.24	0.03
15~	96	5.53	0.12	61	4.05	0.10	157	4.84	0.11
20~	184	11.26	0.23	67	4.76	0.10	251	8.26	0.17
25~	339	18.48	0.42	101	6.16	0.16	440	12.67	0.31
30~	746	32.44	0.93	196	9.40	0.31	942	21.49	0.65
35~	1 221	56.25	1.53	280	14.19	0.44	1 501	36.23	1.04
40~	2 227	110.24	2.78	540	30.19	0.84	2 767	72.64	1.92
45~	3 528	161.00	4.41	963	48.89	1.51	4 491	107.93	3.12
50~	4 962	244.55	6.20	1 700	89.57	2.66	6 662	169.64	4.63
55~	5 615	415.09	7.02	2 323	174.76	3.63	7 938	295.98	5.51
60~	5 828	545.01	7.29	3 032	287.60	4.74	8 860	417.22	6.16
65~	8 349	909.33	10.44	5 253	543.68	8.21	13 602	721.84	9.45
70~	10 200	1 690.37	12.75	7 694	1 157.77	12.03	17 894	1 411.23	12.43
75~	11 877	3 205.18	14.85	10 531	2 398.39	16.47	22 408	2 767.64	15.57
80~	12 294	6 153.86	15.37	13 304	5 078.93	20.80	25 598	5 544.03	17.78
85~	12 440	10 343.39	15.55	17 838	9 369.39	27.89	30 278	9 746.47	21.04
合计	79 993	317.37	100.00	63 948	273.53	100.00	143 941	296.28	100.00

表 25　2020 年云南省城乡居民心血管疾病年龄别死亡率及构成

年龄组（岁）	城市			农村		
	死亡人数	死亡率（1/10 万）	构成比（%）	死亡人数	死亡率（1/10 万）	构成比（%）
0~	10	4.73	0.02	24	5.96	0.03
1~	21	2.73	0.04	24	1.54	0.03
5~	6	0.67	0.01	28	1.48	0.03
10~	8	0.82	0.02	31	1.43	0.03
15~	59	5.99	0.12	98	4.34	0.10
20~	83	7.53	0.17	168	8.67	0.18
25~	146	10.79	0.30	294	13.87	0.31
30~	273	17.07	0.56	669	24.03	0.70
35~	472	31.11	0.97	1 029	39.19	1.08
40~	861	60.13	1.78	1 906	80.18	2.00
45~	1 434	93.73	2.96	3 057	116.18	3.20
50~	2 072	141.39	4.28	4 590	186.47	4.80
55~	2 638	261.96	5.45	5 300	316.43	5.55
60~	2 969	370.82	6.13	5 891	445.30	6.17
65~	4 629	667.94	9.56	8 973	753.20	9.39
70~	5 826	1 289.92	12.03	12 068	1 478.35	12.63
75~	7 135	2 400.14	14.74	15 273	2 980.87	15.99
80~	8 809	5 233.89	18.20	16 789	5 721.93	17.58
85~	10 963	9 676.42	22.64	19 315	9 786.68	20.22
合计	48 414	278.80	100.00	95 527	305.99	100.00

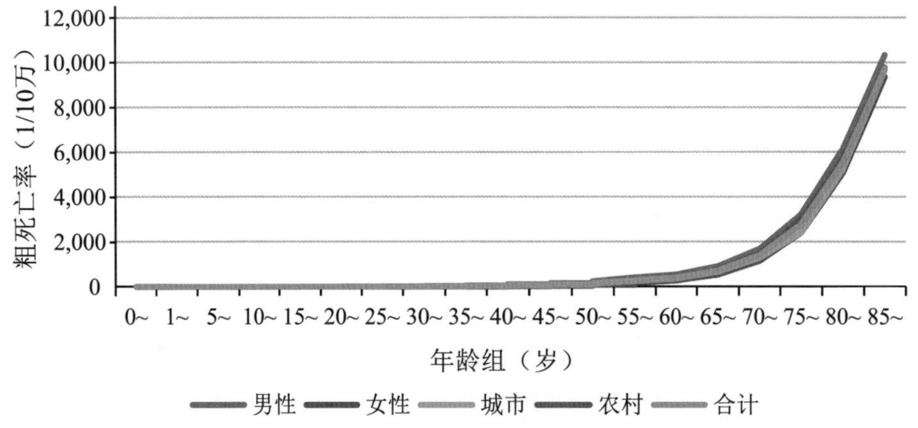

图 16　2020 年云南省城乡居民心血管疾病年龄别死亡水平

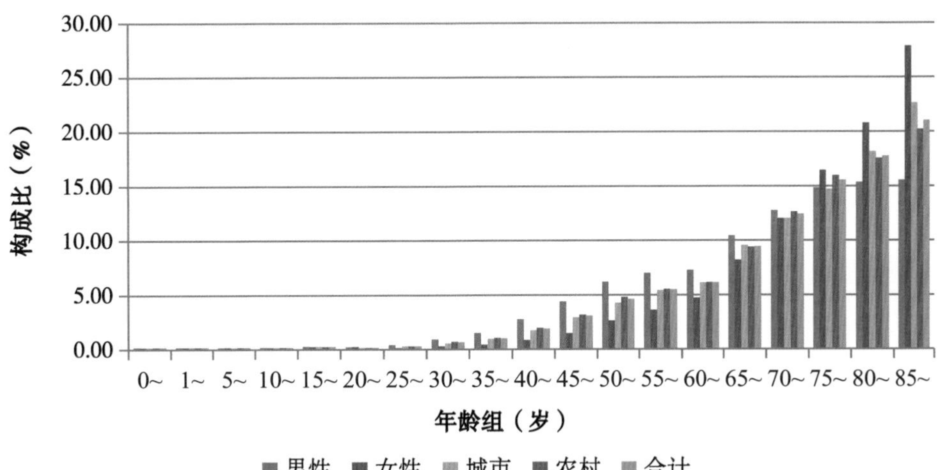

图 17 2020 年云南省城乡居民心血管疾病死亡人群年龄构成

5. 不同地区死亡分布

2020 年，云南省 16 个州市全人群心血管疾病标化死亡率介于 206.44/10 万 ~391.67/10 万之间，其中玉溪市、曲靖市和昆明市较低，分别为 206.44/10 万、206.77/10 万和 221.38/10 万，西双版纳州、迪庆州和德宏州较高，分别为 391.67/10 万、372.92/10 万和 366.86/10 万，其标化死亡率分别是全省平均水平的 1.36 倍、1.30 倍和 1.28 倍。16 个州市有 11 个州市标化死亡率高于全省平均水平，占 68.75%，5 个州市低于全省平均水平，占 31.25%。从心血管疾病占全死因的比例看，16 个州市有 10 个所占比超过全省平均水平（40.56%），其中保山市、丽江市、普洱市、临沧市、西双版纳州、德宏州和迪庆州超过 45%，占全死因的比例分别为 49.63%、46.36%、47.67%、45.17%、47.60%、47.20% 和 47.18%（表 26、图 18）。

表 26 2020 年云南省 16 个州市心血管疾病死亡率及构成

地区	全死因死亡数	心血管病死亡数	占全死因比例（%）	粗死亡率（1/10 万）	标化死亡率（1/10 万）
昆明市	44 357	17 697	39.90	254.63	221.38
曲靖市	41 622	12 746	30.62	206.32	206.77
玉溪市	15 086	5 704	37.81	238.78	206.44
保山市	18 720	9 290	49.63	353.23	295.67
昭通市	39 080	14 348	36.71	254.14	286.95
丽江市	9 516	4 412	46.36	338.74	327.11
普洱市	19 669	9 377	47.67	353.56	357.01
临沧市	18 662	8 429	45.17	332.09	341.00
楚雄州	22 813	10 031	43.97	364.10	320.76
红河州	35 669	14 053	39.40	294.30	291.31
文山州	28 043	12 089	43.11	329.22	341.36

续表 26

地区	全死因死亡数	心血管病死亡数	占全死因比例（%）	粗死亡率（1/10 万）	标化死亡率（1/10 万）
西双版纳州	9007	4287	47.60	358.45	391.67
大理州	26770	11065	41.33	305.74	273.96
德宏州	8988	4242	47.20	320.39	366.86
怒江州	4247	1535	36.14	275.57	317.42
迪庆州	2798	1320	47.18	329.76	372.92
云南省	354914	143941	40.56	296.28	287.10

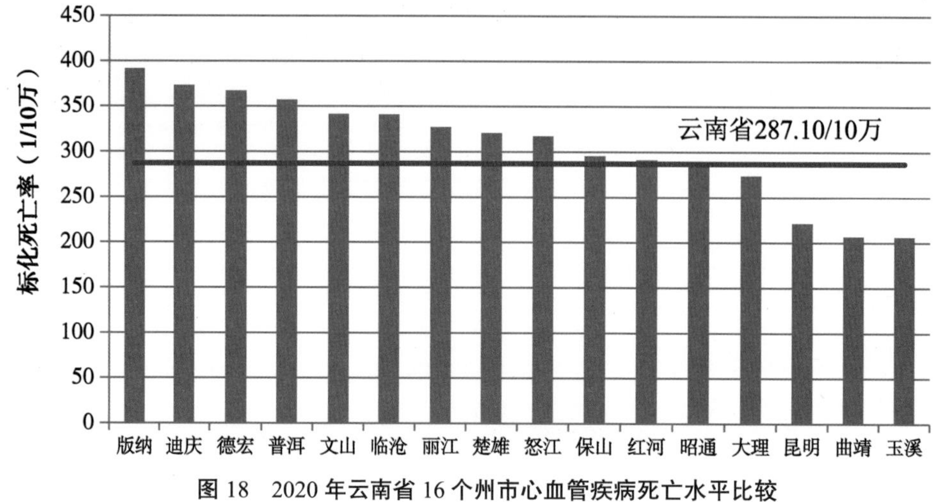

图 18　2020 年云南省 16 个州市心血管疾病死亡水平比较

6. 死亡率的变化与比较

（1）2015—2020 年云南省心血管疾病死亡率变化情况

表 27 和图 19 所示 2015—2020 年云南省居民心血管疾病死亡率变化情况。6 年各类人群标化死亡率相对稳定，全人群标化死亡率介于 258.24/10 万 ~289.65/10 万之间，男性介于 277.13/10 万 ~346.06/10 万之间，女性介于 231.60/10 万 ~262.02/10 万之间，城市介于 261.44/10 万 ~312.28/10 万之间，农村介于 253.02/10 万 ~300.95/10 万之间。各年男性标化死亡率均明显高于女性，2015—2020 年云南省男性标化死亡率分别是女性的 1.19 倍、1.16 倍、1.23 倍、1.49 倍、1.46 倍和 1.49 倍；2017 年之前城市标化死亡率均高于农村，2018—2020 年农村明显高于城市。

表 27　云南省和全国心血管疾病标化死亡率比较（1/10 万）

地区	人群分类	2015 年	2016 年	2017 年	2018 年	2019 年	2020 年
云南省	男性	312.28	277.13	318.99	346.06	340.96	345.63
	女性	262.02	238.10	259.71	232.86	232.87	231.60
	城市	312.28	269.76	300.41	268.93	261.44	263.36

续表 27

地区	人群分类	2015 年	2016 年	2017 年	2018 年	2019 年	2020 年
	农村	282.58	253.02	285.25	299.55	299.29	300.95
	全人群	287.30	258.24	289.65	288.53	285.57	287.10
全国	男性	294.15	279.31	280.17	274.37	283.66	
	女性	208.94	194.10	194.10	188.35	199.50	
	城市	227.81	218.98	218.65	210.86	210.46	
	农村	261.52	244.03	244.91	240.52	256.77	
	全人群	250.43	235.55	235.93	230.27	240.43	

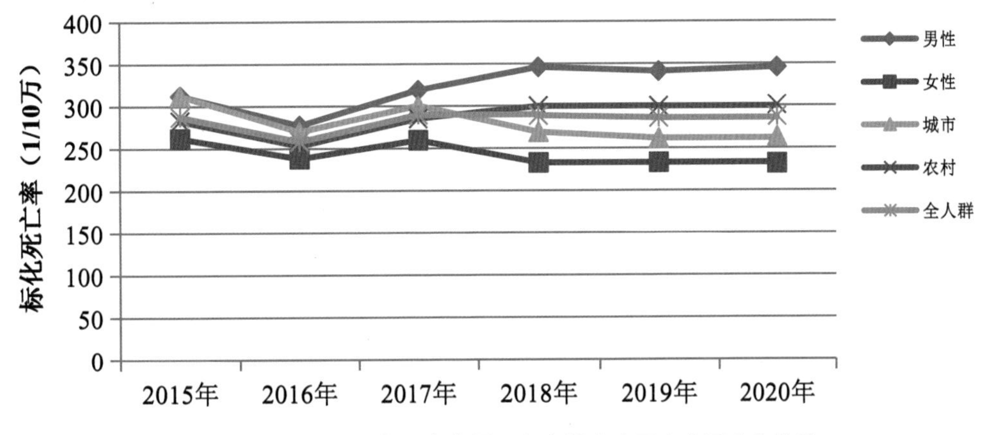

图 19　2015—2020 年云南省居民心血管疾病死亡水平变化趋势

（2）与全国 2015—2019 年死亡水平比较

与全国 2015—2019 年心血管疾病标化死亡率比较，云南省无论性别、城乡还是全人群 5 年均显示高于全国水平，全国 5 年心血管疾病死亡率波动在 230.27/10 万 ~250.43/10 万之间，云南省 6 年波动在 258.24/10 万 ~289.65/10 万之间。2020 年云南省男性、女性、城市、农村、全人群标化死亡率分别为全国水平的 1.22 倍、1.16 倍、1.25 倍、1.17 倍和 1.19 倍，各类人群各年死亡率变化趋势与全国基本一致（表 27、图 20）。

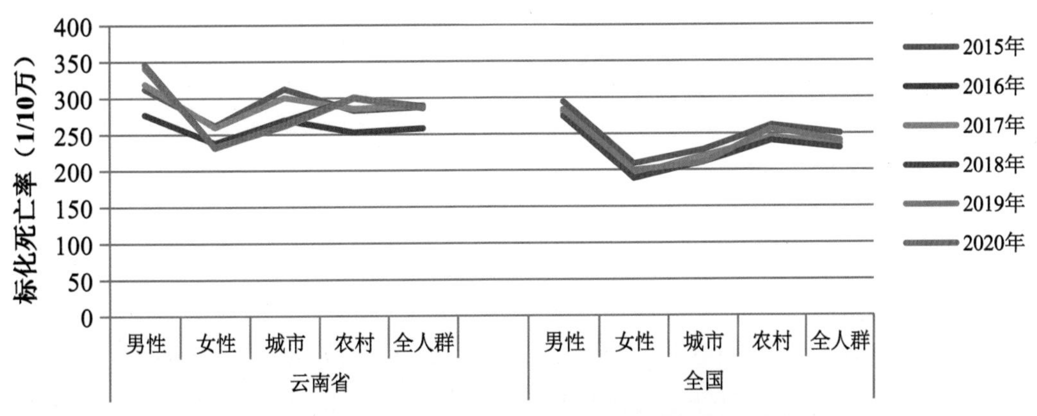

图 20　与全国 2015—2019 年心血管疾病死亡水平比较

（二）脑血管病

1. 全人群死亡水平

2020 年，云南省共有 70 945 人死于脑血管病，为云南省居民首位死因，全人群粗死亡率和标化死亡率分别为 146.03/10 万和 141.75/10 万，占死亡总数的 19.99%，占心血管疾病死亡总数的 49.29%。

2. 不同性别死亡率及构成

因脑血管病死亡的男性有 40 479 人，占脑血管病死亡总人数 57.06%，女性死亡 30 466 人，占 42.94%，男性粗死亡率和标化死亡率分别为 160.60/10 万和 174.66/10 万，女性分别为 130.31/10 万和 111.13/10 万，男性死亡率高于女性（表 28）。

表 28　2020 年云南省不同性别脑血管病死亡率及构成

性别	死亡数	构成比（%）	粗死亡率（1/10 万）	标化死亡率（1/10 万）
男性	40 479	57.06	160.60	174.66
女性	30 466	42.94	130.31	111.13
全人群	70 945	100.00	146.03	141.75

3. 城乡死亡率及构成

表 29 显示城乡脑血管病死亡水平及构成。2020 年云南省城市脑血管病死亡 23 343 例，占脑血管病死亡总数的 32.90%，粗死亡率为 134.43/10 万，标化死亡率为 127.29/10 万；农村死亡 47 602 例，占脑血管病死亡总数的 67.10%，粗死亡率为 152.48/10 万，标化死亡率为 150.18/10 万，农村死亡率高于城市。

表 29　2020 年云南省城乡居民脑血管病死亡率及构成

城乡	死亡数	构成比（%）	粗死亡率（1/10 万）	标化死亡率（1/10 万）
城市	23 343	32.90	134.43	127.29
农村	47 602	67.10	152.48	150.18
全人群	70 945	100.00	146.03	141.75

4. 年龄死亡分布

表 30 和表 31 显示了云南省性别和城乡脑血管病年龄别死亡率和构成。不论男性和女性、城市和农村随着年龄的增加，脑血管病死亡率均呈上升趋势，50 岁以后上升较为明显。无论男性和女性、城市和农村各年龄组死亡率升降趋势一致（图 21）。

从死亡的年龄构成看，60 岁之后所占构成较大，为 82.28%，性别间 75 岁之前各年龄段构成均为男性高于女性，75 岁之后则为女性明显高于男性，城乡各年龄段构成差异不大（图 22）。

表 30 2020 年云南省脑血管病性别年龄别死亡率及构成

年龄组（岁）	男性			女性			合计		
	死亡人数	死亡率（1/10万）	构成比（%）	死亡人数	死亡率（1/10万）	构成比（%）	死亡人数	死亡率（1/10万）	构成比（%）
0~	0	0.00	0.00	0	0.00	0.00	0	0.00	0.00
1~	0	0.00	0.00	4	0.36	0.01	4	0.17	0.01
5~	7	0.48	0.02	11	0.84	0.04	18	0.65	0.03
10~	10	0.60	0.02	3	0.20	0.01	13	0.41	0.02
15~	41	2.36	0.10	28	1.86	0.09	69	2.13	0.10
20~	84	5.14	0.21	21	1.49	0.07	105	3.45	0.15
25~	146	7.96	0.36	38	2.32	0.12	184	5.30	0.26
30~	311	13.53	0.77	69	3.31	0.23	380	8.67	0.54
35~	575	26.49	1.42	121	6.13	0.40	696	16.80	0.98
40~	1 055	52.22	2.61	242	13.53	0.79	1 297	34.05	1.83
45~	1 800	82.14	4.45	509	25.84	1.67	2 309	55.49	3.25
50~	2 437	120.11	6.02	925	48.74	3.04	3 362	85.61	4.74
55~	2 893	213.87	7.15	1 239	93.21	4.07	4 132	154.07	5.82
60~	3 043	284.57	7.52	1 514	143.61	4.97	4 557	214.59	6.42
65~	4 426	482.05	10.93	2 739	283.48	8.99	7 165	380.24	10.10
70~	5 491	909.98	13.57	3 923	590.32	12.88	9 414	742.44	13.27
75~	6 339	1 710.67	15.66	5 286	1 203.86	17.35	11 625	1 435.82	16.39
80~	6 271	3 139.00	15.49	6 363	2 429.14	20.89	12 634	2 736.28	17.81
85~	5 550	4 614.62	13.71	7 431	3 903.12	24.39	12 981	4 178.58	18.30
合计	40 479	160.60	100.00	30 466	130.31	100.00	70 945	146.03	100.00

表 31 2020 年云南省城乡居民脑血管病年龄别死亡率及构成

年龄组（岁）	城市			农村		
	死亡人数	死亡率（1/10 万）	构成比（%）	死亡人数	死亡率（1/10 万）	构成比（%）
0~	0	0.00	0.00	0	0.00	0.00
1~	0	0.00	0.00	4	0.26	0.01
5~	1	0.11	0.00	17	0.90	0.04
10~	4	0.41	0.02	9	0.42	0.02
15~	23	2.33	0.10	46	2.04	0.10
20~	27	2.45	0.12	78	4.02	0.16
25~	56	4.14	0.24	128	6.04	0.27
30~	98	6.13	0.42	282	10.13	0.59
35~	185	12.19	0.79	511	19.46	1.07
40~	365	25.49	1.56	932	39.21	1.96
45~	699	45.69	2.99	1 610	61.19	3.38

续表 31

年龄组（岁）	城市			农村		
	死亡人数	死亡率（1/10 万）	构成比（%）	死亡人数	死亡率（1/10 万）	构成比（%）
50~	983	67.08	4.21	2 379	96.65	5.00
55~	1 348	133.86	5.77	2 784	166.21	5.85
60~	1 464	182.85	6.27	3 093	233.80	6.50
65~	2 328	335.92	9.97	4 837	406.02	10.16
70~	2 981	660.01	12.77	6 433	788.05	13.51
75~	3 667	1 233.54	15.71	7 958	1 553.18	16.72
80~	4 393	2 610.11	18.82	8 241	2 808.65	17.31
85~	4 721	4 166.96	20.22	8 260	4 185.25	17.35
合计	23 343	134.43	100.00	47 602	152.48	100.00

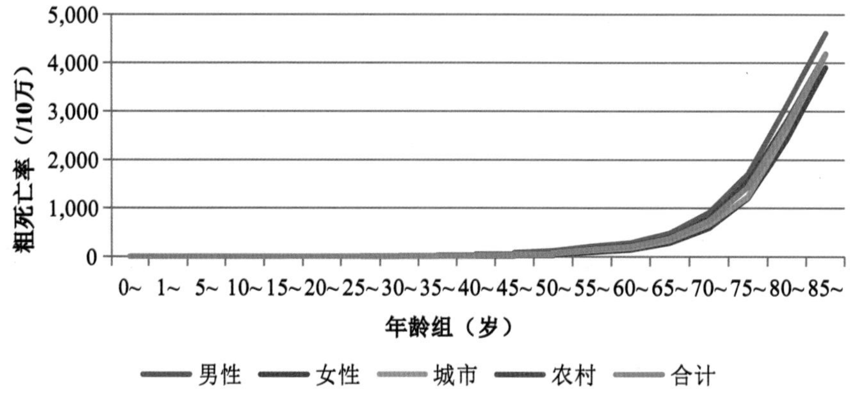

图 21　2020 年云南省城乡居民脑血管病年龄别死亡水平

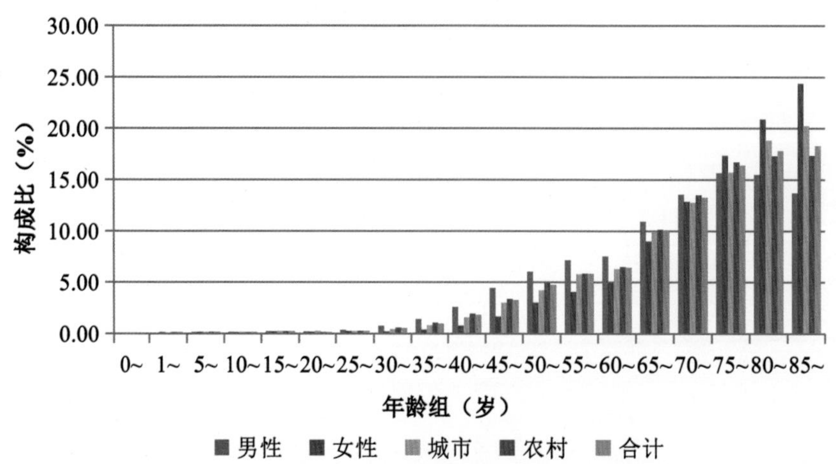

图 22　2020 年云南省城乡居民脑血管病死亡人群年龄构成

5. 不同地区死亡分布

2020 年，云南省 16 个州市全人群脑血管病标化死亡率介于 108.12/10 万 ~215.10/10 万之间，其中昆明市、曲靖市、玉溪市和大理州较低，分别为 108.12/10 万、113.47/10 万、115.87/10 万和 116.40/10 万，西双版纳州和文山州较高，分别为 215.10/10 万和 202.38/10 万，其标化死亡率分别是全省平均水平的 1.52 倍和 1.43 倍。16 个州市有 9 个州市标化死亡率高于全省平均水平，占 56.25%，7 个州市低于全省平均水平，占 43.75%。从脑血管病占全死因的比例看，16 个州市有 9 个所占比超过全省平均水平（19.99%），其中保山市、西双版纳州和文山州较高，分别为 26.73%、26.18% 和 25.48%（表 32、图 23）。

表 32　2020 年云南省 16 个州市脑血管病死亡率及构成

地区	全死因死亡数	脑血管病死亡数	占全死因比例（%）	粗死亡率（1/10 万）	标化死亡率（1/10 万）
昆明市	44 357	8 616	19.42	123.97	108.12
曲靖市	41 622	6 988	16.79	113.12	113.47
玉溪市	15 086	3 187	21.13	133.41	115.87
保山市	18 720	5 003	26.73	190.23	159.48
昭通市	39 080	6 463	16.54	114.48	129.40
丽江市	9 516	1 706	17.93	130.98	126.61
普洱市	19 669	4 554	23.15	171.71	172.68
临沧市	18 662	3 772	20.21	148.61	152.82
楚雄州	22 813	4 577	20.06	166.13	146.35
红河州	35 669	6 863	19.24	143.73	142.25
文山州	28 043	7 146	25.48	194.61	202.38
西双版纳州	9 007	2 358	26.18	197.16	215.10
大理州	26 770	4 703	17.57	129.95	116.40
德宏州	8 988	2 031	22.60	153.40	175.20
怒江州	4 247	628	14.79	112.74	129.98
迪庆州	2 798	611	21.84	152.64	173.15
云南省	354 914	70 945	19.99	146.03	141.75

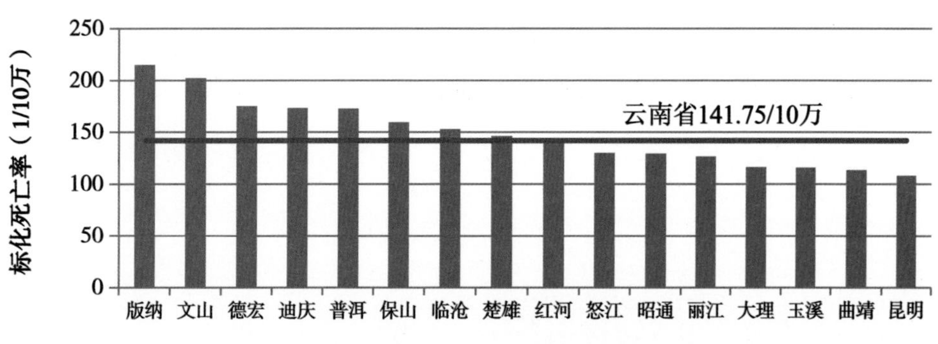

图 23　2020 年云南省 16 个州市脑血管病死亡水平比较

6. 死亡率的变化与比较

（1）2015—2020 年云南省居民脑血管病死亡率变化情况

表 33 和图 24 所示 2015—2020 年云南省居民脑血管病死亡率变化情况，全人群标化死亡率相对稳定，6 年介于 139.16/10 万 ~153.89/10 万之间，各年脑血管病标化死亡率男性明显高于女性，2015—2020 年男女脑血管病标化死亡率之比分别为 1.26、1.22、1.32、1.57、1.53 和 1.57 其中 2018—2020 年男性高于女性的幅度明显大于 2015—2017 年；2015—2017 年脑血管病标化死亡率城市高于农村，2018—2020 年则为农村高于城市。

表 33　与全国 2015—2020 年脑血管病标化死亡率比较（1/10 万）

地区	人群分类	2015 年	2016 年	2017 年	2018 年	2019 年	2020 年
云南省	男性	163.42	152.77	174.63	173.59	171.02	174.66
	女性	130.02	124.76	132.70	110.65	111.95	111.13
	城市	171.92	150.85	161.05	133.06	127.46	127.29
	农村	142.08	133.84	150.96	146.03	147.98	150.18
	全人群	146.82	139.16	153.89	141.33	140.54	141.75
全国	男性	149.12	140.89	139.68	134.45	137.74	
	女性	99.81	92.11	90.94	87.32	90.40	
	城市	107.26	101.54	100.45	95.87	94.95	
	农村	131.63	122.67	121.52	117.49	123.06	
	全人群	123.64	115.64	114.42	110.09	113.16	

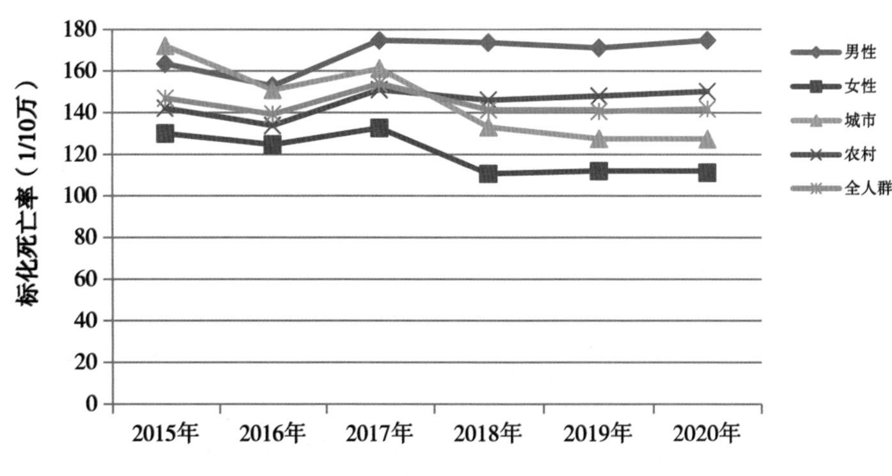

图 24　2015—2020 年云南省居民脑血管病死亡水平变化趋势

（2）与全国 2015—2019 年死亡水平比较

与全国 2015—2019 年脑血管病标化死亡率比较，无论性别、城乡还是全人群 5 年均显示云南省明显高于全国水平，云南省男性、女性、城市、农村、全人群 2015 年标化死亡率分别是全国水平的 1.10 倍、1.30 倍、1.60 倍、1.08 倍和 1.19 倍，2016 年分别是全国水平的 1.08 倍、1.35 倍、1.49 倍、1.09 倍和 1.20 倍，2017 年分别是全国水平的 1.25 倍、1.46

倍、1.60 倍、1.24 倍和 1.34 倍，2018 年分别是全国水平的 1.29 倍、1.27 倍、1.39 倍、1.24 倍和 1.28 倍，2019 年分别是全国水平的 1.24 倍、1.24 倍、1.34 倍、1.20 倍和 1.24 倍；云南省 2020 年男性、女性、城市、农村、全人群标化死亡率分别是 2019 年全国水平的 1.27 倍、1.23 倍、1.34 倍、1.22 倍和 1.25 倍。2015—2020 年云南省各类人群死亡率维持在一定水平，而全国则呈现逐年下降趋势（图 25）。

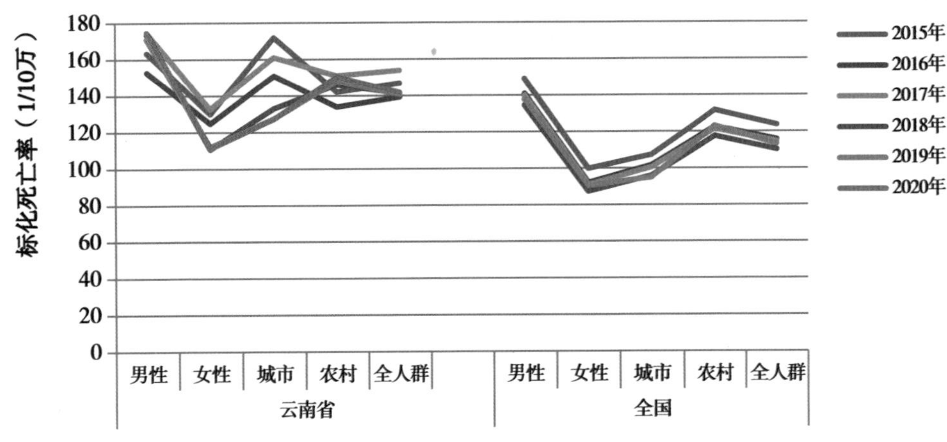

图 25 与 2015—2020 年全国脑血管病死亡水平比较

（三）脑梗死

1. 全人群死亡水平

2020 年，云南省共有 23 161 人死于脑梗死 全人群粗死亡率和标化死亡率分别为 47.67/10 万和 46.30/10 万，占总死亡人数的 6.53%，占心血管病死亡总数的 16.09%，占脑血管病死亡总数的 32.65%。

2. 不同性别死亡率及构成

因脑梗死死亡的男性有 12 849 人，占脑梗死总死亡人数的 55.48%，女性死亡 10 312 人，占 44.52%；男女粗死亡率分别为 50.98/10 万和 44.11/10 万，标化死亡率分别为 56.46/10 万和 37.26/10 万，男性死亡率高于女性（表 34）。

表 34 2020 年云南省不同性别脑梗死死亡率及构成

性别	死亡数	构成比（%）	粗死亡率（1/10 万）	标化死亡率（1/10 万）
男性	12 849	55.48	50.98	56.46
女性	10 312	44.52	44.11	37.26
全人群	23 161	100.00	47.67	46.30

3. 城乡死亡率及构成

因脑梗死死亡的城市居民 7 548 例，占全部脑梗死死亡的 32.59%，农村死亡 15 613 例，占 67.41%，城市居民粗死亡率和标化死亡率分别为 43.47/10 万和 41.26/10 万，农村分别为 50.01/10 万和 49.24/10 万，农村死亡率略高于城市（表 35）。

表 35　2020 年云南省城乡居民脑梗死死亡率及构成

城乡	死亡数	构成比（%）	粗死亡率（1/10 万）	标化死亡率（1/10 万）
城市	7 548	32.59	43.47	41.26
农村	15 613	67.41	50.01	49.24
全人群	23 161	100.00	47.67	46.30

4. 年龄死亡分布

表 36 和表 37 所示 2020 年云南省居民性别和城乡脑梗死年龄别死亡率和构成。2020 年不论城市和农村、男性和女性脑梗死的死亡率变化趋势均一致，即随年龄增长而增高。脑梗死死亡主要集中在 60 岁及以上人群，占全部死亡的 89.31%。从死亡率看，各年龄组均呈现男性高于女性，农村高于城市；从死亡构成看，80 岁之前男性高于女性，80 岁之后女性高于男性，城乡构成差异不大（图 26、图 27）。

表 36　2020 年云南省脑梗死性别年龄别死亡率及构成

年龄组（岁）	男性			女性			合计		
	死亡人数	死亡率（1/10万）	构成比（%）	死亡人数	死亡率（1/10万）	构成比（%）	死亡人数	死亡率（1/10万）	构成比（%）
0~	0	0.00	0.00	0	0.00	0.00	0	0.00	0.00
1~	0	0.00	0.00	2	0.18	0.02	2	0.09	0.01
5~	0	0.00	0.00	1	0.08	0.01	1	0.04	0.00
10~	1	0.06	0.01	0	0.00	0.00	1	0.03	0.00
15~	1	0.06	0.01	5	0.33	0.05	6	0.19	0.03
20~	8	0.49	0.06	5	0.36	0.05	13	0.43	0.06
25~	16	0.87	0.12	5	0.30	0.05	21	0.60	0.09
30~	35	1.52	0.27	6	0.29	0.06	41	0.94	0.18
35~	90	4.15	0.70	9	0.46	0.09	99	2.39	0.43
40~	172	8.51	1.34	43	2.40	0.42	215	5.64	0.93
45~	314	14.33	2.44	78	3.96	0.76	392	9.42	1.69
50~	541	26.66	4.21	181	9.54	1.76	722	18.39	3.12
55~	662	48.94	5.15	300	22.57	2.91	962	35.87	4.15
60~	907	84.82	7.06	414	39.27	4.01	1 321	62.21	5.70
65~	1 430	155.75	11.13	860	89.01	8.34	2 290	121.53	9.89
70~	1 833	303.77	14.27	1 426	214.58	13.83	3 259	257.02	14.07
75~	2 346	633.10	18.26	1 839	418.82	17.83	4 185	516.90	18.07
80~	2 313	1 157.79	18.00	2 311	882.25	22.41	4 624	1 001.47	19.96
85~	2 180	1 812.59	16.97	2 827	1 484.88	27.41	5 007	1 611.75	21.62
合计	12 849	50.98	100.00	10 312	44.11	100.00	23 161	47.67	100.00

表 37　2020 年云南省城乡居民脑梗死年龄别死亡率及构成

年龄组（岁）	城市			农村		
	死亡人数	死亡率（1/10 万）	构成比（%）	死亡人数	死亡率（1/10 万）	构成比（%）
0~	0	0.00	0.00	0	0.00	0.00
1~	0	0.00	0.00	2	0.13	0.01
5~	0	0.00	0.00	1	0.05	0.01
10~	0	0.00	0.00	1	0.05	0.01
15~	1	0.10	0.01	5	0.22	0.03
20~	3	0.27	0.04	10	0.52	0.06
25~	5	0.37	0.07	16	0.75	0.10
30~	11	0.69	0.15	30	1.08	0.19
35~	21	1.38	0.28	78	2.97	0.50
40~	51	3.56	0.68	164	6.90	1.05
45~	99	6.47	1.31	293	11.14	1.88
50~	199	13.58	2.64	523	21.25	3.35
55~	296	29.39	3.92	666	39.76	4.27
60~	387	48.34	5.13	934	70.60	5.98
65~	724	104.47	9.59	1 566	131.45	10.03
70~	1 032	228.49	13.67	2 227	272.81	14.26
75~	1 347	453.12	17.85	2 838	553.90	18.18
80~	1 564	929.25	20.72	3 060	1 042.89	19.60
85~	1 808	1 595.82	23.95	3 199	1 620.90	20.49
合计	7 548	43.47	100.00	15 613	50.01	100.00

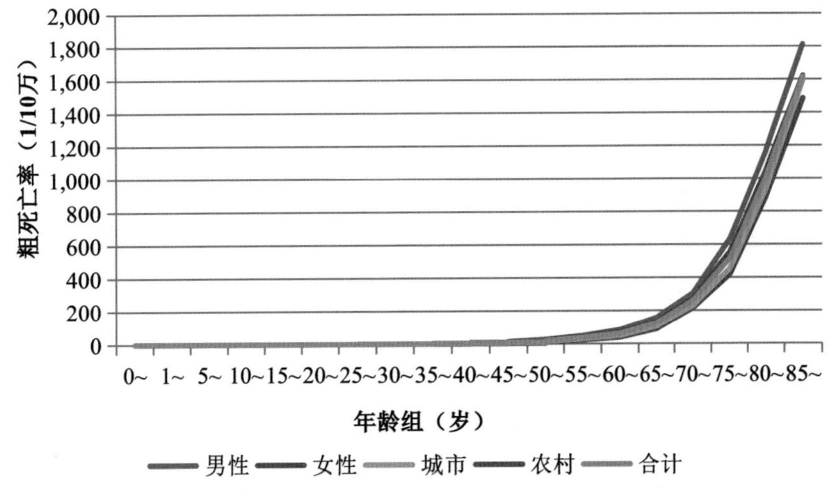

图 26　2020 年云南省城乡居民脑梗死性别年龄别死亡水平

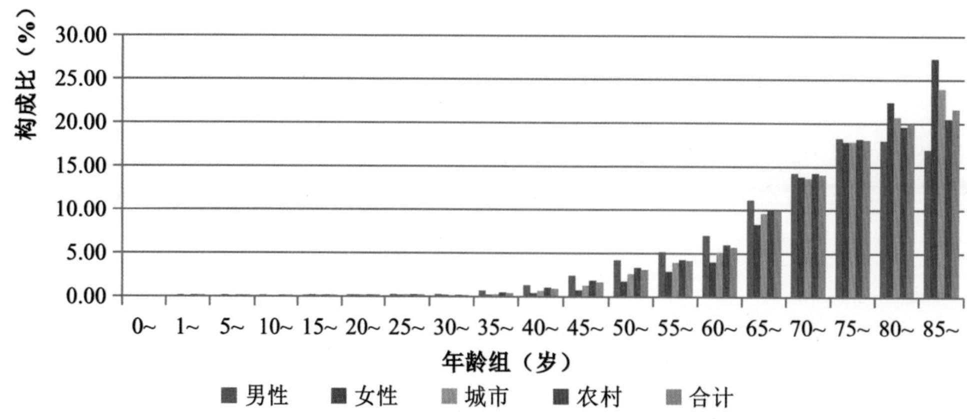

图 27 2020 年云南省城乡居民脑梗死死亡人群年龄构成

5. 不同地区死亡分布

2020 年，云南省 16 个州市全人群脑梗死标化死亡率介于 34.98/10 万 –68.55/10 万之间，其中红河州、昆明市和玉溪市较低，分别为 34.98/10 万、37.33/10 万和 37.85/10 万，临沧市和西双版纳州较高，分别为 68.55/10 万和 63.94/10 万，其标化死亡率分别是全省平均水平的 1.48 倍和 1.38 倍。16 个州市有 7 个州市标化死亡率高于全省平均水平，占 43.75%，9 个州市低于全省平均水平，占 56.25%。从脑梗死占全死因的比例看，16 个州市有 8 个所占比超过全省平均水平（6.53%），其中临沧市和保山市较高，分别为 8.97% 和 8.35%（表 38、图 28）。

表 38 2020 年云南省 16 个州市脑梗死死亡率及构成

地区	全死因死亡数	脑梗死死亡数	占全死因比例（%）	粗死亡率（1/10 万）	标化死亡率（1/10 万）
昆明市	44 357	2 983	6.72	42.92	37.33
曲靖市	41 622	2 999	7.21	48.55	48.71
玉溪市	15 086	1 046	6.93	43.79	37.85
保山市	18 720	1 564	8.35	59.47	49.57
昭通市	39 080	2 104	5.38	37.27	41.98
丽江市	9 516	610	6.41	46.83	45.12
普洱市	19 669	1 331	6.77	50.18	51.19
临沧市	18 662	1 674	8.97	65.95	68.55
楚雄州	22 813	1 393	6.11	50.56	44.74
红河州	35 669	1 689	4.74	35.37	34.98
文山州	28 043	2 007	7.16	54.66	56.83
西双版纳州	9 007	690	7.66	57.69	63.94
大理州	26 770	1 593	5.95	44.02	39.47
德宏州	8 988	518	5.76	39.12	45.29
怒江州	4 247	220	5.18	39.50	46.99
迪庆州	2 798	145	5.18	36.22	41.08
云南省	354 914	23 161	6.53	47.67	46.30

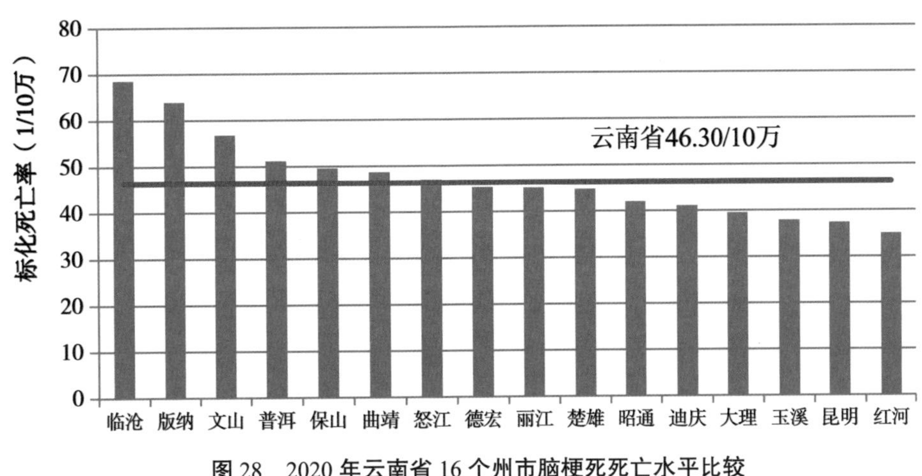

图 28　2020 年云南省 16 个州市脑梗死死亡水平比较

（四）脑出血

1. 全人群死亡水平

2020 年，云南省共有 31 970 人死于脑出血，全人群粗死亡率和标化死亡率分别为 65.80/10 万和 63.76/10 万，占死亡总数的 9.01%，占心血管病死亡总数的 22.21%，占脑血管病死亡总数的 45.06%。

2. 不同性别死亡率及构成

因脑出血死亡的男性有 18 975 人，占脑出血死亡总人数的 59.35%，女性死亡 12 995 人，占 40.65%。男性粗死亡率和标化死亡率分别为 75.28/10 万和 80.29/10 万，女性分别为 55.58/10 万和 47.91/10 万，男性死亡率高于女性（表 39）。

表 39　2020 年云南省不同性别脑出血死亡率及构成

性别	死亡数	构成比（%）	粗死亡率（1/10 万）	标化死亡率（1/10 万）
男性	18 975	59.35	75.28	80.29
女性	12 995	40.65	55.58	47.91
全人群	31 970	100.00	65.80	63.76

3. 城乡死亡率及构成

因脑出血死亡的城市居民 10 605 例，占全部脑出血死亡的 33.17%，农村死亡 21 365 例，占 66.83%，城市居民粗死亡率和标化死亡率分别为 61.07/10 万和 57.63/10 万，农村分别为 68.44/10 万和 67.34/10 万，农村死亡率略高于城市（表 40）。

表 40　2020 云南省城乡居民脑出血死亡率及构成

城乡	死亡数	构成比（%）	粗死亡率（1/10 万）	标化死亡率（1/10 万）
城市	10 605	33.17	61.07	57.63
农村	21 365	66.83	68.44	67.34
全人群	31 970	100.00	65.80	63.76

4. 年龄死亡分布

表 41 和表 42 所示 2020 年云南省居民性别和城乡脑出血年龄别死亡率和构成。2020 年不论城市和农村、男性和女性脑出血的死亡率变化趋势均一致，即随年龄增长而增高，55 岁之前死亡率增长缓慢，55 岁之后死亡率增长迅速。脑出血死亡主要集中在 55 岁及以上人群，占全部死亡的 82.22%。从死亡率看，各年龄组均呈现男性高于女性，农村高于城市；从死亡构成看，70 岁之前男性高于女性，70 岁之后女性高于男性，城乡构成差异不大（图 29、图 30）。

表 41　2020 年云南省脑出血性别年龄别死亡率及构成

年龄组（岁）	男性			女性			合计		
	死亡人数	死亡率（1/10万）	构成比（%）	死亡人数	死亡率（1/10万）	构成比（%）	死亡人数	死亡率（1/10万）	构成比（%）
0~	0	0.00	0.00	0	0.00	0.00	0	0.00	0.00
1~	0	0.00	0.00	0	0.00	0.00	0	0.00	0.00
5~	6	0.41	0.03	9	0.69	0.07	15	0.54	0.05
10~	7	0.42	0.04	1	0.07	0.01	8	0.25	0.03
15~	36	2.08	0.19	22	1.46	0.17	58	1.79	0.18
20~	69	4.22	0.36	12	0.85	0.09	81	2.66	0.25
25~	119	6.49	0.63	31	1.89	0.24	150	4.32	0.47
30~	248	10.79	1.31	58	2.78	0.45	306	6.98	0.96
35~	412	18.98	2.17	92	4.66	0.71	504	12.16	1.58
40~	715	35.39	3.77	153	8.55	1.18	868	22.79	2.72
45~	1 256	57.32	6.62	350	17.77	2.69	1 606	38.60	5.02
50~	1 508	74.32	7.95	581	30.61	4.47	2 089	53.20	6.53
55~	1 703	125.89	8.97	725	54.54	5.58	2 428	90.53	7.59
60~	1 512	141.40	7.97	789	74.84	6.07	2 301	108.35	7.20
65~	2 057	224.04	10.84	1 302	134.76	10.02	3 359	178.26	10.51
70~	2 362	391.44	12.45	1 638	246.48	12.60	4 000	315.46	12.51
75~	2 509	677.09	13.22	2 167	493.53	16.68	4 676	577.54	14.63
80~	2 435	1 218.86	12.83	2 386	910.88	18.36	4 821	1 044.13	15.08
85~	2 021	1 680.39	10.65	2 679	1 407.14	20.62	4 700	1 512.93	14.70
合计	18 975	75.28	100.00	12 995	55.58	100.00	31 970	65.80	100.00

表 42　2020 年云南省城乡居民脑出血年龄别死亡率及构成

年龄组（岁）	城市			农村		
	死亡人数	死亡率（1/10 万）	构成比（%）	死亡人数	死亡率（1/10 万）	构成比（%）
0~	0	0.00	0.00	0	0.00	0.00
1~	0	0.00	0.00	0	0.00	0.00
5~	1	0.11	0.01	14	0.74	0.07
10~	3	0.31	0.03	5	0.23	0.02
15~	22	2.23	0.21	36	1.60	0.17
20~	23	2.09	0.22	58	2.99	0.27
25~	47	3.47	0.44	103	4.86	0.48
30~	83	5.19	0.78	223	8.01	1.04
35~	148	9.75	1.40	356	13.56	1.67
40~	259	18.09	2.44	609	25.62	2.85
45~	520	33.99	4.90	1 086	41.27	5.08
50~	631	43.06	5.95	1 458	59.23	6.82
55~	813	80.73	7.67	1 615	96.42	7.56
60~	781	97.55	7.36	1 520	114.90	7.11
65~	1 112	160.46	10.49	2 247	188.61	10.52
70~	1 261	279.19	11.89	2 739	335.53	12.82
75~	1 448	487.09	13.65	3 228	630.02	15.11
80~	1 722	1 023.13	16.24	3 099	1 056.18	14.51
85~	1 731	1 527.86	16.32	2 969	1 504.36	13.90
合计	10 605	61.07	100.00	21 365	68.44	100.00

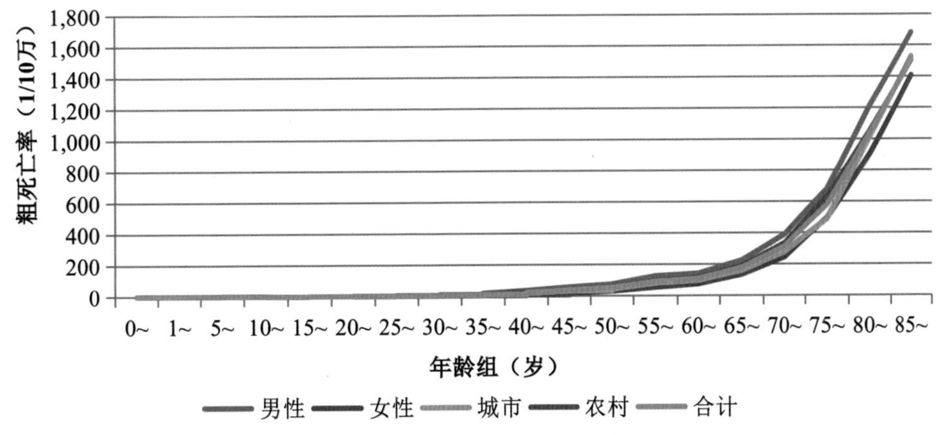

图 29　2020 年云南省城乡居民脑出血年龄别死亡水平

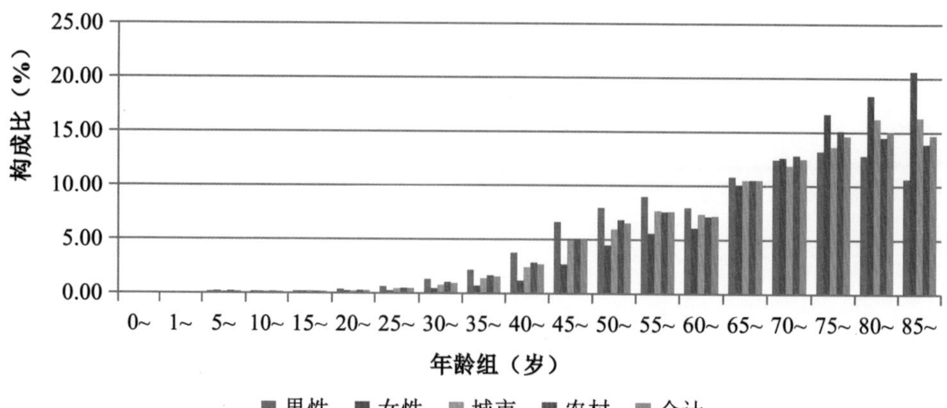

图 30　2020 年云南省城乡居民脑出血死亡人群年龄构成

5. 不同地区死亡分布

2020 年，云南省 16 个州市全人群脑出血标化死亡率介于 43.45/10 万 ~104.72/10 万之间，其中玉溪市、昆明市和曲靖市较低，分别为 43.45/10 万、45.17/10 万和 47.51/10 万，文山州和西双版纳州较高，分别为 104.72/10 万和 96.52/10 万，其标化死亡率分别是全省平均水平的 1.64 倍和 1.51 倍。16 个州市有 9 个州市标化死亡率高于全省平均水平，占 56.25%，7 个州市低于全省平均水平，占 43.75%。从脑出血占全死因的比例看，16 个州市有 7 个所占比超过全省平均水平（9.01%），其中文山州、保山市和西双版纳州较高，分别为 13.21%、12.26% 和 12.09%（表 43、图 31）。

表 43　2020 年云南省 16 个州市脑出血死亡率及构成

地区	全死因死亡数	脑出血死亡数	占全死因比例（%）	粗死亡率（1/10 万）	标化死亡率（1/10 万）
昆明市	44 357	3 587	8.09	51.61	45.17
曲靖市	41 622	2 927	7.03	47.38	47.51
玉溪市	15 086	1 183	7.84	49.52	43.45
保山市	18 720	2 295	12.26	87.26	73.62
昭通市	39 080	3 018	7.72	53.46	60.50
丽江市	9 516	867	9.11	66.56	64.20
普洱市	19 669	2 191	11.14	82.61	82.12
临沧市	18 662	1 412	7.57	55.63	56.17
楚雄州	22 813	2 280	9.99	82.76	72.64
红河州	35 669	3 139	8.80	65.74	64.84
文山州	28 043	3 705	13.21	100.90	104.72
西双版纳州	9 007	1 089	12.09	91.05	96.52
大理州	26 770	2 131	7.96	58.88	52.59
德宏州	8 988	769	8.56	58.08	64.59
怒江州	4 247	317	7.46	56.91	63.75

续表 43

地区	全死因死亡数	脑出血死亡数	占全死因比例（%）	粗死亡率（1/10 万）	标化死亡率（1/10 万）
迪庆州	2 798	299	10.69	74.70	84.17
云南省	354 914	31 970	9.01	65.80	63.76

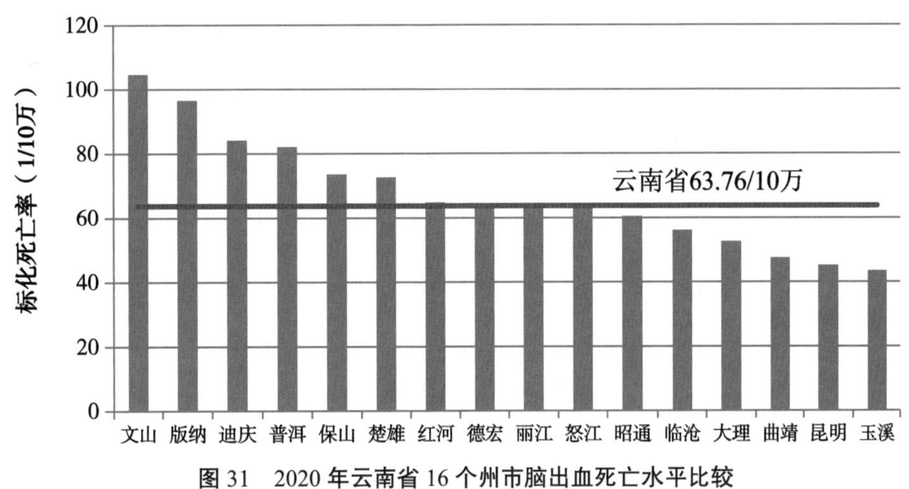

图 31　2020 年云南省 16 个州市脑出血死亡水平比较

（五）心脏病

1. 全人群死亡水平

2020 年，云南省共有 66 071 人死于心脏病，为居民第二位死因，全人群粗死亡率和标化死亡率分别为 135.99/10 万和 131.53/10 万，占死亡总数的 18.62%，占心血管病死亡总数的 45.90%。

2. 不同性别死亡率及构成

因心脏病死亡的男性有 35 492 人，占心脏病死亡总人数 53.72%，女性死亡 30 579 人，占 46.28%；男性粗死亡率和标化死亡率分别为 140.81/10 万和 153.65/10 万，女性分别为 130.80/10 万和 109.89/10 万，男性死亡率高于女性（表 44）。

表 44　2020 年云南省不同性别心脏病死亡率及构成

性别	死亡数	构成比（%）	粗死亡率（1/10 万）	标化死亡率（1/10 万）
男性	35 492	53.72	140.81	153.65
女性	30 579	46.28	130.80	109.89
全人群	66 071	100.00	135.99	131.53

3. 城乡死亡率及构成

表 45 显示城乡心脏病死亡水平及构成，2020 年云南省城市心脏病死亡 22 619 例，占心脏病死亡总数的 34.23%，粗死亡率为 130.26/10 万，标化死亡率为 122.71/10 万；农村

死亡 43 452 例，占心脏病死亡总数的 65.77%，粗死亡率为 139.19/10 万，标化死亡率为 136.64/10 万，农村死亡率高于城市。

表 45　2020 年云南省城乡居民心脏病死亡率及构成

城乡	死亡数	构成比（%）	粗死亡率（1/10 万）	标化死亡率（1/10 万）
城市	22 619	34.23	130.26	122.71
农村	43 452	65.77	139.19	136.64
全人群	66 071	100.00	135.99	131.53

4. 年龄死亡分布

表 46 和表 47 显示了云南省性别和城乡心脏病年龄别死亡率和构成，不论男性和女性、城市和农村随着年龄的增加，心脏病死亡率均呈上升趋势，50 岁以后上升较为明显。无论男性和女性、城市和农村各年龄组死亡率升降趋势一致（图 32）。

从死亡的年龄构成看，60 岁之后所占构成较大，为 82.77%，性别间 75 岁之前男性高于女性，75 岁之后女性高于男性，城乡各年龄段死亡构成差异不大（图 33）。

表 46　2020 年云南省心脏病性别年龄别死亡率及构成

年龄组（岁）	男性			女性			合计		
	死亡人数	死亡率（1/10万）	构成比（%）	死亡人数	死亡率（1/10万）	构成比（%）	死亡人数	死亡率（1/10万）	构成比（%）
0~	24	7.72	0.07	10	3.30	0.03	34	5.54	0.05
1~	23	1.91	0.06	17	1.51	0.06	40	1.72	0.06
5~	7	0.48	0.02	9	0.69	0.03	16	0.58	0.02
10~	13	0.77	0.04	11	0.75	0.04	24	0.76	0.04
15~	51	2.94	0.14	33	2.19	0.11	84	2.59	0.13
20~	89	5.45	0.25	35	2.49	0.11	124	4.08	0.19
25~	180	9.81	0.51	52	3.17	0.17	232	6.68	0.35
30~	401	17.44	1.13	118	5.66	0.39	519	11.84	0.79
35~	581	26.77	1.64	141	7.15	0.46	722	17.43	1.09
40~	1 042	51.58	2.94	254	14.20	0.83	1 296	34.03	1.96
45~	1 561	71.23	4.40	403	20.46	1.32	1 964	47.20	2.97
50~	2 267	111.73	6.39	685	36.09	2.24	2 952	75.17	4.47
55~	2 423	179.12	6.83	955	71.84	3.12	3 378	125.95	5.11
60~	2 466	230.61	6.95	1 351	128.15	4.42	3 817	179.74	5.78
65~	3 484	379.46	9.82	2 231	230.91	7.30	5 715	303.29	8.65
70~	4 183	693.22	11.79	3 390	510.12	11.09	7 573	597.25	11.46
75~	4 896	1 321.26	13.79	4 770	1 086.35	15.60	9 666	1 193.86	14.63
80~	5 443	2 724.54	15.34	6 406	2 445.55	20.95	11 849	2 566.26	17.93
85~	6 358	5 286.44	17.91	9 708	5 099.11	31.75	16 066	5 171.64	24.32
合计	35 492	140.81	100.00	30 579	130.80	100.00	66 071	135.99	100.00

表 47　2020 年云南省城乡居民心脏病年龄别死亡率及构成

年龄组（岁）	城市			农村		
	死亡人数	死亡率（1/10 万）	构成比（%）	死亡人数	死亡率（1/10 万）	构成比（%）
0~	10	4.73	0.04	24	5.96	0.06
1~	19	2.47	0.08	21	1.35	0.05
5~	5	0.56	0.02	11	0.58	0.03
10~	4	0.41	0.02	20	0.92	0.05
15~	35	3.55	0.15	49	2.17	0.11
20~	52	4.72	0.23	72	3.71	0.17
25~	83	6.13	0.37	149	7.03	0.34
30~	161	10.06	0.71	358	12.86	0.82
35~	254	16.74	1.12	468	17.82	1.08
40~	427	29.82	1.89	869	36.56	2.00
45~	660	43.14	2.92	1 304	49.56	3.00
50~	975	66.53	4.31	1 977	80.31	4.55
55~	1 147	113.90	5.07	2 231	133.20	5.13
60~	1 314	164.12	5.81	2 503	189.20	5.76
65~	2 043	294.79	9.03	3 672	308.23	8.45
70~	2 534	561.05	11.20	5 039	617.29	11.60
75~	3 109	1 045.84	13.75	6 557	1 279.74	15.09
80~	4 019	2 387.90	17.77	7 830	2 668.58	18.02
85~	5 768	5 091.09	25.50	10 298	5 217.88	23.70
合计	22 619	130.26	100.00	43 452	139.19	100.00

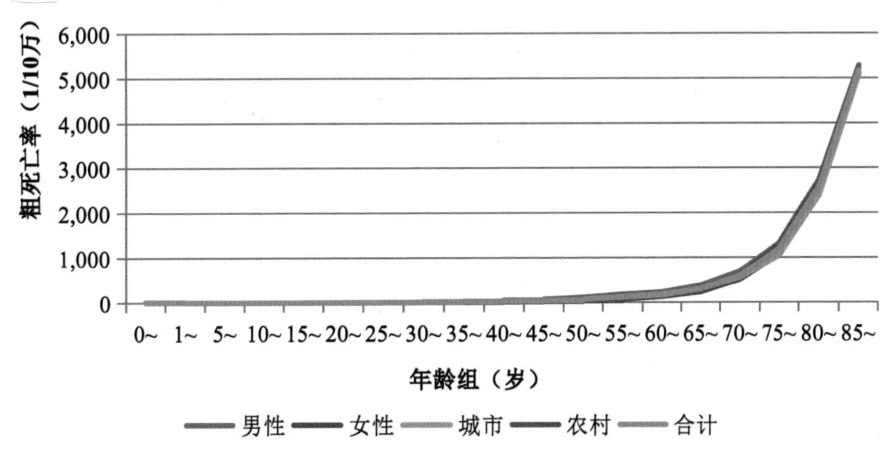

图 32　2020 年云南省城乡居民心脏病年龄别死亡水平

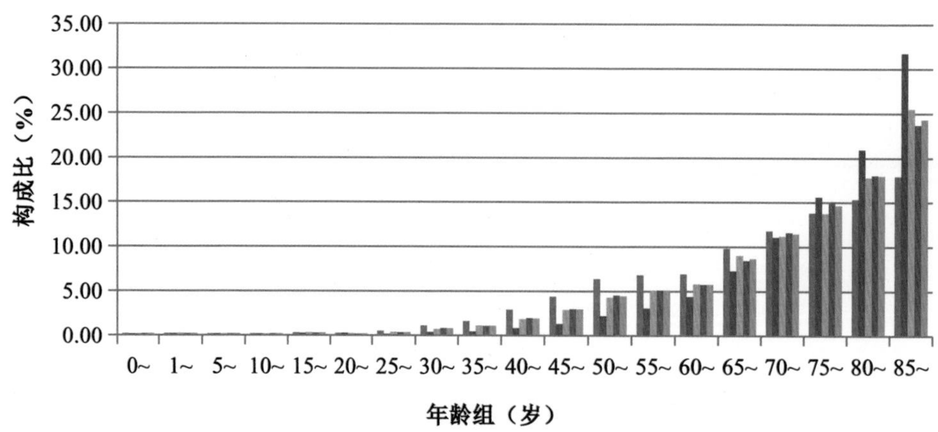

图 33　2020 年云南省城乡居民心脏病死亡人群年龄构成

5. 不同地区死亡分布

16 个州市全人群心脏病标化死亡率介于 83.47/10 万 ~182.54/10 万之间，其中玉溪市和曲靖市较低，分别为 83.47/10 万和 87.53/10 万，丽江市、德宏州和迪庆州较高，分别为 182.54/10 万、176.95/10 万和 175.44/10 万，其标化死亡率分别是全省平均水平的 1.39 倍、1.35 倍和 1.34 倍。16 个州市有 10 个州市标化死亡率高于全省平均水平，占 62.50%，6 个州市低于全省平均水平，占 37.50%。从心脏病占全死因的比例看，16 个州市有 10 个所占比超过全省平均水平（18.62%），其中丽江市、德宏州、楚雄州和迪庆州较高，分别为 25.87%、22.66%、22.33% 和 22.23%（表 48、图 34）。

表 48　2020 年云南省 16 个州市心脏病死亡率及构成

地区	全死因死亡数	心脏病死亡数	占全死因比例（%）	粗死亡率（1/10 万）	标化死亡率（1/10 万）
昆明市	44 357	8 285	18.68	119.21	103.30
曲靖市	41 622	5 401	12.98	87.43	87.53
玉溪市	15 086	2 319	15.37	97.08	83.47
保山市	18 720	4 062	21.70	154.45	128.88
昭通市	39 080	6 873	17.59	121.74	137.33
丽江市	9 516	2 462	25.87	189.02	182.54
普洱市	19 669	4 175	21.23	157.42	159.76
临沧市	18 662	4 099	21.96	161.49	165.63
楚雄州	22 813	5 095	22.33	184.94	162.74
红河州	35 669	6 333	17.75	132.63	131.17
文山州	28 043	4 489	16.01	122.25	126.22
西双版纳州	9 007	1 770	19.65	147.99	161.82
大理州	26 770	5 853	21.86	161.73	144.85
德宏州	8 988	2 037	22.66	153.85	176.95

续表 48

地区	全死因死亡数	心脏病死亡数	占全死因比例（%）	粗死亡率（1/10 万）	标化死亡率（1/10 万）
怒江州	4 247	738	17.38	132.49	151.32
迪庆州	2 798	622	22.23	155.39	175.44
云南省	354 914	66 071	18.62	135.99	131.53

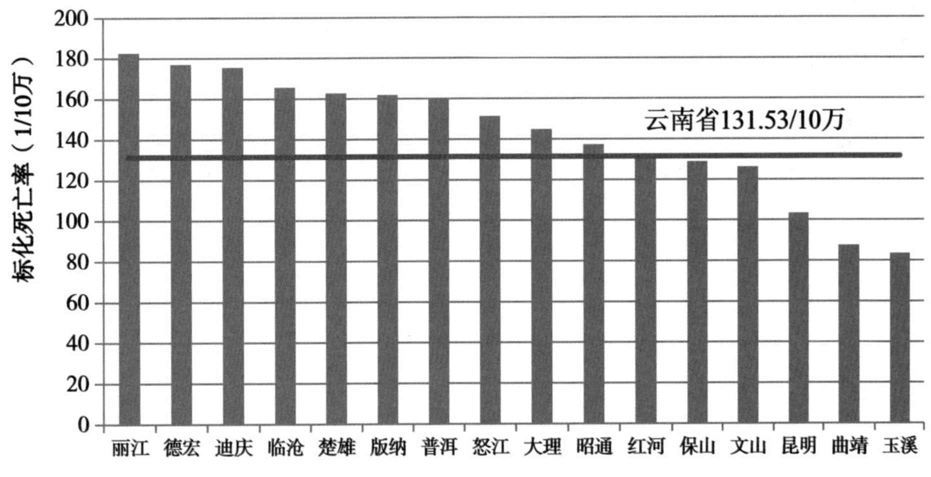

图 34　2020 年云南省 16 个州市心脏病死亡水平比较

6. 死亡率的变化与比较

（1）2015—2020 年云南省居民心脏病死亡率变化情况

表 49 和图 35 所示 2015—2020 年云南省居民心脏病死亡率变化情况，全人群标化死亡率除 2016 年相对较低外（119.08/10 万），2015 年、2017 年、2018 年 2019 年和 2020 年介于 130.58/10 万 ~140.49/10 万之间，各年心脏病标化死亡率男性高于女性，尤其 2018—2020 年男女标化死亡率之比为 1.39，各年城市和农村标化死亡率差异不大。

表 49　与 2015—2019 年全国心脏病标化死亡率比较（1/10 万）

地区	人群分类	2015 年	2016 年	2017 年	2018 年	2019 年	2020 年
云南省	男性	148.85	124.36	144.36	153.40	152.12	153.65
	女性	132.04	113.35	127.01	110.32	109.56	109.89
	城市	140.36	118.91	139.36	119.58	121.64	122.71
	农村	140.50	119.18	134.29	129.24	135.67	136.64
	全人群	140.49	119.08	135.77	131.82	130.58	131.53
全国	男性	134.06	128.93	130.86	130.12	135.41	—
	女性	101.89	96.09	97.37	95.13	102.68	—
	城市	112.22	109.58	110.84	107.15	107.13	—
	农村	120.48	113.81	115.58	115.22	125.26	—
	全人群	117.73	112.26	113.85	112.37	118.85	—

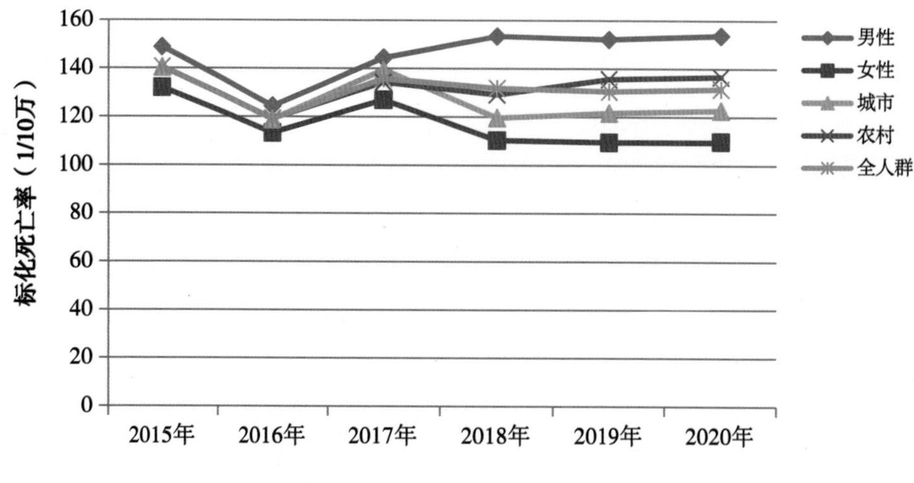

图 35　2015—2020 年云南省居民心脏病死亡水平变化趋势

（2）与全国 2015-2019 年死亡水平比较

与全国 2015—2019 年心脏病标化死亡率比较，无论性别、城乡还是全人群云南省均高于全国水平，云南省心脏病标化死亡率 2016 年较低，2015 年和 2017 年较接近，2018—2020 年较接近；2015—2019 年全国无论性别、城乡还是全人群心脏病标化死亡率均稳定在一定水平；2020 年云南省男性、女性、城市、农村、全人群标化死亡率分别是 2019 年全国水平的 1.13 倍、1.07 倍、1.15 倍、1.09 倍和 1.11 倍（图 36）。

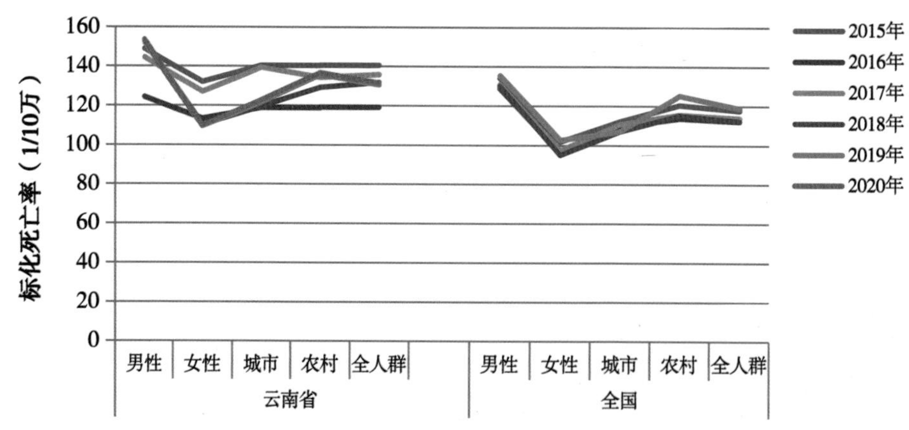

图 36　与 2015—2019 年全国心脏病死亡水平比较

（六）冠心病

1. 全人群死亡水平

2020 年，云南省共有 41 201 人死于冠心病，为居民第二位单病种死因，全人群粗死亡率和标化死亡率分别为 84.80/10 万和 81.88/10 万，占死亡总数的 11.61%，占心血管病死亡总数的 28.62%，占心脏病死亡总数的 62.36%。

2. 不同性别死亡率及构成

男性冠心病死亡 22 709 人，占冠心病死亡总数的 55.12%，女性死亡 18 492 人，占 44.88%；男性粗死亡率和标化死亡率分别为 90.10/10 万和 97.62/10 万，女性分别为 79.10/10 万和 66.42/10 万，男性死亡率高于女性（表 50）。

表 50 2020 年云南省不同性别冠心病死亡率及构成

性别	死亡数	构成比（%）	粗死亡率（1/10 万）	标化死亡率（1/10 万）
男性	22 709	55.12	90.10	97.62
女性	18 492	44.88	79.10	66.42
全人群	41 201	100.00	84.80	81.88

3. 城乡死亡率及构成

城市冠心病死亡 15 011 人，占冠心病死亡总数的 36.43%，农村死亡 26 190 人，占 63.57%；城市粗死亡率和标化死亡率分别为 86.44/10 万和 81.26/10 万，农村分别为 83.89/10 万和 82.24/10 万，城乡粗死亡率和标化死亡率均较接近（表 51）。

表 51 2020 年云南省城乡居民冠心病死亡率及构成

城乡	死亡数	构成比（%）	粗死亡率（1/10 万）	标化死亡率（1/10 万）
城市	15 011	36.43	86.44	81.26
农村	26 190	63.57	83.89	82.24
全人群	41 201	100.00	84.80	81.88

4. 年龄死亡分布

冠心病死亡率 40 岁之前均较低，40 岁之后随着年龄的增长逐渐升高，65 岁之后死亡率迅速升高，至 85 岁达最高峰，死亡率为 3 074.46/10 万。男性各年龄组死亡率均高于女性，城市和农村各年龄组死亡率差别不大。

从死亡的年龄构成看，60 岁之后所占构成较大，为 81.51%，性别间 75 岁之前男性高于女性，75 岁之后女性高于男性，尤其 85 岁之后女性构成是男性的 1.87 倍，城市和农村各年龄段死亡构成较接近（表 52、表 53、图 37、图 38）。

表 52 2020 年云南省冠心病性别年龄别死亡率及构成

年龄组（岁）	男性			女性			合计		
	死亡人数	死亡率（1/10万）	构成比（%）	死亡人数	死亡率（1/10万）	构成比（%）	死亡人数	死亡率（1/10万）	构成比（%）
0~	0	0.00	0.00	0	0.00	0.00	0	0.00	0.00
1~	0	0.00	0.00	0	0.00	0.00	0	0.00	0.00

续表 52

年龄组（岁）	男性			女性			合计		
	死亡人数	死亡率（1/10万）	构成比（%）	死亡人数	死亡率（1/10万）	构成比（%）	死亡人数	死亡率（1/10万）	构成比（%）
5~	1	0.07	0.00	0	0.00	0.00	1	0.04	0.00
10~	4	0.24	0.02	1	0.07	0.01	5	0.16	0.01
15~	21	1.21	0.09	9	0.60	0.05	30	0.93	0.07
20~	48	2.94	0.21	13	0.92	0.07	61	2.01	0.15
25~	111	6.05	0.49	26	1.59	0.14	137	3.94	0.33
30~	293	12.74	1.29	69	3.31	0.37	362	8.26	0.88
35~	408	18.80	1.80	84	4.26	0.45	492	11.87	1.19
40~	725	35.89	3.19	161	9.00	0.87	886	23.26	2.15
45~	1 124	51.29	4.95	256	13.00	1.38	1 380	33.16	3.35
50~	1 593	78.51	7.01	427	22.50	2.31	2 020	51.44	4.90
55~	1 662	122.86	7.32	584	43.93	3.16	2 246	83.74	5.45
60~	1 666	155.80	7.34	865	82.05	4.68	2 531	119.18	6.14
65~	2 317	252.35	10.20	1 467	151.83	7.93	3 784	200.81	9.18
70~	2 635	436.68	11.60	2 130	320.52	11.52	4 765	375.80	11.57
75~	3 004	810.67	13.23	2 863	652.04	15.48	5 867	724.64	14.24
80~	3 310	1 656.85	14.58	3 773	1 440.38	20.40	7 083	1 534.04	17.19
85~	3 787	3 148.75	16.68	5 764	3 027.53	31.17	9 551	3 074.46	23.18
合计	22 709	90.10	100.00	18 492	79.10	100.00	41 201	84.80	100.00

表 53　2020年云南省城乡居民冠心病年龄别死亡率及构成

年龄组（岁）	城市			农村		
	死亡人数	死亡率（1/10万）	构成比（%）	死亡人数	死亡率（1/10万）	构成比（%）
0~	0	0.00	0.00	0	0.00	0.00
1~	0	0.00	0.00	0	0.00	0.00
5~	0	0.00	0.00	1	0.05	0.00
10~	2	0.20	0.01	3	0.14	0.01
15~	10	1.01	0.07	20	0.89	0.08
20~	23	2.09	0.15	38	1.96	0.15
25~	52	3.84	0.35	85	4.01	0.32
30~	91	5.69	0.61	271	9.73	1.03
35~	173	11.40	1.15	319	12.15	1.22
40~	311	21.72	2.07	575	24.19	2.20
45~	480	31.37	3.20	900	34.20	3.44
50~	714	48.72	4.76	1 306	53.06	4.99
55~	803	79.74	5.35	1 443	86.15	5.51

续表 53

年龄组（岁）	城市			农村		
	死亡人数	死亡率（1/10万）	构成比（%）	死亡人数	死亡率（1/10万）	构成比（%）
60~	914	114.16	6.09	1 617	122.23	6.17
65~	1 428	206.05	9.51	2 356	197.76	9.00
70~	1 728	382.59	11.51	3 037	372.04	11.60
75~	2 039	685.90	13.58	3 828	747.12	14.62
80~	2 574	1 529.35	17.15	4 509	1 536.73	17.22
85~	3 669	3 238.42	24.44	5 882	2 980.34	22.46
合计	15 011	86.44	100.00	26 190	83.89	100.00

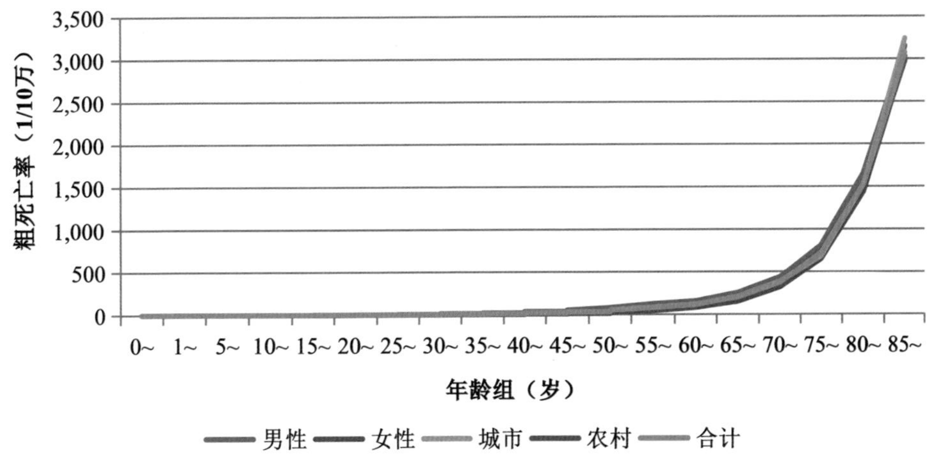

图 37　2020 年云南省城乡居民冠心病年龄别死亡水平

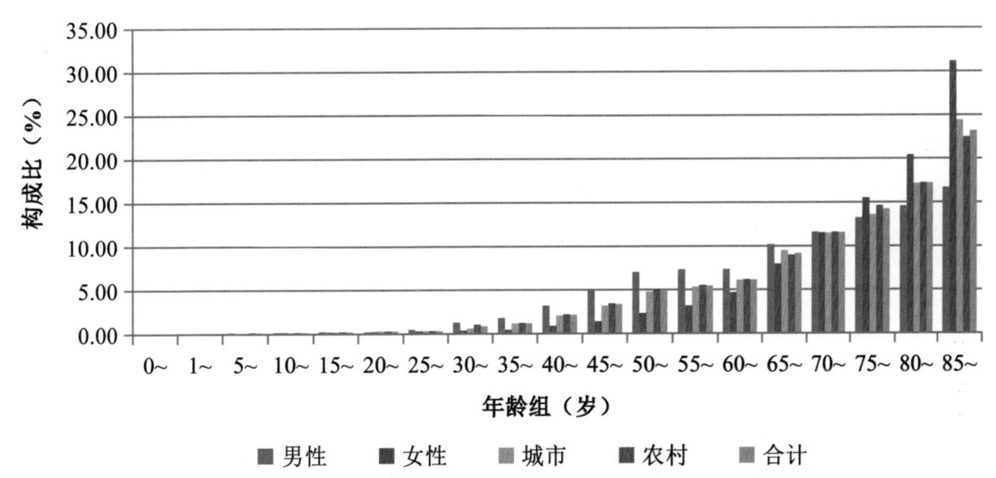

图 38　2020 年云南省城乡居民冠心病死亡人群年龄构成

5. 不同地区死亡分布

16 个州市全人群冠心病标化死亡率介于 54.80/10 万 ~118.44/10 万之间，其中玉溪市和曲靖市较低，分别为 54.80/10 万和 64.00/10 万，德宏州、丽江市和楚雄州较高，分别为 118.44/10 万、109.38/10 万和 104.19/10 万，其标化死亡率分别是全省平均水平的 1.45 倍、1.34 倍和 1.27 倍。16 个州市有 10 个州市标化死亡率高于全省平均水平，占 62.50%，6 个州市低于全省平均水平，占 37.50%。从冠心病占全死因的比例看，16 个州市有 8 个所占比超过全省平均水平（11.61%），其中丽江市、保山市和德宏州较高，分别为 15.61%、15.42% 和 15.24%（表 54、图 39）。

表 54　2020 年云南省 16 个州市冠心病死亡率及构成

地区	全死因死亡数	冠心病死亡数	占全死因比例（%）	粗死亡率（1/10 万）	标化死亡率（1/10 万）
昆明市	44 357	5 821	13.12	83.76	72.38
曲靖市	41 622	3 945	9.48	63.86	64.00
玉溪市	15 086	1 529	10.14	64.01	54.80
保山市	18 720	2 887	15.42	109.77	91.88
昭通市	39 080	3 450	8.83	61.11	69.21
丽江市	9 516	1 485	15.61	114.01	109.38
普洱市	19 669	2 215	11.26	83.52	84.09
临沧市	18 662	2 386	12.79	94.00	96.02
楚雄州	22 813	3 267	14.32	118.58	104.19
红河州	35 669	3 974	11.14	83.23	82.08
文山州	28 043	2 552	9.10	69.50	71.85
西双版纳州	9 007	1 079	11.98	90.22	98.57
大理州	26 770	3 599	13.44	99.44	88.97
德宏州	8 988	1 370	15.24	103.48	118.44
怒江州	4 247	415	9.77	74.50	84.95
迪庆州	2 798	278	9.94	69.45	76.94
云南省	354 914	41 201	11.61	84.81	81.88

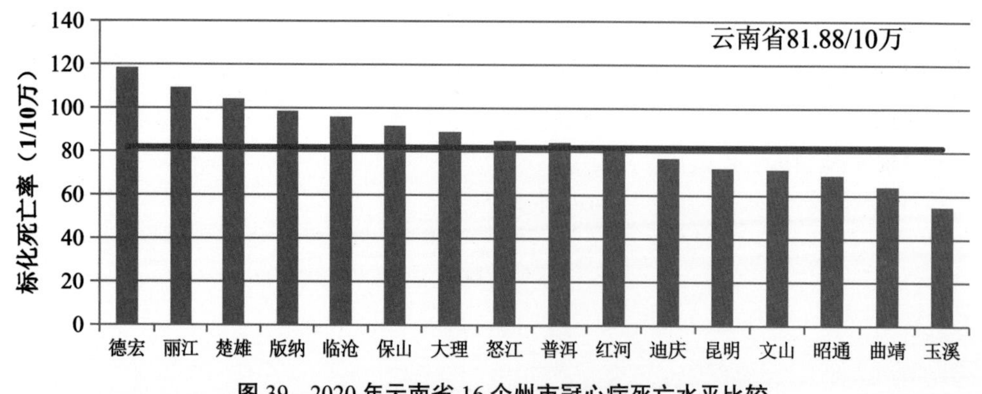

图 39　2020 年云南省 16 个州市冠心病死亡水平比较

（七）高血压及并发症

1. 全人群死亡水平

2020 年，云南省共有 14 484 人死于高血压及并发症，全人群粗死亡率和标化死亡率分别为 29.81/10 万和 28.94/10 万，占死亡总数的 4.08%，占心血管病死亡总数的 10.06%，占心脏病死亡总数的 21.92%。

2. 不同性别死亡率及构成

男性高血压及并发症死亡 7 470 人，占高血压及并发症死亡总人数的 51.57%，女性死亡 7 014 人，占 48.43%；男性粗死亡率和标化死亡率分别为 29.64/10 万和 33.02/10 万，女性分别为 30.00/10 万和 25.14/10 万，性别死亡率无明显差异（表 55）。

表 55　2020 年云南省不同性别高血压及并发症死亡率及构成

性别	死亡数	构成比（%）	粗死亡率（1/10 万）	标化死亡率（1/10 万）
男性	7 470	51.57	29.64	33.02
女性	7 014	48.43	30.00	25.14
全人群	14 484	100.00	29.81	28.94

3. 城乡死亡率及构成

城市高血压及并发症死亡 5 207 人，占高血压及并发症死亡总数的 35.95%，农村死亡 9 277 人，占 64.05%；城市粗死亡率和标化死亡率分别为 29.99/10 万和 28.39/10 万，农村分别为 29.72/10 万和 29.26/10 万，城乡死亡率较接近（表 56）。

表 56　2020 云南省城乡居民高血压及并发症死亡率及构成

城乡	死亡数	构成比（%）	粗死亡率（1/10 万）	标化死亡率（1/10 万）
城市	5 207	35.95	29.99	28.39
农村	9 277	64.05	29.72	29.26
全人群	14 484	100.00	29.81	28.94

4. 年龄死亡分布

随着年龄的增加，高血压及并发症死亡率均呈上升趋势，50 岁以后上升较为明显。从死亡的年龄构成看，60 岁之后所占构成较大，为 88.84%，性别间 80 岁之前男性高于女性，80 岁之后女性高于男性，城乡构成差异不大（表 57、表 58、图 40、图 41）。

表 57　2020 年云南省高血压及并发症性别年龄别死亡率及构成

年龄组（岁）	男性			女性			合计		
	死亡人数	死亡率（1/10万）	构成比（%）	死亡人数	死亡率（1/10万）	构成比（%）	死亡人数	死亡率（1/10万）	构成比（%）
0~	0	0.00	0.00	0	0.00	0.00	0	0.00	0.00
1~	1	0.08	0.01	0	0.00	0.00	1	0.04	0.01
5~	0	0.00	0.00	0	0.00	0.00	0	0.00	0.00
10~	1	0.06	0.01	2	0.14	0.03	3	0.10	0.02
15~	1	0.06	0.01	1	0.07	0.01	2	0.06	0.01
20~	5	0.31	0.07	2	0.14	0.03	7	0.23	0.05
25~	11	0.60	0.15	3	0.18	0.04	14	0.40	0.10
30~	24	1.04	0.32	13	0.62	0.19	37	0.84	0.26
35~	62	2.86	0.83	19	0.96	0.27	81	1.95	0.56
40~	135	6.68	1.81	47	2.63	0.67	182	4.78	1.26
45~	175	7.99	2.34	60	3.05	0.86	235	5.65	1.62
50~	326	16.07	4.36	110	5.80	1.57	436	11.10	3.01
55~	432	31.94	5.78	186	13.99	2.65	618	23.04	4.27
60~	455	42.55	6.09	274	25.99	3.91	729	34.33	5.03
65~	734	79.94	9.83	470	48.64	6.70	1 204	63.89	8.31
70~	959	158.93	12.84	814	122.49	11.61	1 773	139.83	12.24
75~	1 285	346.78	17.20	1 143	260.31	16.30	2 428	299.89	16.76
80~	1 331	666.24	17.82	1 609	614.25	22.94	2 940	636.75	20.30
85~	1 533	1 274.63	20.52	2 261	1 187.59	32.24	3 794	1 221.29	26.19
合计	7 470	29.64	100.00	7 014	30.00	100.00	14 484	29.81	100.00

表 58　2020 年云南省城乡居民高血压及并发症年龄别死亡率及构成

年龄组（岁）	城市			农村		
	死亡人数	死亡率（1/10 万）	构成比（%）	死亡人数	死亡率（1/10 万）	构成比（%）
0~	0	0.00	0.00	0	0.00	0.00
1~	0	0.00	0.00	1	0.06	0.01
5~	0	0.00	0.00	0	0.00	0.00
10~	0	0.00	0.00	3	0.14	0.03
15~	1	0.10	0.02	1	0.04	0.01
20~	1	0.09	0.02	6	0.31	0.06
25~	5	0.37	0.10	9	0.42	0.10
30~	14	0.88	0.27	23	0.83	0.25
35~	27	1.78	0.52	54	2.06	0.58
40~	63	4.40	1.21	119	5.01	1.28

续表 58

年龄组（岁）	城市			农村		
	死亡人数	死亡率（1/10 万）	构成比（%）	死亡人数	死亡率（1/10 万）	构成比（%）
45~	78	5.10	1.50	157	5.97	1.69
50~	137	9.35	2.63	299	12.15	3.22
55~	195	19.36	3.74	423	25.25	4.56
60~	278	34.72	5.34	451	34.09	4.86
65~	423	61.04	8.12	781	65.56	8.42
70~	624	138.16	11.98	1 149	140.75	12.39
75~	830	279.20	15.94	1 598	311.89	17.23
80~	1 067	633.96	20.49	1 873	638.35	20.19
85~	1 464	1 292.19	28.12	2 330	1 180.58	25.12
合计	5 207	29.99	100.00	9 277	29.72	100.00

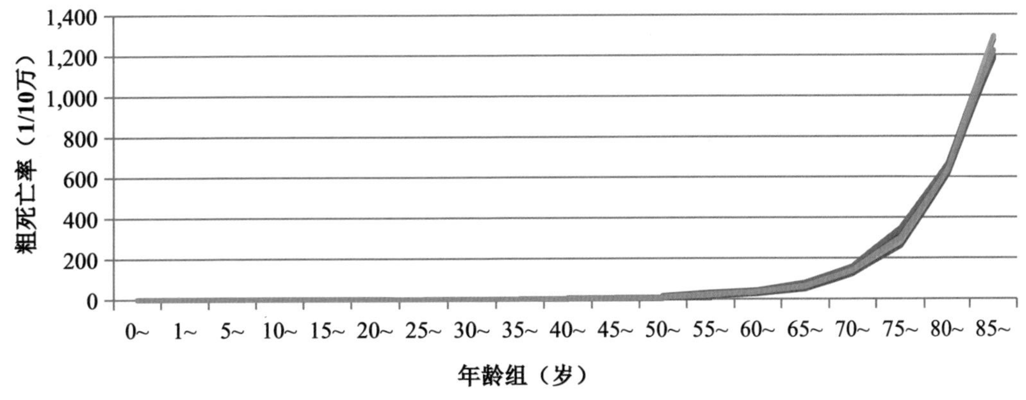

图 40　2020 年云南省城乡居民高血压及并发症年龄别死亡水平

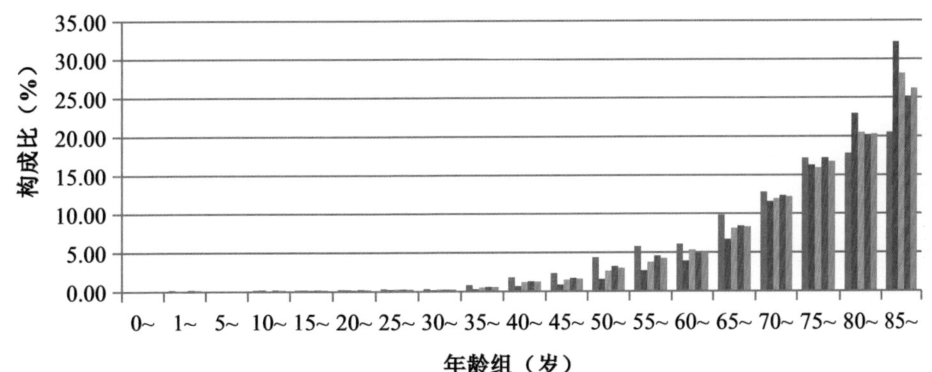

图 41　2020 年云南省城乡居民高血压及并发症死亡人群年龄构成

5. 不同地区死亡分布

16 个州市全人群高血压及并发症标化死亡率介于 15.76/10 万—70.85/10 万之间，其中曲靖市和玉溪市较低，分别为 15.76/10 万和 17.08/10 万，迪庆州和丽江市较高，分别为 70.85/10 万和 65.25/10 万，其标化死亡率分别是全省平均水平的 2.45 倍和 2.25 倍。16 个州市有 10 个州市标化死亡率高于全省平均水平，占 62.50%，6 个州市低于全省平均水平，占 37.50%。从高血压及并发症占全死因的比例看，16 个州市有 10 个所占比超过全省平均水平（4.08%），其中丽江市和迪庆州较高，分别为 9.13% 和 8.83%（表 59、图 42）。

表 59　2020 年云南省 16 个州市高血压及并发症死亡率及构成

地区	全死因死亡数	高血压及并发症死亡数	占全死因比例（%）	粗死亡率（1/10 万）	标化死亡率（1/10 万）
昆明市	44 357	1 705	3.84	24.53	21.27
曲靖市	41 622	977	2.35	15.81	15.76
玉溪市	15 086	482	3.20	20.18	17.08
保山市	18 720	661	3.53	25.13	20.85
昭通市	39 080	1 358	3.47	24.05	27.16
丽江市	9 516	869	9.13	66.72	65.25
普洱市	19 669	867	4.41	32.69	33.27
临沧市	18 662	1 078	5.78	42.47	43.85
楚雄州	22 813	1 220	5.35	44.28	39.24
红河州	35 669	1 806	5.06	37.82	37.65
文山州	28 043	678	2.42	18.46	19.10
西双版纳州	9 007	374	4.15	31.27	35.03
大理州	26 770	1 200	4.48	33.16	29.68
德宏州	8 988	484	5.38	36.56	42.95
怒江州	4 247	210	4.94	37.70	44.79
迪庆州	2 798	247	8.83	61.71	70.85
云南省	354 914	14 484	4.08	29.81	28.94

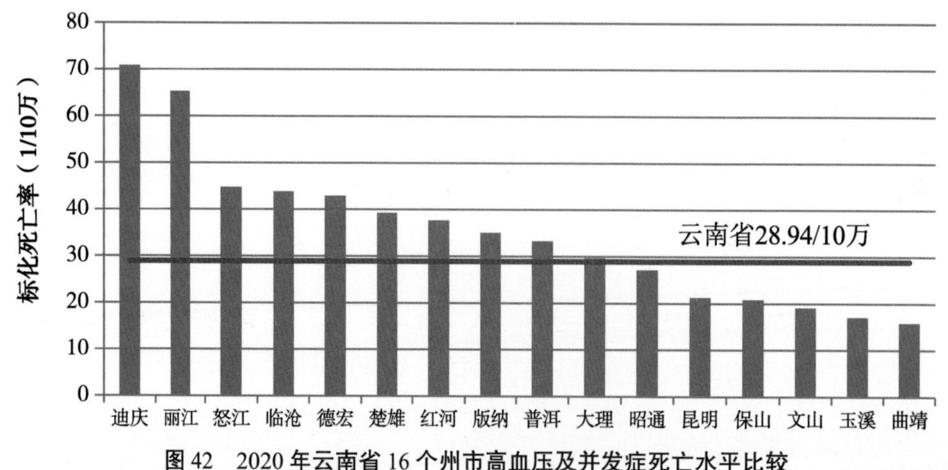

图 42　2020 年云南省 16 个州市高血压及并发症死亡水平比较

（八）16 个州市主要心血管疾病标化死亡率位次

表 60 所示云南省 16 个州市主要心血管疾病标化死亡率位次。2020 年心血管疾病死亡水平位居前三位的是西双版纳、迪庆和德宏，其标化死亡率依次为 391.67/10 万、372.92/10 万和 366.86/10 万；其中脑血管病前三位是西双版纳、文山和德宏，其标化死亡率依次为 215.10/10 万、202.38/10 万和 175.20/10 万；脑梗死前三位是临沧、西双版纳和文山，其标化死亡率依次为 68.55/10 万、63.94/10 万和 56.83/10 万；脑出血前三位是文山、西双版纳和迪庆，其标化死亡率依次为 104.72/10 万、96.52/10 万和 84.17/10 万；心脏病前三位是丽江、德宏和迪庆，其标化死亡率依次为 182.54/10 万、176.95/10 万和 175.44/10 万；冠心病前三位是德宏、丽江和楚雄，其标化死亡率依次为 118.44/10 万、109.38/10 万和 104.19/10 万；高血压及并发症前三位是迪庆、丽江和怒江，其标化死亡率依次为 70.85/10 万、65.25/10 万和 44.79/10 万。

表 60　2020 年云南省 16 个州市主要心血管疾病标化死亡率位次

位次	心血管疾病		脑血管病		脑梗死		脑出血		心脏病		冠心病		高血压及并发症	
	地区	死亡率	地区	死亡率	地区	死亡率	地区	死亡率	地区	死亡率	地区	死亡率	地区	死亡率
1	版纳	391.67	版纳	215.10	临沧	68.55	文山	104.72	丽江	182.54	德宏	118.44	迪庆	70.85
2	迪庆	372.92	文山	202.38	版纳	63.94	版纳	96.52	德宏	176.95	丽江	109.38	丽江	65.25
3	德宏	366.86	德宏	175.20	文山	56.83	迪庆	84.17	迪庆	175.44	楚雄	104.19	怒江	44.79
4	普洱	357.01	迪庆	173.15	普洱	51.19	普洱	82.12	临沧	165.63	版纳	98.57	临沧	43.85
5	文山	341.36	普洱	172.68	保山	49.57	保山	73.62	楚雄	162.74	临沧	96.02	德宏	42.95
6	临沧	341.00	保山	159.48	曲靖	48.71	楚雄	72.64	版纳	161.82	保山	91.88	楚雄	39.24
7	丽江	327.11	临沧	152.82	怒江	46.99	红河	64.84	普洱	159.76	大理	88.97	红河	37.65
8	楚雄	320.76	楚雄	146.35	德宏	45.29	德宏	64.59	怒江	151.32	怒江	84.95	版纳	35.03
9	怒江	317.42	红河	142.25	丽江	45.12	丽江	64.20	大理	144.85	普洱	84.09	普洱	33.27
10	保山	295.67	怒江	129.98	楚雄	44.74	怒江	63.75	昭通	137.33	红河	82.08	大理	29.68
11	红河	291.31	昭通	129.40	昭通	41.98	昭通	60.50	红河	131.17	迪庆	76.94	昭通	27.16
12	昭通	286.95	丽江	126.61	迪庆	41.08	临沧	56.17	保山	128.88	昆明	72.38	昆明	21.27
13	大理	273.96	大理	116.40	大理	39.47	大理	52.59	文山	126.22	文山	71.85	保山	20.85
14	昆明	221.38	玉溪	115.87	玉溪	37.85	曲靖	47.51	昆明	103.30	昭通	69.21	文山	19.10
15	曲靖	206.77	曲靖	113.47	昆明	37.33	昆明	45.17	曲靖	87.53	曲靖	64.00	玉溪	17.08
16	玉溪	206.44	昆明	108.12	红河	34.98	玉溪	43.45	玉溪	83.47	玉溪	54.80	曲靖	15.76
	全省	287.10	全省	141.75	全省	46.30	全省	63.76	全省	131.53	全省	81.88	全省	28.94

二、呼吸系统疾病死亡情况

（一）呼吸系统疾病

1. 全人群死亡水平

2020 年云南省共有 59 808 人死于呼吸系统疾病，为居民第三位死因，全人群粗死亡率和标化死亡率分别为 123.10/10 万和 119.53/10 万，占死亡总数的 16.85%。

2. 不同性别死亡率及构成

男性呼吸系统疾病死亡 34 140 人，占呼吸系统疾病死亡总人数的 57.08%，女性死亡 25 668 人，占 42.92%；男性粗死亡率和标化死亡率分别为 135.45/10 万和 153.69/10 万，女性分别为 109.79/10 万和 90.82/10 万，男性呼吸系统疾病粗死亡率和标化死亡率分别是女性的 1.23 倍和 1.69 倍（表 61）。

表 61　2020 年云南省不同性别呼吸系统疾病死亡率及构成

性别	死亡数	构成比（%）	粗死亡率（1/10 万）	标化死亡率（1/10 万）
男性	34 140	57.08	135.45	153.69
女性	25 668	42.92	109.79	90.82
全人群	59 808	100.00	123.10	119.53

3. 城乡死亡率及构成

表 62 显示城市和农村呼吸系统疾病死亡水平及构成。2020 年云南省城市呼吸系统疾病死亡 19 082 例，占呼吸系统疾病死亡总数的 31.91%，粗死亡率为 109.89/10 万，标化死亡率为 104.16/10 万；农村死亡 40 726 例，占呼吸系统疾病死亡总数的 68.09%，粗死亡率为 130.45/10 万，标化死亡率为 128.40/10 万，农村粗死亡率和标化死亡率分别是城市的 1.19 倍和 1.23 倍。

表 62　2020 年云南省城乡居民呼吸系统疾病死亡率及构成

城乡	死亡数	构成比（%）	粗死亡率（1/10 万）	标化死亡率（1/10 万）
城市	19 082	31.91	109.89	104.16
农村	40 726	68.09	130.45	128.40
全人群	59 808	100.00	123.10	119.53

4. 年龄死亡分布

表 63 和表 64 显示了云南省性别和城乡呼吸系统疾病年龄别死亡率和构成。0 ~ 岁组死亡率有一小高峰，之后随着年龄的增长逐渐降低，至 15 岁组降至最低，20 岁之后随着年龄的增长死亡率呈上升趋势，60 岁以后上升较为明显，至 85 岁以上组达高峰，死亡率

为 5 799.98/10 万；各年龄组死亡率均显示男性高于女性、农村高于城市，无论男性和女性、城市和农村各年龄组死亡率升降趋势一致（图 43）。

从死亡的年龄构成看，60 岁之前所占比例较低，仅 7.62%，60 岁之后则明显较高，占 92.38%，性别间除 5 岁之前和 80 岁之后女性高于男性外，其余各年龄组均为男性高于女性，城市和农村各年龄组构成差异不大（图 44）。

表 63　2020 年云南省呼吸系统疾病性别年龄别死亡率及构成

年龄组（岁）	男性			女性			合计		
	死亡人数	死亡率（1/10 万）	构成比（%）	死亡人数	死亡率（1/10 万）	构成比（%）	死亡人数	死亡率（1/10 万）	构成比（%）
0~	128	41.15	0.37	117	38.67	0.46	245	39.93	0.41
1~	48	3.99	0.14	53	4.71	0.21	101	4.34	0.17
5~	13	0.89	0.04	23	1.75	0.09	36	1.30	0.06
10~	22	1.31	0.06	11	0.75	0.04	33	1.05	0.06
15~	21	1.21	0.06	12	0.80	0.05	33	1.02	0.06
20~	37	2.26	0.11	18	1.28	0.07	55	1.81	0.09
25~	50	2.73	0.15	16	0.98	0.06	66	1.90	0.11
30~	110	4.78	0.32	18	0.86	0.07	128	2.92	0.21
35~	144	6.63	0.42	17	0.86	0.07	161	3.89	0.27
40~	310	15.35	0.91	65	3.63	0.25	375	9.85	0.63
45~	514	23.46	1.51	143	7.26	0.56	657	15.79	1.10
50~	819	40.36	2.40	279	14.70	1.09	1 098	27.96	1.84
55~	1 184	87.53	3.47	388	29.19	1.51	1 572	58.61	2.63
60~	1 712	160.10	5.01	619	58.71	2.41	2 331	109.77	3.90
65~	2 900	315.85	8.49	1 330	137.65	5.18	4 230	224.48	7.07
70~	4 486	743.43	13.14	2 468	371.38	9.62	6 954	548.43	11.63
75~	5 911	1 595.17	17.31	4 228	962.91	16.47	10 139	1 252.28	16.95
80~	7 273	3 640.56	21.30	6 303	2 406.23	24.56	13 576	2 940.30	22.70
85~	8 458	7 032.51	24.77	9 560	5 021.38	37.24	18 018	5 799.98	30.13
合计	34 140	135.45	100.00	25 668	109.79	100.00	59 808	123.10	100.00

表 64　2020 年云南省城乡居民呼吸系统疾病年龄别死亡率及构成

年龄组（岁）	城市			农村		
	死亡人数	死亡率（1/10 万）	构成比（%）	死亡人数	死亡率（1/10 万）	构成比（%）
0~	63	29.82	0.33	182	45.23	0.45
1~	29	3.77	0.15	72	4.62	0.18
5~	10	1.12	0.05	26	1.38	0.06
10~	9	0.92	0.05	24	1.11	0.06

续表 64

年龄组（岁）	城市			农村		
	死亡人数	死亡率（1/10万）	构成比（%）	死亡人数	死亡率（1/10万）	构成比（%）
15~	6	0.61	0.03	27	1.20	0.07
20~	16	1.45	0.08	39	2.01	0.10
25~	13	0.96	0.07	53	2.50	0.13
30~	28	1.75	0.15	100	3.59	0.25
35~	36	2.37	0.19	125	4.76	0.31
40~	83	5.80	0.43	292	12.28	0.72
45~	193	12.62	1.01	464	17.63	1.14
50~	277	18.90	1.45	821	33.35	2.02
55~	435	43.20	2.28	1 137	67.88	2.79
60~	689	86.05	3.61	1 642	124.12	4.03
65~	1 263	182.24	6.62	2 967	249.05	7.29
70~	2 020	447.24	10.59	4 934	604.42	12.12
75~	3 034	1 020.61	15.90	7 105	1 386.70	17.45
80~	4 381	2 602.98	22.96	9 195	3 133.79	22.58
85~	6 497	5 734.54	34.05	11 521	5 837.56	28.29
合计	19 082	109.89	100.00	40 726	130.45	100.00

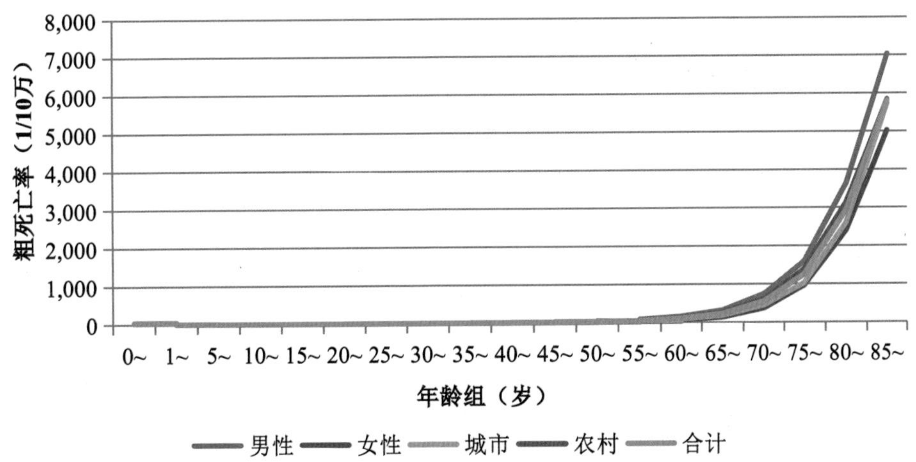

图 43　2020 年云南省城乡居民呼吸系统疾病年龄别死亡水平

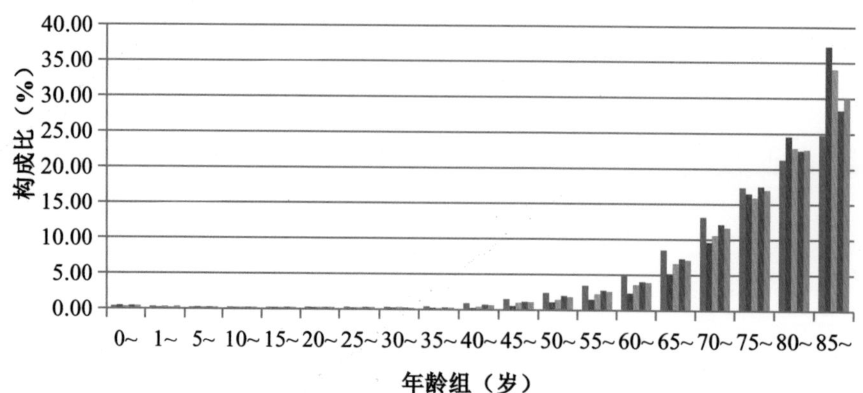

图 44　2020 年云南省城乡居民呼吸系统疾病死亡人群年龄构成

5. 不同地区死亡分布

16 个州市全人群呼吸系统疾病标化死亡率介于 39.77/10 万 ~185.02/10 万之间，其中德宏州最低，其次是西双版纳州和保山市，其标化死亡率分别为 39.77/10 万、53.29/10 万和 64.63/10 万，曲靖市和昭通市较高，分别为 185.02/10 万和 172.67/10 万，其标化死亡率分别是全省平均水平的 1.55 倍和 1.44 倍。16 个州市有 6 个州市标化死亡率高于全省平均水平，占 37.5%，10 个州市低于全省平均水平，占 62.5%。从呼吸系统疾病占全死因的比例看，16 个州市有 5 个所占比超过全省平均水平（16.85%），其中以曲靖市和昭通市较高，分别为 27.39% 和 22.28%（表 65、图 45）。

表 65　2020 年云南省 16 个州市呼吸系统疾病死亡率及构成

地区	全死因死亡数	呼吸系统疾病死亡数	占全死因比例（%）	粗死亡率（1/10 万）	标化死亡率（1/10 万）
昆明市	44 357	7 810	17.61	112.37	97.23
曲靖市	41 622	11 399	27.39	184.52	185.02
玉溪市	15 086	2 165	14.35	90.63	77.17
保山市	18 720	2 043	10.91	77.68	64.63
昭通市	39 080	8 708	22.28	154.24	172.67
丽江市	9 516	1 599	16.80	122.76	121.95
普洱市	19 669	1 846	9.39	69.60	71.95
临沧市	18 662	1 594	8.54	62.80	64.94
楚雄州	22 813	4 409	19.33	160.04	140.74
红河州	35 669	5 238	14.69	109.70	109.34
文山州	28 043	4 155	14.82	113.15	116.77
西双版纳州	9 007	555	6.16	46.40	53.29
大理州	26 770	5 281	19.73	145.92	130.42
德宏州	8 988	450	5.01	33.99	39.77
怒江州	4 247	584	13.75	104.84	122.96

续表 65

地区	全死因死亡数	呼吸系统疾病死亡数	占全死因比例（%）	粗死亡率（1/10 万）	标化死亡率（1/10 万）
迪庆州	2 798	298	10.65	74.45	84.85
云南省	354 914	59 808	16.85	123.10	119.53

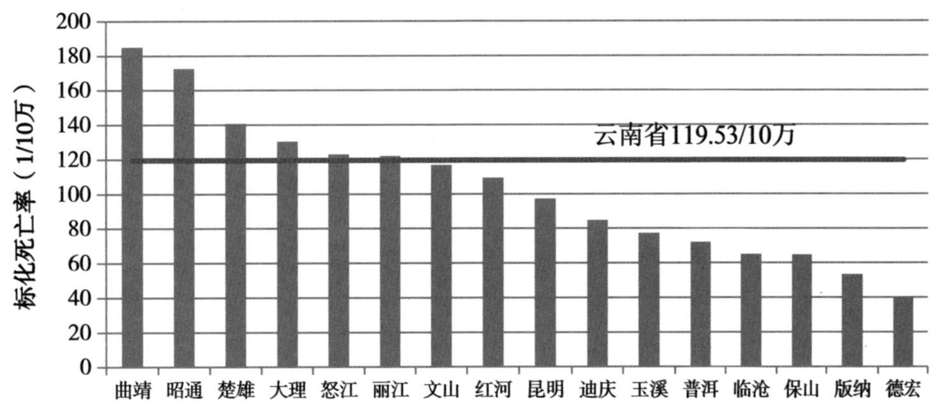

图 45　2020 年云南省 16 个州市呼吸系统疾病死亡水平比较

6. 死亡率的变化与比较

（1）2015—2020 年云南省呼吸系统疾病死亡率变化情况

表 66 和图 46 所示 2015—2020 年云南省居民呼吸系统疾病死亡率变化趋势。2015—2019 年全人群标化死亡率相对稳定，5 年介于 140.28/10 万 ~154.27/10 万之间，2020 年各类人群标化死亡率明显下降。各年呼吸系统疾病标化死亡率男性明显高于女性，2015—2020 年男女标化死亡率之比分别为 1.24、1.22、1.27、1.59、1.63 和 1.69 其中 2018—2020 年男性高于女性的幅度明显增加；2017 年城市和农村标化死亡率较接近，其余各年均显示农村高于城市。

表 66　与 2015—2020 年全国呼吸系统疾病标化死亡率比较（1/10 万）

地区	人群分类	2015 年	2016 年	2017 年	2018 年	2019 年	2020 年
云南省	男性	156.83	164.66	172.43	175.14	179.71	153.69
	女性	126.76	134.53	136.13	110.02	110.28	90.82
	城市	114.36	134.01	153.44	103.98	123.07	104.16
	农村	146.89	157.42	154.70	129.90	152.96	128.40
	全人群	141.71	149.99	154.27	140.28	142.17	119.53
全国	男性	71.28	64.94	62.43	58.31	70.30	—
—	女性	42.38	37.85	35.10	31.97	39.41	—
	城市	48.53	42.99	40.55	37.91	47.14	—
	农村	59.27	53.90	51.22	47.30	57.24	—
	全人群	55.75	50.32	47.67	44.11	53.64	—

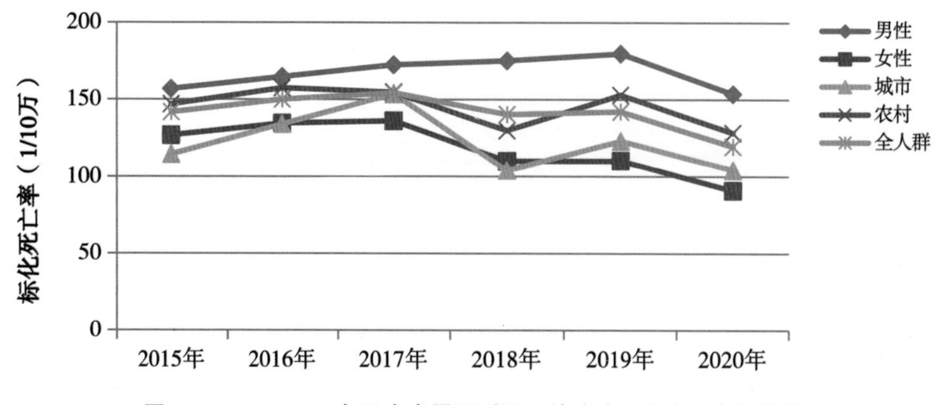

图 46　2015—2020 年云南省居民呼吸系统疾病死亡水平变化趋势

（2）与全国 2015—2019 年死亡水平比较

与全国 2015—2019 年呼吸系统疾病标化死亡率比较，无论性别、城乡还是全人群 5 年均显示云南省显著高于全国水平，云南省男性、女性、城市、农村、全人群 2015 年标化死亡率分别是全国水平的 2.20 倍、2.99 倍、2.36 倍、2.48 倍和 2.54 倍，2016 年分别是全国水平的 2.54 倍、3.55 倍、3.12 倍、2.92 倍和 2.98 倍，2017 年分别是全国水平的 2.76 倍、3.87 倍、3.78 倍、3.02 倍和 3.24 倍；2018 年分别是全国水平的 3.0 倍、3.44 倍、2.74 倍、2.75 倍和 3.18 倍；2019 年分别是全国水平的 2.56 倍、2.80 倍、2.61 倍、2.67 倍和 2.65 倍；云南省 2020 年男性、女性、城市、农村、全人群标化死亡率分别是 2019 年全国水平的 2.19 倍、2.30 倍、2.21 倍、2.24 倍和 2.23 倍。云南省 2015—2020 年各类人群标化死亡率与全国相比均维持在较高水平，而全国 2015—2019 年无论性别、城乡和全人群标化死亡率均维持在较稳定水平。2020 年云南省各类人群标化死亡率较 2019 年有下降趋势，而全国 2019 年各类人群标化死亡率较 2018 年略有上升（图 47）。

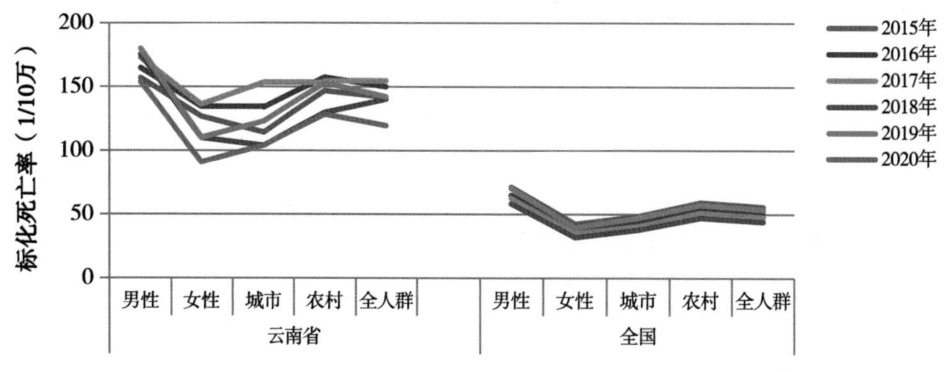

图 47　与全国 2015—2019 年呼吸系统疾病死亡水平比较

（二）慢性阻塞性肺疾病

1. 全人群死亡水平

2020 年，云南省共有 49 255 人死于慢性阻塞性肺疾病（以下简称慢阻肺），为居民单病种首位死因，占死亡总数的 13.88%，占呼吸系统疾病死亡总数的 82.36%，全人群慢阻肺粗死亡率和标化死亡率分别为 101.38/10 万和 98.53/10 万。

2. 不同性别死亡率及构成

男性慢阻肺死亡 28 096 人，占慢阻肺死亡总数的 57.04%，女性死亡 21 159 人，占 42.60%；男性粗死亡率和标化死亡率分别为 111.47/10 万和 127.18/10 万，女性分别为 90.51/10 万和 74.79/10 万，男性粗死亡率和标化死亡率分别是女性的 1.23 倍和 1.70 倍（表 67）。

表 67　2020 年云南省不同性别慢阻肺死亡率及构成

性别	死亡数	构成比（%）	粗死亡率（1/10 万）	标化死亡率（1/10 万）
男性	28 096	57.04	111.47	127.18
女性	21 159	42.60	90.51	74.79
全人群	49 255	100.00	101.38	98.53

3. 城乡死亡率及构成

表 68 显示城乡慢阻肺死亡水平及构成。2020 年云南省城市慢阻肺死亡 15 203 例，占慢阻肺死亡总数的 30.87%，粗死亡率为 87.55/10 万，标化死亡率为 83.12/10 万；农村死亡 34 052 例，占慢阻肺死亡总数的 69.13%，粗死亡率为 109.08/10 万，标化死亡率为 107.43/10 万，农村慢阻肺粗死亡率和标化死亡率分别是城市的 1.25 倍和 1.29 倍。

表 68　2020 年云南省城乡居民慢阻肺死亡率及构成

城乡	死亡数	构成比（%）	粗死亡率（1/10 万）	标化死亡率（1/10 万）
城市	15 203	30.87	87.55	83.12
农村	34 052	69.13	109.08	107.43
全人群	49 255	100.00	101.38	98.53

4. 年龄死亡分布

表 69 和表 70 显示了云南省性别和城乡慢阻肺年龄别死亡率和构成。不论男性和女性、城市和农村随着年龄的增加，慢阻肺死亡率均呈上升趋势，60 岁以后上升较为明显，各年龄组死亡率均显示男性高于女性、农村高于城市，无论男性和女性、城市和农村各年龄组死亡率升降趋势一致（图 48）。

从死亡的年龄构成看，60 岁之前所占比例较低，仅 5.33%，60 岁之后则明显较高，占 94.67%，性别间 80 岁之前男性高于女性，80 岁之后则女性高于男性，城乡各年龄段构成差异不大（图 49）。

表 69　2020 年云南省慢阻肺性别年龄别死亡率及构成

年龄组（岁）	男性			女性			合计		
	死亡人数	死亡率（1/10万）	构成比（%）	死亡人数	死亡率（1/10万）	构成比（%）	死亡人数	死亡率（1/10万）	构成比（%）
0~	1	0.32	0.00	1	0.33	0.00	2	0.33	0.00
1~	1	0.08	0.00	0	0.00	0.00	1	0.04	0.00
5~	0	0.00	0.00	0	0.00	0.00	0	0.00	0.00
10~	1	0.06	0.00	0	0.00	0.00	1	0.03	0.00
15~	5	0.29	0.02	0	0.00	0.00	5	0.15	0.01
20~	7	0.43	0.02	1	0.07	0.00	8	0.26	0.02
25~	10	0.55	0.04	3	0.18	0.01	13	0.37	0.03
30~	42	1.83	0.15	7	0.34	0.03	49	1.12	0.10
35~	65	2.99	0.23	8	0.41	0.04	73	1.76	0.15
40~	156	7.72	0.56	36	2.01	0.17	192	5.04	0.39
45~	310	14.15	1.10	90	4.57	0.43	400	9.61	0.81
50~	551	27.16	1.96	179	9.43	0.85	730	18.59	1.48
55~	862	63.72	3.07	288	21.67	1.36	1 150	42.88	2.33
60~	1 374	128.49	4.89	512	48.57	2.42	1 886	88.81	3.83
65~	2 438	265.53	8.68	1 103	114.16	5.21	3 541	187.92	7.19
70~	3 836	635.71	13.65	2 099	315.85	9.92	5 935	468.07	12.05
75~	5 064	1 366.60	18.02	3 592	818.06	16.98	8 656	1 069.11	17.57
80~	6 274	3 140.50	22.33	5 290	2 019.51	25.00	11 564	2 504.54	23.48
85~	7 099	5 902.55	25.27	7 950	4 175.73	37.57	15 049	4 844.27	30.55
合计	28 096	111.47	100.00	21 159	90.51	100.00	49 255	101.38	100.00

表 70　2020 年云南省城乡居民慢阻肺年龄别死亡率及构成

年龄组（岁）	城市			农村		
	死亡人数	死亡率（1/10 万）	构成比（%）	死亡人数	死亡率（1/10 万）	构成比（%）
0~	0	0.00	0.00	2	0.50	0.01
1~	0	0.00	0.00	1	0.06	0.00
5~	0	0.00	0.00	0	0.00	0.00
10~	0	0.00	0.00	1	0.05	0.00
15~	1	0.10	0.01	4	0.18	0.01
20~	0	0.00	0.00	8	0.41	0.02
25~	2	0.15	0.01	11	0.52	0.03
30~	10	0.63	0.07	39	1.40	0.11
35~	15	0.99	0.10	58	2.21	0.17
40~	40	2.79	0.26	152	6.39	0.45

续表 70

年龄组（岁）	城市			农村		
	死亡人数	死亡率（1/10 万）	构成比（%）	死亡人数	死亡率（1/10 万）	构成比（%）
45~	107	6.99	0.70	293	11.14	0.86
50~	163	11.12	1.07	567	23.03	1.67
55~	309	30.68	2.03	841	50.21	2.47
60~	533	66.57	3.51	1 353	102.27	3.97
65~	1 021	147.33	6.72	2 520	211.53	7.40
70~	1 701	376.61	11.19	4 234	518.67	12.43
75~	2 512	845.01	16.52	6 144	1 199.14	18.04
80~	3 639	2 162.12	23.94	7 925	2 700.95	23.27
85~	5 150	4 545.62	33.87	9 899	5 015.71	29.07
合计	15 203	87.55	100.00	34 052	109.08	100.00

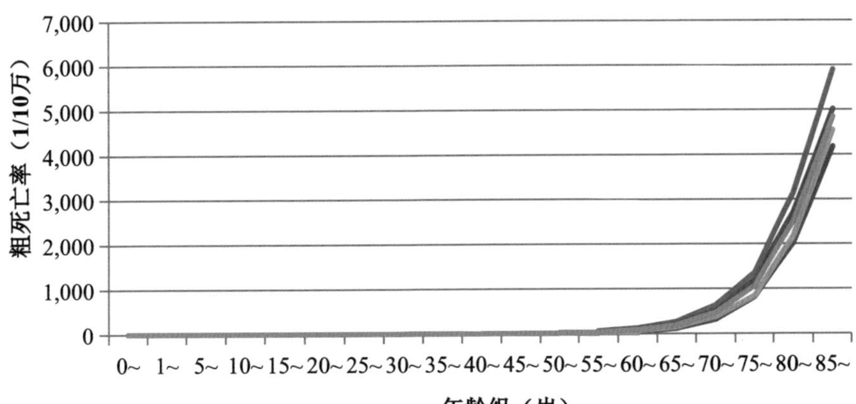

图 48 2020 年云南省城乡居民慢阻肺年龄别死亡水平

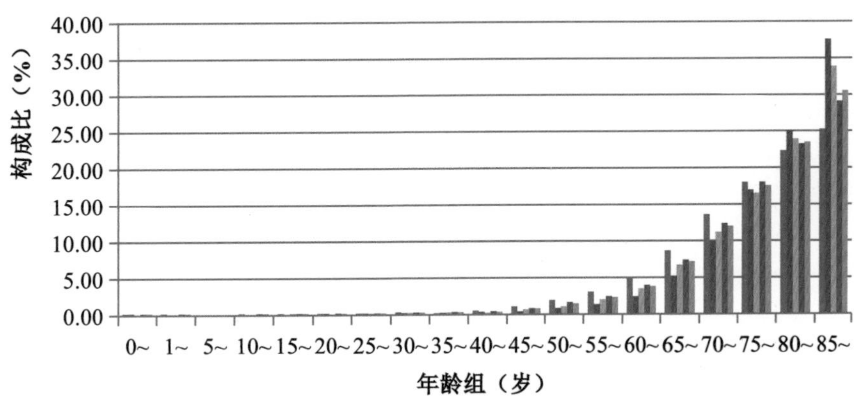

图 49 2020 年云南省城乡居民慢阻肺死亡人群年龄构成

5. 不同地区死亡分布

16 个州市全人群慢阻肺标化死亡率介于 19.35/10 万 ~168.88/10 万之间，其中德宏州最低为 19.35/10 万，其次是西双版纳州、保山市、临沧市和普洱市，其标化死亡率分别为 41.95/10 万、45.91/10 万、48.13/10 万和 49.56/10 万；曲靖市最高为 168.88/10 万，其次是昭通市、楚雄州和大理州，其标化死亡率分别为 140.97/10 万、122.40/10 万和 116.00/10 万，其中曲靖市和昭通市标化死亡率分别是全省平均水平的 1.71 倍和 1.43 倍。16 个州市有 5 个州市标化死亡率高于全省平均水平，占 31.25%，11 个州市低于全省平均水平，占 68.75%。从慢阻肺占全死因的比例看，16 个州市有 5 个所占比超过全省平均水平（13.88%），其中以曲靖市和昭通市较高，分别为 24.98% 和 18.12%（表 71、图 50）。

表 71　2020 年云南省 16 个州市慢阻肺死亡率及构成

地区	全死因死亡数	慢阻肺死亡数	占全死因比例（%）	粗死亡率（1/10 万）	标化死亡率（1/10 万）
昆明市	44 357	6 279	14.16	90.35	78.26
曲靖市	41 622	10 399	24.98	168.33	168.88
玉溪市	15 086	1 698	11.26	71.08	60.48
保山市	18 720	1 453	7.76	55.25	45.91
昭通市	39 080	7 080	18.12	125.40	140.97
丽江市	9 516	901	9.47	69.18	67.96
普洱市	19 669	1 260	6.41	47.51	49.56
临沧市	18 662	1 177	6.31	46.37	48.13
楚雄州	22 813	3 837	16.82	139.27	122.40
红河州	35 669	4 434	12.43	92.86	92.59
文山州	28 043	3 277	11.69	89.24	92.31
西双版纳州	9 007	430	4.77	35.95	41.95
大理州	26 770	4 696	17.54	129.76	116.00
德宏州	8 988	216	2.40	16.31	19.35
怒江州	4 247	474	11.16	85.09	101.70
迪庆州	2 798	264	9.44	65.95	75.72
云南省	354 914	49 255	13.88	101.39	98.53

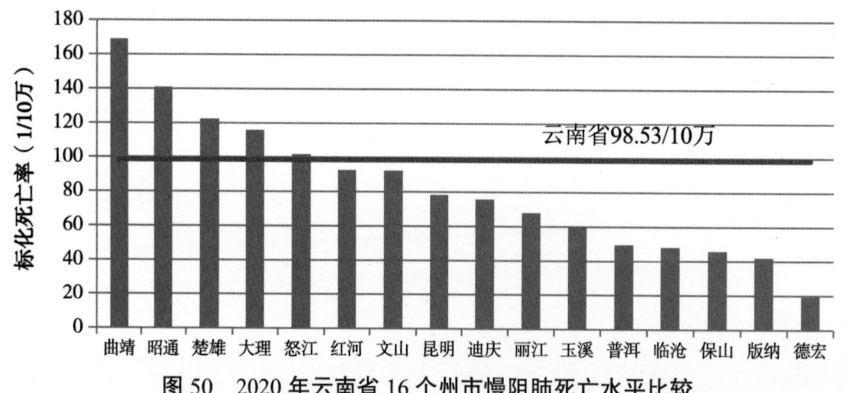

图 50　2020 年云南省 16 个州市慢阻肺死亡水平比较

6. 死亡率的变化与比较

与2018—2019年云南省监测结果比较，2020年无论是男性、女性、城市、农村还是全人群其慢阻肺标化死亡率均略有下降。与2018—2019年全国监测结果比较，云南省2018—2020年无论是男性、女性、城市、农村还是全人群其慢阻肺标化死亡率均显著高于全国水平，2018年云南省男性、女性、城市、农村和全人群标化死亡率分别是全国水平的2.67倍、2.93倍、2.92倍、2.73倍和2.77倍，2019年分别是全国水平的2.74倍、2.99倍、3.16倍、2.72倍和2.84倍，2020年云南省男性、女性、城市、农村和全人群标化死亡率分别是2019年全国水平的2.45倍、2.61倍、2.81倍、2.40倍和2.51倍（表72、图51）。

表72 与2018—2019年全国慢阻肺标化死亡率比较（1/10万）

地区	人群分类	2018年	2019年	2020年
云南省	男性	138.14	142.23	127.18
	女性	84.24	85.79	74.79
	城市	94.06	93.51	83.12
	农村	117.42	121.67	107.43
	全人群	109.09	111.52	98.53
全国	男性	51.72	51.85	—
	女性	28.79	28.69	—
	城市	32.17	29.56	—
	农村	42.99	44.71	—
	全人群	39.33	39.32	—

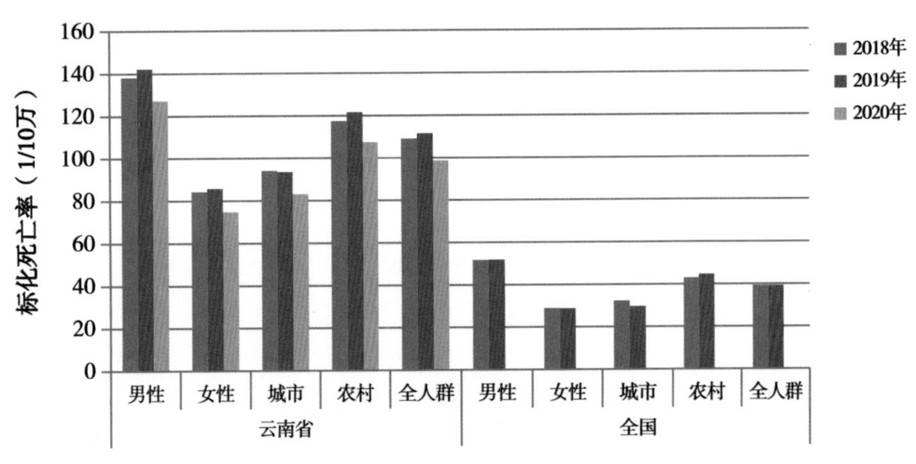

图51 与2018—2019年全国和全省慢阻肺死亡水平比较

（三）30~70岁和70岁以下人群呼吸系统疾病死亡情况

2020年云南省30~70岁人群呼吸系统疾病死亡10 552例，占呼吸系统疾病总死亡的比例为18.59%，死亡率38.92/10万；30~70岁人群慢性呼吸系统疾病死亡9 458例，占慢性呼吸系统疾病总死亡的比例为 17.90%，死亡率 34.88/10 万。

70 岁以下人群呼吸系统疾病死亡 11 121 例，占呼吸系统疾病总死亡的比例为 17.64%，死亡率 24.32/10 万；70 岁以下人群慢性呼吸系统疾病死亡 9 622 例，占慢性呼吸系统疾病总死亡的比例为 17.59%，死亡率 21.04/10 万。

三、糖尿病死亡情况

（一）全人群死亡水平

2020 年云南省共有 8 223 人死于糖尿病，占内分泌、营养和代谢性疾病总死亡的 73.07%（8 223/11 254），占死亡总数的 2.32%，全人群粗死亡率和标化死亡率分别为 16.93/10 万和 16.34/10 万。

（二）不同性别死亡率及构成

男性糖尿病死亡 4 043 人，占糖尿病死亡总数的 49.17%，女性死亡 4 180 人，占 50.83%；男性粗死亡率和标化死亡率分别为 16.04/10 万和 17.06/10 万，女性分别为 17.88/10 万和 15.54/10 万，男、女死亡率较接近（表 73）。

表 73　2020 年云南省不同性别糖尿病死亡率及构成

性别	死亡数	构成比（%）	粗死亡率（1/10 万）	标化死亡率（1/10 万）
男性	4 043	49.17	16.04	17.06
女性	4 180	50.83	17.88	15.54
全人群	8 223	100.00	16.93	16.34

（三）城乡死亡率及构成

2020 年云南省城市糖尿病死亡 3 592 例，占糖尿病死亡总数的 43.68%，粗死亡率为 20.69/10 万，标化死亡率为 19.43/10 万；农村死亡 4 631 例，占糖尿病死亡总数的 56.32%，粗死亡率为 14.83/10 万，标化死亡率为 14.57/10 万，城市死亡率略高于农村（表 74）。

表 74　2020 年云南省城乡居民糖尿病死亡率及构成

城乡	死亡数	构成比（%）	粗死亡率（1/10 万）	标化死亡率（1/10 万）
城市	3 592	43.68	20.69	19.43
农村	4 631	56.32	14.83	14.57
全人群	8 223	100.00	16.93	16.34

（四）年龄死亡分布

表 75 和表 76 显示了云南省性别和城乡糖尿病年龄别死亡率和构成。不论男性和女性、城市和农村随着年龄的增加，糖尿病死亡率均呈上升趋势，65 岁以后上升较为明显。性别间各年龄组死亡率差异不大，70 岁之前城市和农村各年龄组死亡率差异不大，70 岁之后城市高于农村，无论男性和女性、城市和农村及全人群各年龄组死亡率升降趋势一致（图 52）。

从死亡的年龄构成看，60 岁之后所占构成较大，为 79.27%，性别间 65 岁之前各年龄组构成均为男性高于女性，65 岁之后则为女性高于男性，城乡 80 岁之前各年龄组构成差异不大，80 岁之后城市构成高于农村（图 53）。

表 75　2020 年云南省糖尿病性别年龄别死亡率及构成

年龄组（岁）	男性			女性			合计		
	死亡人数	死亡率（1/10万）	构成比（%）	死亡人数	死亡率（1/10万）	构成比（%）	死亡人数	死亡率（1/10万）	构成比（%）
0~	0	0.00	0.00	0	0.00	0.00	0	0.00	0.00
1~	0	0.00	0.00	2	0.18	0.05	2	0.09	0.02
5~	0	0.00	0.00	2	0.15	0.05	2	0.07	0.02
10~	1	0.06	0.02	3	0.20	0.07	4	0.13	0.05
15~	3	0.17	0.07	8	0.53	0.19	11	0.34	0.13
20~	6	0.37	0.15	9	0.64	0.22	15	0.49	0.18
25~	12	0.65	0.30	2	0.12	0.05	14	0.40	0.17
30~	25	1.09	0.62	20	0.96	0.48	45	1.03	0.55
35~	51	2.35	1.26	19	0.96	0.45	70	1.69	0.85
40~	121	5.99	2.99	42	2.35	1.00	163	4.28	1.98
45~	204	9.31	5.05	79	4.01	1.89	283	6.80	3.44
50~	317	15.62	7.84	175	9.22	4.19	492	12.53	5.98
55~	362	26.76	8.95	242	18.21	5.79	604	22.52	7.35
60~	378	35.35	9.35	332	31.49	7.94	710	33.43	8.63
65~	517	56.31	12.79	547	56.61	13.09	1 064	56.47	12.94
70~	586	97.11	14.49	681	102.47	16.29	1 267	99.92	15.41
75~	580	156.52	14.35	718	163.52	17.18	1 298	160.32	15.78
80~	459	229.76	11.35	678	258.83	16.22	1 137	246.25	13.83
85~	421	350.05	10.41	621	326.18	14.86	1 042	335.42	12.67
合计	4 043	16.04	100.00	4 180	17.88	100.00	8 223	16.93	100.00

表 76　2020 年云南省城乡居民糖尿病年龄别死亡率及构成

年龄组（岁）	城市			农村		
	死亡人数	死亡率（1/10 万）	构成比（%）	死亡人数	死亡率（1/10 万）	构成比（%）
0~	0	0.00	0.00	0	0.00	0.00
1~	0	0.00	0.00	2	0.13	0.04
5~	1	0.11	0.03	1	0.05	0.02
10~	2	0.20	0.06	2	0.09	0.04
15~	1	0.10	0.03	10	0.44	0.22
20~	5	0.45	0.14	10	0.52	0.22
25~	8	0.59	0.22	6	0.28	0.13
30~	17	1.06	0.47	28	1.01	0.60
35~	28	1.85	0.78	42	1.60	0.91
40~	65	4.54	1.81	98	4.12	2.12
45~	106	6.93	2.95	177	6.73	3.82
50~	186	12.69	5.18	306	12.43	6.61
55~	230	22.84	6.40	374	22.33	8.08
60~	297	37.09	8.27	413	31.22	8.92
65~	469	67.67	13.06	595	49.94	12.85
70~	523	115.80	14.56	744	91.14	16.07
75~	548	184.34	15.26	750	146.38	16.20
80~	538	319.65	14.98	599	204.15	12.93
85~	568	501.34	15.81	474	240.17	10.24
合计	3 592	20.69	100.00	4 631	14.83	100.00

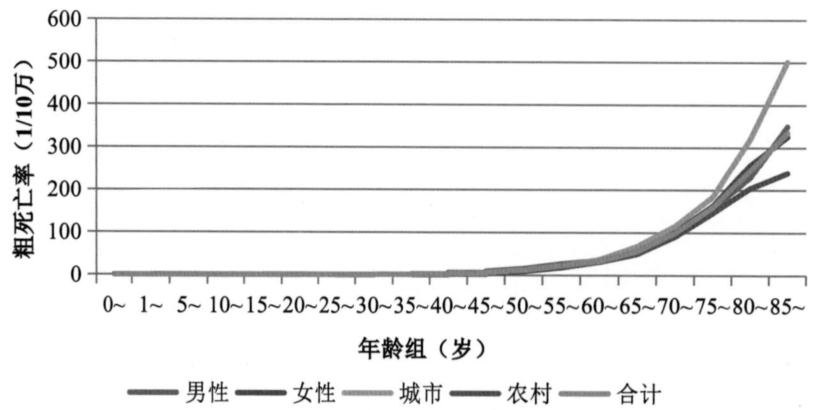

图 52　2020 年云南省城乡居民糖尿病年龄别死亡水平

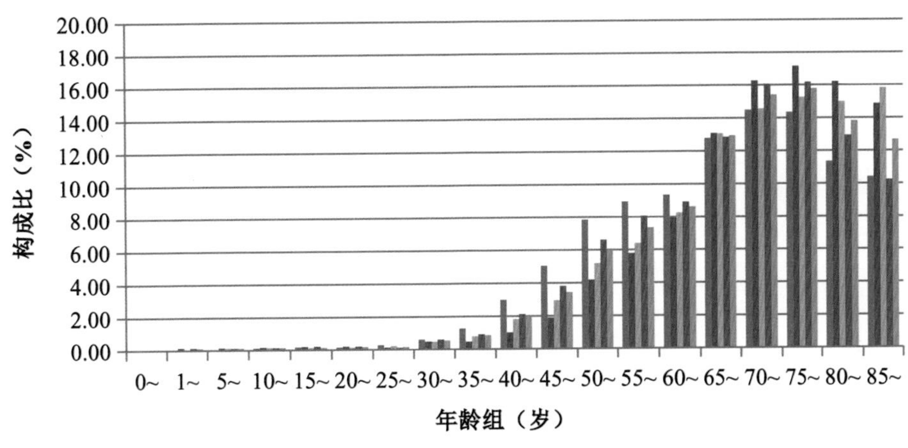

图 53　2020 年云南省城乡居民糖尿病死亡人群年龄构成

（五）不同地区死亡分布

16 个州市全人群糖尿病标化死亡率介于 8.84/10 万 ~31.74/10 万之间，其中普洱市、迪庆州和怒江州较低，其标化死亡率分别为 8.84/10 万、9.41/10 万和 9.63/10 万；德宏州和西双版纳州较高，标化死亡率分别为 31.74/10 万和 26.70/10 万，其标化死亡率分别是全省平均水平的 1.94 倍和 1.63 倍。16 个州市有 4 个州市标化死亡率高于全省平均水平，占 25.0%，12 个州市低于全省平均水平，占 75.0%。从糖尿病占全死因的比例看，16 个州市有 5 个所占比超过全省平均水平（2.32%），其中以德宏州和昆明市较高，分别为 4.11% 和 3.45%（表 77、图 54）。

表 77　2020 年云南省 16 个州市糖尿病死亡率及构成

地区	全死因死亡数	糖尿病死亡数	占全死因比例（%）	粗死亡率（1/10 万）	标化死亡率（1/10 万）
昆明市	44 357	1531	3.45	22.03	19.25
曲靖市	41 622	927	2.23	15.01	14.99
玉溪市	15 086	415	2.75	17.37	15.05
保山市	18 720	423	2.26	16.08	13.96
昭通市	39 080	641	1.64	11.35	12.75
丽江市	9 516	182	1.91	13.97	13.42
普洱市	19 669	239	1.22	9.01	8.84
临沧市	18 662	351	1.88	13.83	14.00
楚雄州	22 813	489	2.14	17.75	15.40
红河州	35 669	978	2.74	20.48	20.07
文山州	28 043	529	1.89	14.41	14.97
西双版纳州	9 007	289	3.21	24.16	26.70
大理州	26 770	551	2.06	15.22	13.70

续表 77

地区	全死因死亡数	糖尿病死亡数	占全死因比例（%）	粗死亡率（1/10 万）	标化死亡率（1/10 万）
德宏州	8 988	369	4.11	27.87	31.74
怒江州	4 247	47	1.11	8.44	9.63
迪庆州	2 798	34	1.22	8.49	9.41
云南省	354 914	8223	2.32	16.93	16.34

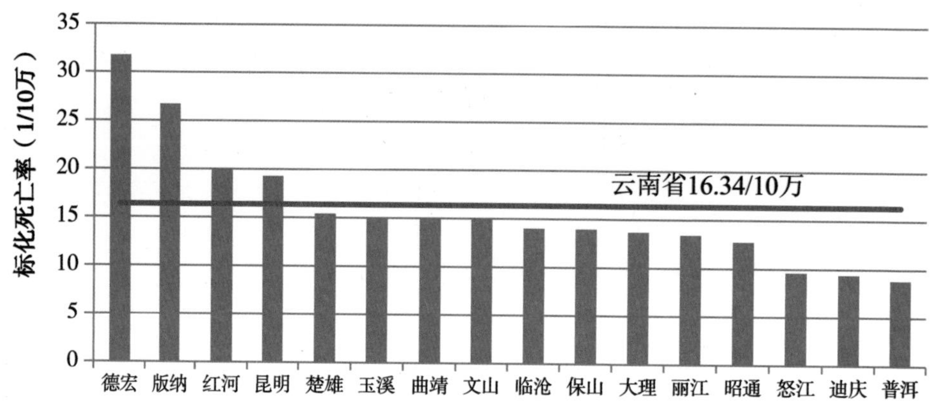

图 54　2020 年云南省 16 个州市糖尿病死亡水平比较

（六）死亡率的变化和比较

与 2018—2019 年云南省监测结果比较，2020 年无论是男性、女性、城市、农村还是全人群其糖尿病标化死亡率均较接近。与 2018—2019 年全国监测结果比较，云南省 2018—2020 年无论是男性、女性、城市、农村还是全人群其糖尿病标化死亡率均明显高于全国水平，2018 年云南省男性、女性、城市、农村和全人群标化死亡率分别是全国水平的 1.32 倍、1.28 倍、1.34 倍、1.26 倍和 1.30 倍，2019 年分别是全国水平的 1.31 倍、1.24 倍、1.31 倍、1.26 倍和 1.27 倍 2020 年云南省男性、女性、城市、农村和全人群标化死亡率分别是 2019 年全国水平的 1.31 倍、1.27 倍、1.39 倍、1.22 倍和 1.29 倍（表 78、图 55）。

表 78　与 2018—2019 年全国和全省糖尿病标化死亡率比较（1/10 万）

地区	人群分类	2018 年	2019 年	2020 年
云南省	男性	16.28	17.07	17.06
	女性	14.90	15.13	15.54
	城市	18.68	18.30	19.43
	农村	13.97	14.99	14.57
	全人群	15.63	16.16	16.34
全国	男性	12.33	13.06	—
	女性	11.68	12.24	—

续表 78

地区	人群分类	2018 年	2019 年	2020 年
	城市	13.96	14.00	—
	农村	11.06	11.94	—
	全人群	12.02	12.68	—

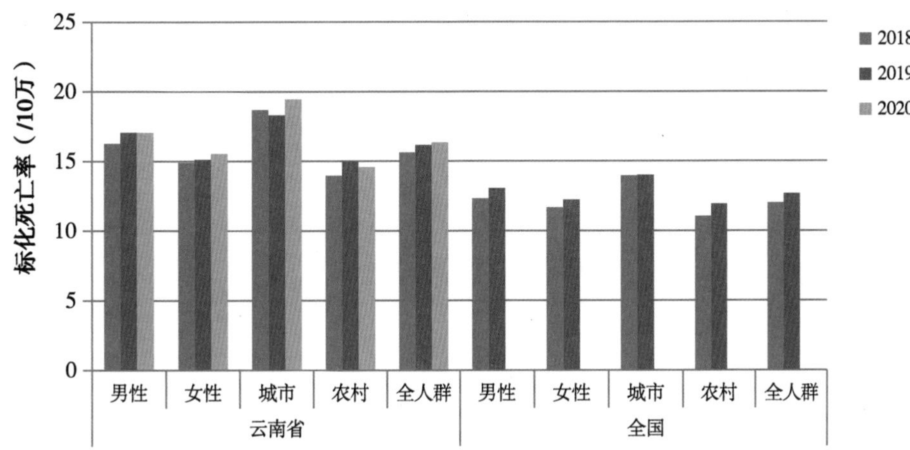

图 55　与 2018—2019 年全国和全省糖尿病死亡水平比较

四、恶性肿瘤死亡情况

（一）恶性肿瘤

1. 全人群死亡水平

2020 年，云南省共有 50 023 人死于恶性肿瘤，为居民第四位死因，全人群粗死亡率和标化死亡率分别为 102.96/10 万和 99.12/10 万，占死亡总数的 14.09%。

2. 不同性别死亡率及构成

因恶性肿瘤死亡的男性有 32 014 人，占恶性肿瘤死亡总数的 63.99%，女性死亡 18 009 人，占 36.01%；男性粗死亡率和标化死亡率分别为 127.02/10 万和 130.92/10 万，女性分别为 77.03/10 万和 69.53/10 万，男性粗死亡率和标化死亡率分别是女性的 1.65 倍和 1.88 倍（表 79）。

表 79　2020 年云南省不同性别恶性肿瘤死亡率及构成

性别	死亡数	构成比（%）	粗死亡率（1/10 万）	标化死亡率（1/10 万）
男性	32 014	63.99	127.02	130.92
女性	18 009	36.01	77.03	69.53
全人群	50 023	100.00	102.96	99.12

3. 城乡死亡率及构成

表 80 显示城乡恶性肿瘤死亡水平及构成。2020 年云南省城市恶性肿瘤死亡 18 603 例，占恶性肿瘤死亡总数的 37.19%，粗死亡率为 107.13/10 万，标化死亡率为 100.19/10 万；农村死亡 31 420 例，占恶性肿瘤死亡总数的 62.81%，粗死亡率为 100.65/10 万，标化死亡率为 98.58/10 万，城乡恶性肿瘤粗死亡率和标化死亡率均较接近。

表 80　2020 年云南省城乡居民恶性肿瘤死亡率及构成

城乡	死亡数	构成比（%）	粗死亡率（1/10 万）	标化死亡率（1/10 万）
城市	18 603	37.19	107.13	100.19
农村	31 420	62.81	100.65	98.58
全人群	50 023	100.00	102.96	99.12

4. 年龄死亡分布

表 81 和表 82 显示了云南省性别和城乡恶性肿瘤年龄别死亡率和构成。恶性肿瘤死亡率随年龄的增长而增高，30 岁之前男女各年龄组死亡率差异不大，30 岁之后男性各年龄组高于女性；80 岁之前城市和农村各年龄组死亡率差异不大，80 岁之后城市明显高于农村；无论男性和女性、城市和农村各年龄组死亡率升降趋势一致（图 56）。从死亡的年龄构成看，45 岁之前构成较低，仅占 8.57%，45 岁之后较高为 91.43%，性别和城乡间各年龄组死亡构成均较接近（图 57）。

表 81　2020 年云南省恶性肿瘤性别年龄别死亡率及构成

年龄组（岁）	男性			女性			合计		
	死亡人数	死亡率（1/10万）	构成比（%）	死亡人数	死亡率（1/10万）	构成比（%）	死亡人数	死亡率（1/10万）	构成比（%）
0~	11	3.54	0.03	15	4.96	0.08	26	4.24	0.05
1~	56	4.66	0.17	82	7.29	0.46	138	5.93	0.28
5~	53	3.62	0.17	71	5.41	0.39	124	4.46	0.25
10~	77	4.59	0.24	54	3.68	0.30	131	4.16	0.26
15~	104	6.00	0.32	82	5.44	0.46	186	5.74	0.37
20~	114	6.98	0.36	86	6.12	0.48	200	6.58	0.40
25~	150	8.18	0.47	108	6.59	0.60	258	7.43	0.52
30~	312	13.57	0.97	216	10.36	1.20	528	12.05	1.06
35~	520	23.96	1.62	348	17.64	1.93	868	20.95	1.74
40~	1 189	58.86	3.71	640	35.78	3.55	1 829	48.02	3.66
45~	1 974	90.08	6.17	1 063	53.97	5.90	3 037	72.98	6.07
50~	3 094	152.49	9.66	1 525	80.35	8.47	4 619	117.62	9.23
55~	3 828	282.99	11.96	1 937	145.72	10.76	5 765	214.95	11.52
60~	3 967	370.98	12.39	1 931	183.16	10.72	5 898	277.74	11.79

续表 81

年龄组（岁）	男性			女性			合计		
	死亡人数	死亡率（1/10万）	构成比（%）	死亡人数	死亡率（1/10万）	构成比（%）	死亡人数	死亡率（1/10万）	构成比（%）
65~	4 925	536.40	15.38	2 461	254.71	13.67	7 386	391.97	14.77
70~	4 236	702.00	13.23	2 192	329.85	12.17	6 428	506.95	12.85
75~	3 415	921.59	10.67	2 281	519.49	12.67	5 696	703.52	11.39
80~	2 442	1 222.36	7.63	1 655	631.81	9.19	4 097	887.33	8.19
85~	1 547	1 286.27	4.83	1 262	662.86	7.01	2 809	904.22	5.62
合计	32 014	127.02	100.00	18 009	77.03	100.00	50 023	102.96	100.00

表 82　2020 年云南省城乡居民恶性肿瘤年龄别死亡率及构成

年龄组（岁）	城市			农村		
	死亡人数	死亡率（1/10 万）	构成比（%）	死亡人数	死亡率（1/10 万）	构成比（%）
0~	9	4.26	0.05	17	4.22	0.05
1~	45	5.84	0.24	93	5.97	0.30
5~	30	3.37	0.16	94	4.98	0.30
10~	38	3.89	0.20	93	4.29	0.30
15~	52	5.28	0.28	134	5.94	0.43
20~	64	5.81	0.34	136	7.02	0.43
25~	83	6.13	0.45	175	8.25	0.56
30~	165	10.31	0.89	363	13.04	1.16
35~	270	17.79	1.45	598	22.77	1.90
40~	560	39.11	3.01	1 269	53.38	4.04
45~	1 033	67.52	5.55	2 004	76.16	6.38
50~	1 553	105.97	8.35	3 066	124.55	9.76
55~	2 030	201.58	10.91	3 735	222.99	11.89
60~	2 101	262.41	11.29	3 797	287.01	12.08
65~	2 816	406.33	15.14	4 570	383.61	14.54
70~	2 505	554.62	13.47	3 923	480.57	12.49
75~	2 196	738.71	11.80	3 500	683.10	11.14
80~	1 803	1 071.26	9.69	2 294	781.83	7.30
85~	1 250	1 103.30	6.72	1 559	789.93	4.96
合计	18 603	107.13	100.00	31 420	100.65	100.00

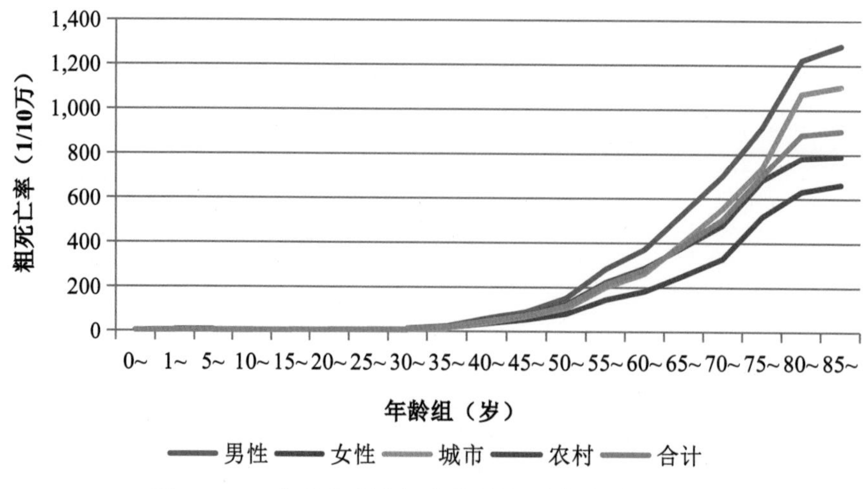

图 56　2020年云南省城乡居民恶性肿瘤年龄别死亡水平

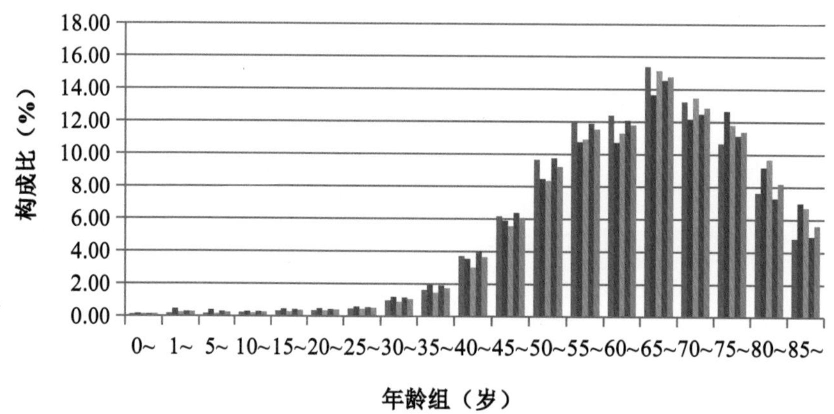

图 57　2020年云南省城乡居民恶性肿瘤死亡人群年龄构成

5. 不同地区死亡分布

16个州市全人群恶性肿瘤标化死亡率介于69.31/10万~128.54/10万之间，其中保山市、怒江州和迪庆州较低，其标化死亡率分别为69.31/10万、76.81/10万和77.45/10万；曲靖市和西双版纳州较高，标化死亡率分别为128.54/10万和122.06/10万，其标化死亡率分别是全省平均水平的1.30倍和1.23倍。16个州市有4个州市标化死亡率高于全省平均水平，占25.0%，12个州市低于全省平均水平，占75.0%。从恶性肿瘤占全死因的比例看，16个州市有5个所占比超过全省平均水平（14.09%），其中以曲靖市和昆明市较高，分别为19.16%和16.92%（表83、图58）。

表 83 2020 年云南省 16 个州市恶性肿瘤死亡率及构成

地区	全死因死亡数	恶性肿瘤死亡数	占全死因比例（%）	粗死亡率（1/10 万）	标化死亡率（1/10 万）
昆明市	44 357	7 503	16.92	107.96	94.28
曲靖市	41 622	7 975	19.16	129.09	128.54
玉溪市	15 086	2 487	16.49	104.11	92.52
保山市	18 720	2 074	11.08	78.86	69.31
昭通市	39 080	4 572	11.70	80.98	91.77
丽江市	9 516	1 177	12.37	90.37	85.19
普洱市	19 669	2 778	14.12	104.74	101.11
临沧市	18 662	2 126	11.39	83.76	83.35
楚雄州	22 813	2 625	11.51	95.28	82.42
红河州	35 669	4 595	12.88	96.23	94.08
文山州	28 043	3 906	13.93	106.37	110.48
西双版纳州	9 007	1 402	15.57	117.22	122.06
大理州	26 770	3 298	12.32	91.13	81.27
德宏州	8 988	1 089	12.12	82.25	87.50
怒江州	4 247	388	9.14	69.66	76.81
迪庆州	2 798	297	10.61	74.20	77.45
云南省	354 914	50 023	14.09	102.96	99.12

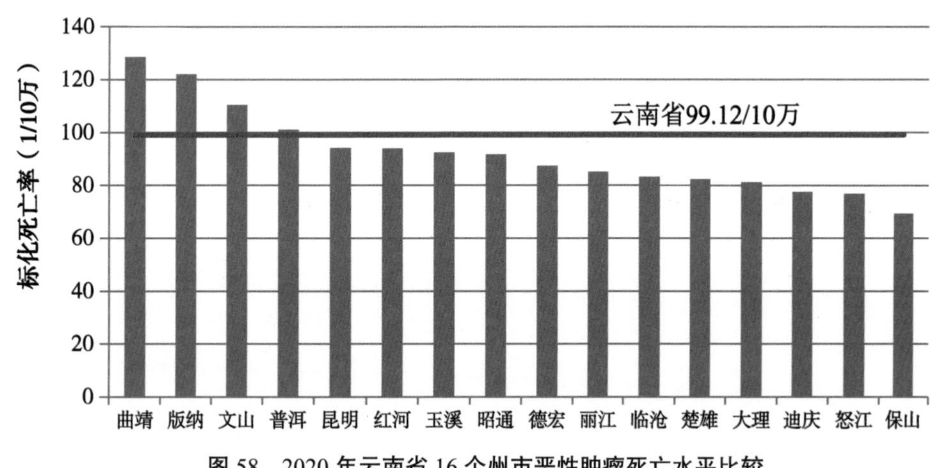

图 58 2020 年云南省 16 个州市恶性肿瘤死亡水平比较

6. 死亡率的变化与比较

（1）2015—2020 年云南省居民恶性肿瘤死亡率变化情况

表 84 和图 59 所示 2015—2020 年云南省居民恶性肿瘤死亡率变化情况。无论性别、城乡和全人群恶性肿瘤标化死亡率均相对稳定，全人群 6 年标化死亡率介于在 99.12/10 万 ~110.11/10 万之间，男性在 124.84/10 万 ~138.55/10 万之间，女性在 69.53/10 万 ~81.06/10 万之间，城市在 100.19/10 万 ~113.05/10 万之间，农村在 96.23/10 万 ~111.53/10 万之间。

各年恶性肿瘤标化死亡率男性明显高于女性，2015—2020 年男女恶性肿瘤标化死亡率之比分别为 1.71、1.67、1.78、1.85、1.87 和 1.88 城市和农村各年标化死亡率无明显差异。

表 84 与全国 2015—2019 年恶性肿瘤标化死亡率比较（1/10 万）

地区	人群分类	2015 年	2016 年	2017 年	2018 年	2019 年	2020 年
云南省	男性	138.55	124.84	136.39	136.68	135.61	130.92
	女性	81.06	74.88	76.76	73.70	72.35	69.53
	城市	102.86	109.54	113.05	105.63	101.10	100.19
	农村	111.53	96.23	104.42	104.11	103.94	98.58
	全人群	110.11	100.45	106.92	104.57	102.87	99.12
全国	男性	183.21	173.75	173.59	169.30	168.94	—
	女性	93.43	88.85	88.79	86.64	85.42	—
	城市	141.00	134.18	133.34	129.13	122.44	—
	农村	135.33	128.44	128.57	125.96	127.19	—
	全人群	137.11	130.08	129.93	126.82	125.55	—

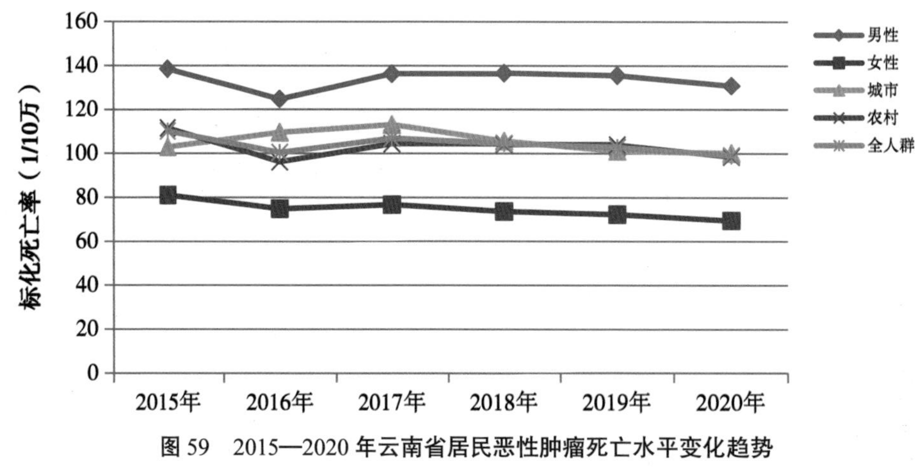

图 59 2015—2020 年云南省居民恶性肿瘤死亡水平变化趋势

（2）与全国 2015—2019 年死亡水平比较

与全国 2015—2019 年恶性肿瘤标化死亡率比较，无论性别、城乡还是全人群 5 年均显示云南省明显低于全国水平。全国男性、女性、城市、农村、全人群 2015 年标化死亡率分别是云南省的 1.32 倍、1.15 倍、1.37 倍、1.21 倍和 1.25 倍；2016 年分别是云南省的 1.39 倍、1.19 倍、1.22 倍、1.33 倍和 1.29 倍；2017 年分别是云南省的 1.27 倍、1.16 倍、1.18 倍、1.23 倍和 1.22 倍；2018 年分别是云南省的 1.24 倍、1.18 倍、1.22 倍、1.21 倍和 1.21 倍；2019 年分别是云南省的 1.25 倍、1.18 倍、1.21 倍、1.22 倍和 1.22 倍；全国 2019 年男性、女性、城市、农村、全人群标化死亡率分别是 2020 年云南省的 1.29 倍、1.23 倍、1.22 倍、1.29 倍和 1.27 倍。2015—2019 年云南省和全国标化死亡率升降趋势基本一致，性别间两者均显示男性大于女性，城乡间两者均显示无明显差异（图 60）。

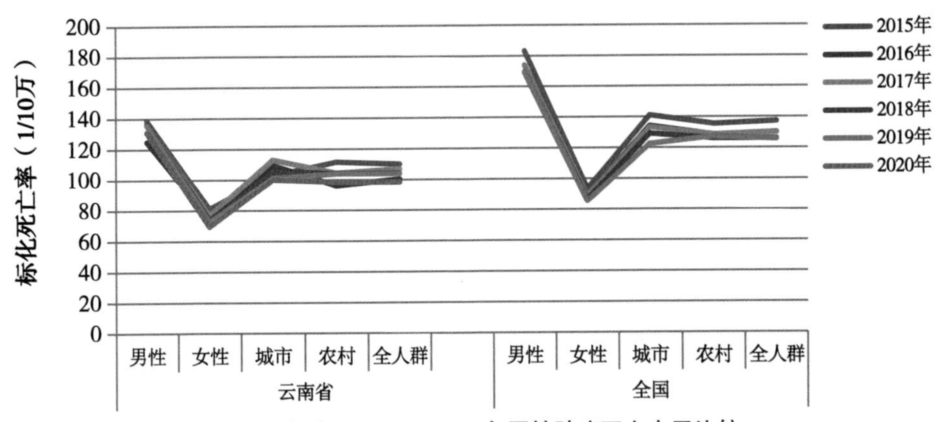

图 60　与全国 2015—2019 年恶性肿瘤死亡水平比较

7. 前十位恶性肿瘤顺位

（1）全人群死因顺位

2020年，云南省居民前十位恶性肿瘤依次为肺癌、肝癌、结直肠癌、胃癌、食道癌、白血病、胰腺癌、乳腺癌、唇口腔和咽恶性肿瘤、宫颈癌，其死亡率依次为 29.43/10 万、19.26/10 万、9.56 /10 万、7.74/10 万、3.75/10 万、3.39/10 万、3.04/10 万、2.18/10 万、2.14/10 万和 2.03/10 万；构成比依次为 28.59%、18.71%、9.29%、7.52%、3.64%、3.29%、2.95%、2.11%、2.08% 和 1.97%；前十位死因占恶性肿瘤死亡的 80.16%，其中前三位占 56.59%（表 85、图 61）。

（2）不同性别死因顺位

表 86 所示，前十位恶性肿瘤顺位在性别上存在差异，男女相同的顺位是第一至第四位，依次是肺癌、肝癌、结直肠癌和胃癌，男性第五至第十位顺位依次为食道癌、白血病、胰腺癌、唇及口腔和咽恶性肿瘤、前列腺癌和膀胱癌，女性依次为乳腺癌、宫颈癌、白血病、胰腺癌、宫体癌和卵巢癌。男性前十位死因占恶性肿瘤死亡总数的 86.27%，女性占 79.42%，其中男女前三位死因分别占恶性肿瘤死亡总数的 61.28% 和 48.24%。

前十位恶性肿瘤死亡率水平也有明显的性别差异，除女性特有的宫颈癌、宫体癌、乳腺癌和卵巢癌外，其余相同部位恶性肿瘤死亡率男性均明显高于女性，尤其食道癌、膀胱癌、肝癌、唇及口腔和咽恶性肿瘤、肺癌男女死亡率之比分别为 5.76、3.96、2.54、2.42 和 2.17（图 62）。

表 85　2020 年云南省居民前十位恶性肿瘤死亡率及构成

顺位	恶性肿瘤名称	死亡数	构成比（%）	粗死亡率（1/10 万）	标化死亡率（1/10 万）
	总计	50 023	100.00	102.96	99.12
1	肺癌	14 300	28.59	29.43	28.21
2	肝癌	9 359	18.71	19.26	18.52
3	结直肠癌	4 645	9.29	9.56	9.22
4	胃癌	3 762	7.52	7.74	7.43
5	食道癌	1 822	3.64	3.75	3.59
6	白血病	1 648	3.29	3.39	3.33

续表85

顺位	恶性肿瘤名称	死亡数	构成比（%）	粗死亡率（1/10万）	标化死亡率（1/10万）
7	胰腺癌	1 478	2.95	3.04	2.91
8	乳腺癌	1 057	2.11	2.18	2.08
9	唇、口腔和咽恶性肿瘤	1 039	2.08	2.14	2.06
10	宫颈癌	987	1.97	2.03	1.96

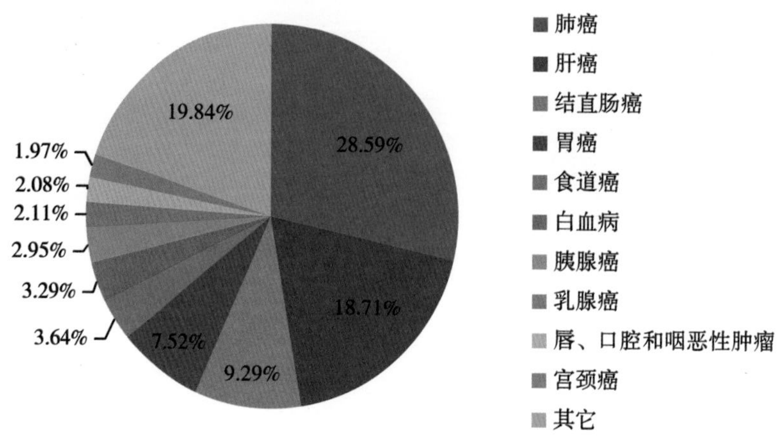

图61　2020年云南省居民主要恶性肿瘤死因构成

表86　2020年云南省不同性别前十位恶性肿瘤死亡率及构成

性别	顺位	恶性肿瘤名称	死亡数	构成比（%）	粗死亡率（1/10万）	标化死亡率（1/10万）
男性		总计	32 014	100.00	127.02	130.92
	1	肺癌	10 011	31.27	39.72	41.02
	2	肝癌	6 853	21.41	27.19	27.46
	3	结直肠癌	2 753	8.60	10.92	11.5
	4	胃癌	2 385	7.45	9.46	9.73
	5	食道癌	1 569	4.90	6.23	6.33
	6	白血病	908	2.84	3.60	3.65
	7	胰腺癌	888	2.77	3.52	3.61
	8	唇、口腔和咽恶性肿瘤	751	2.35	2.98	3.04
	9	前列腺癌	751	2.35	2.98	3.36
	10	膀胱癌	748	2.34	2.97	3.24
女性		总计	18 009	100.00	77.03	69.53
	1	肺癌	4 289	23.82	18.35	16.37
	2	肝癌	2 506	13.92	10.72	9.6
	3	结直肠癌	1 892	10.51	8.09	7.19

续表 86

性别	顺位	恶性肿瘤名称	死亡数	构成比（%）	粗死亡率（1/10 万）	标化死亡率（1/10 万）
	4	胃癌	1 377	7.65	5.89	5.22
	5	乳腺癌	1 043	5.79	4.46	4.12
	6	宫颈癌	987	5.48	4.22	3.92
	7	白血病	740	4.11	3.17	3.02
	8	胰腺癌	590	3.28	2.52	2.25
	9	宫体癌	443	2.46	1.89	1.77
	10	卵巢癌	436	2.42	1.86	1.71

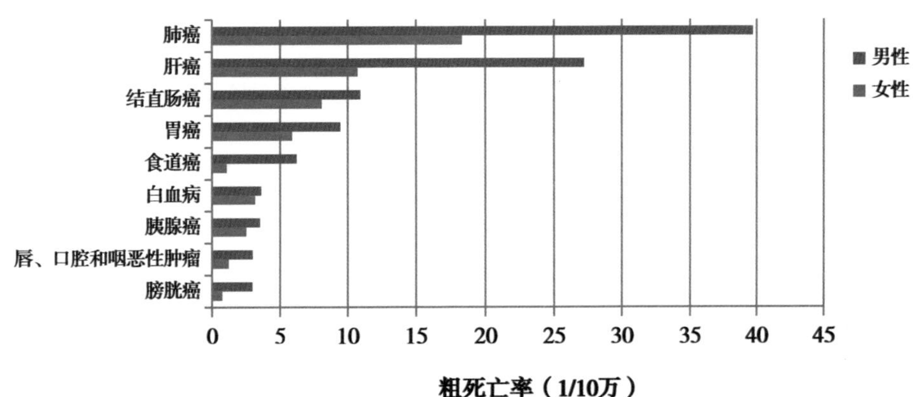

图 62　2020 年云南省男女相同部位主要恶性肿瘤死亡率比较

（3）城乡死因顺位

表 87 所示，城乡前十位恶性肿瘤顺位亦存在差异，城市和农村相同的顺位是第一至第四位和第六位，分别是肺癌、肝癌、结直肠癌、胃癌和白血病，城市第五位、第七至第十位分别为胰腺癌、食道癌、乳腺癌、前列腺癌和膀胱癌，农村分别为食道癌、胰腺癌、唇及口腔和咽恶性肿瘤、宫颈癌、淋巴瘤与多发性骨髓瘤。城市前十位恶性肿瘤占恶性肿瘤死亡总数的 79.98%，农村占 80.47%，其中城乡前三位死因分别占恶性肿瘤死亡总数的 57.43% 和 56.08%。

前十位恶性肿瘤死亡率水平城乡有所差异，肺癌、结直肠癌、胰腺癌、乳腺癌、淋巴瘤与多发性骨髓瘤城市高于农村；肝癌、胃癌、食道癌、宫颈癌和白血病农村高于城市（图 63）。

表 87　2020 年云南省城乡居民前十位恶性肿瘤死亡率及构成

城乡	顺位	恶性肿瘤名称	死亡数	构成比（%）	粗死亡率（1/10 万）	标化死亡率（1/10 万）
城市		总计	18 603	100.00	107.13	100.19
	1	肺癌	5 957	32.02	34.30	31.94
	2	肝癌	2 794	15.02	16.09	14.95
	3	结直肠癌	1 933	10.39	11.13	10.41

续表 87

城乡	顺位	恶性肿瘤名称	死亡数	构成比（%）	粗死亡率（1/10 万）	标化死亡率（1/10 万）
	4	胃癌	1 112	5.98	6.40	5.99
	5	胰腺癌	655	3.52	3.77	3.50
	6	白血病	597	3.21	3.44	3.34
	7	食道癌	564	3.03	3.25	2.99
	8	乳腺癌	492	2.64	2.83	2.65
	9	前列腺癌	393	2.11	2.26	2.14
	10	膀胱癌	382	2.05	2.20	2.06
农村		总计	31 420	100.00	100.65	98.58
	1	肺癌	8 343	26.55	26.72	26.06
	2	肝癌	6 565	20.89	21.03	20.63
	3	结直肠癌	2 712	8.63	8.69	8.52
	4	胃癌	2 650	8.43	8.49	8.27
	5	食道癌	1 258	4.00	4.03	3.94
	6	白血病	1 051	3.35	3.37	3.33
	7	胰腺癌	823	2.62	2.64	2.58
	8	唇、口腔和咽恶性肿瘤	684	2.18	2.19	2.14
	9	宫颈癌	623	1.98	2.00	1.96
	10	淋巴瘤与多发性骨髓瘤	575	1.83	1.84	1.81

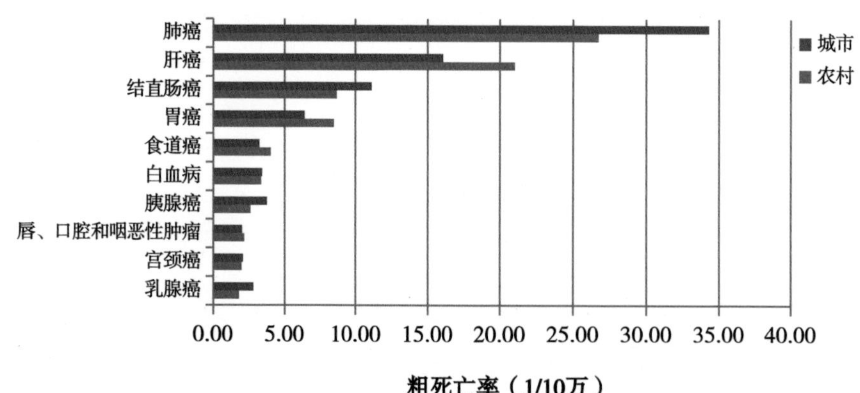

图 63　2020 年云南省城乡居民主要恶性肿瘤死亡率比较

8. 与 2019 年全省和全国顺位比较

（1）与 2019 年全省顺位比较

与 2019 年云南省报告结果相比，两年报告的前十位恶性肿瘤基本相同，顺位略有差异，2019 年和 2020 年相同的顺位是第一、第二、第五、第六和第七位分别为肺癌、肝癌、食道癌、白血病和胰腺癌，2019 年第三、第四、第八、第九和第十位分别为胃癌、结直肠癌、宫颈癌、乳腺癌和淋巴瘤与多发性骨髓瘤；2020 年分别为结直肠癌、胃癌、乳腺癌、唇及口腔和咽恶性肿瘤、宫颈癌。

比较前十位恶性肿瘤标化死亡率水平，两年各类恶性肿瘤死亡水平均较接近。从死因构成看，两年各类死因构成亦较接近，其中前五位死因占恶性肿瘤死亡总数的比例2019年为65.27%，2020年为67.74%，亦较接近；前十位死因占恶性肿瘤死亡的比例2019年为77.98%，2020年为80.16%，亦较接近（表88、图64）。

表88　与2019年全省和全国前十位恶性肿瘤顺位比较

比较年份	顺位	恶性肿瘤名称	构成比（%）	粗死亡率（1/10万）	标化死亡率（1/10万）
云南省2020年		总计	100.00	102.96	99.12
	1	肺癌	28.59	29.43	28.21
	2	肝癌	18.71	19.26	18.52
	3	结直肠癌	9.29	9.56	9.22
	4	胃癌	7.52	7.74	7.43
	5	食道癌	3.64	3.75	3.59
	6	白血病	3.29	3.39	3.33
	7	胰腺癌	2.95	3.04	2.91
	8	乳腺癌	2.11	2.18	2.08
	9	唇、口腔和咽恶性肿瘤	2.08	2.14	2.06
	10	宫颈癌	1.97	2.03	1.96
云南省2019年		总计	100.00	104.09	102.87
	1	肺癌	27.32	28.44	28.01
	2	肝癌	15.77	16.42	16.16
	3	胃癌	9.22	9.60	9.51
	4	结直肠癌	8.78	9.14	8.99
	5	食道癌	4.18	4.35	4.26
	6	白血病	3.43	3.57	3.60
	7	胰腺癌	2.61	2.71	2.68
	8	宫颈癌	2.36	2.46	2.45
	9	乳腺癌	2.24	2.33	2.28
	10	淋巴瘤与多发性骨髓瘤	2.07	2.16	2.15
全国2019年		总计	100.00	162.46	125.55
	1	肺癌	29.23	47.48	35.97
	2	肝癌	15.04	24.43	19.31
	3	胃癌	12.05	19.57	14.91
	4	结直肠癌	7.52	12.21	9.34
	5	食道癌	7.39	12.01	9.02
	6	乳腺癌	2.41	3.92	3.19
	7	白血病	2.33	3.78	3.24
	8	宫颈癌	1.63	2.66	2.16
	9	膀胱癌	1.27	2.07	1.55
	10	鼻咽癌	1.00	1.63	1.04

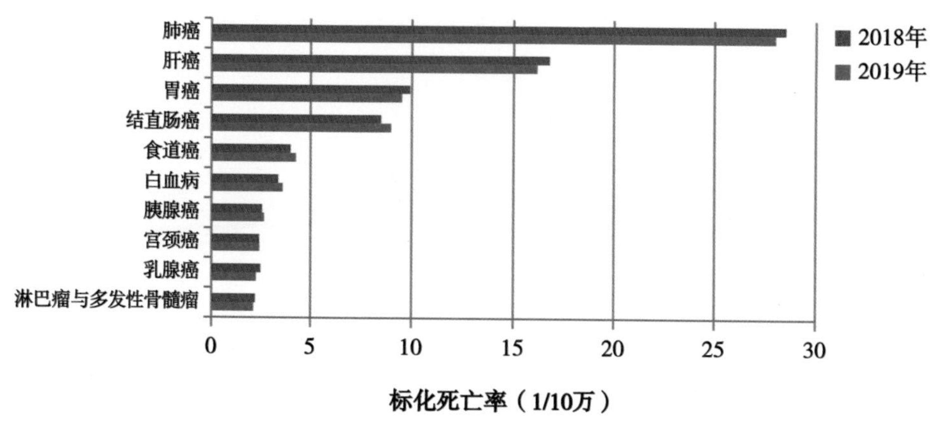

图 64　云南省 2019 年与 2020 年前十位恶性肿瘤死亡水平比较

（2）与 2019 年全国顺位比较

与 2019 年全国监测点报告结果相比，2020 年云南省居民前十位恶性肿瘤大部分与全国结果相同，但顺位存在较大差异。相同的顺位是第一、第二和第五位，分别是肺癌、肝癌和食道癌；2019 年全国第三、第四、第六至第十位死因分别是胃癌、结直肠癌、乳腺癌、白血病、宫颈癌、膀胱癌和鼻咽癌，而 2020 年云南省分别为结直肠癌、胃癌、白血病、胰腺癌、乳腺癌、唇及口腔和咽恶性肿瘤、宫颈癌。比较前十位恶性肿瘤标化死亡率水平，除结直肠癌、白血病和膀胱癌与全国水平较接近外，其余几类恶性肿瘤死亡水平均低于全国水平，其中 2019 年全国食道癌、胃癌、胰腺癌、乳腺癌和肺癌的死亡水平分别是云南省 2020 年的 2.51 倍、2.01 倍、1.57 倍、1.53 倍和 1.28 倍。

从死因构成看，前五位死因占恶性肿瘤死亡总数的比例云南省为 67.74%，全国为 71.22%，较接近；前十位死因占恶性肿瘤总死亡的比例云南省为 80.16%，全国为 79.87%，亦较接近（表 88、图 65）。

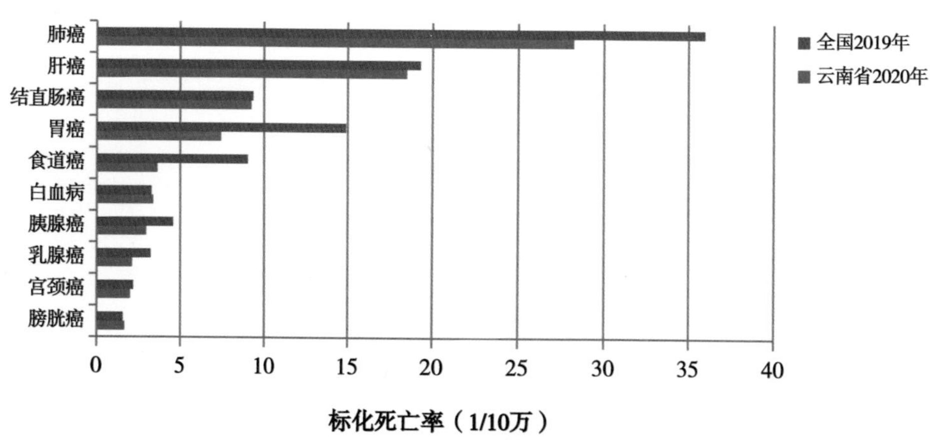

图 65　与全国 2019 年主要恶性肿瘤死亡水平比较

9. 前十位死因地区分布

表 89 所示云南省 16 个州市 2020 年前十位恶性肿瘤死因顺位。16 个州市前十位死因

基本相同，但顺位存在差异，导致各州市居民死亡的恶性肿瘤主要以肺癌、肝癌、胃癌、结直肠癌和食道癌为主，其次是白血病、胰腺癌、乳腺癌、宫颈癌、淋巴瘤与多发性骨髓瘤、唇及口腔和咽恶性肿瘤。第一位死因以肺癌居多占 62.5%、肝癌次之占 37.5%；第二位死因以肝癌居多占 62.5%、肺癌占 31.25%、胃癌占 6.25%；第三位死因胃癌占 50%、结直肠癌占 43.75%、肺癌占 6.25%。

表 89 2020 年云南省 16 个州市前十位恶性肿瘤顺位

州市	1	2	3	4	5	6	7	8	9	10
全省	肺癌	肝癌	结直肠癌	胃癌	食道癌	白血病	胰腺癌	乳腺癌	唇、口腔和咽恶性肿瘤	宫颈癌
昆明	肺癌	肝癌	结直肠癌	胃癌	胰腺癌	白血病	前列腺癌	乳腺癌	膀胱癌	食道癌
曲靖	肺癌	肝癌	结直肠癌	胃癌	白血病	食道癌	胰腺癌	膀胱癌	乳腺癌	唇、口腔和咽恶性肿瘤
玉溪	肺癌	肝癌	结直肠癌	胃癌	胰腺癌	白血病	淋巴瘤与多发性骨髓瘤	前列腺癌	食道癌	乳腺癌
保山	肺癌	肝癌	胃癌	结直肠癌	食道癌	白血病	胰腺癌	宫颈癌	唇、口腔和咽恶性肿瘤	乳腺癌
昭通	肺癌	肝癌	结直肠癌	胃癌	白血病	食道癌	胰腺癌	唇、口腔和咽恶性肿瘤	膀胱癌	淋巴瘤与多发性骨髓瘤
丽江	肝癌	肺癌	胃癌	食道癌	结直肠癌	胰腺癌	白血病	膀胱癌	乳腺癌	唇、口腔和咽恶性肿瘤
普洱	肝癌	肺癌	胃癌	结直肠癌	食道癌	白血病	唇、口腔和咽恶性肿瘤	胰腺癌	乳腺癌	淋巴瘤与多发性骨髓瘤
临沧	肝癌	肺癌	胃癌	结直肠癌	食道癌	白血病	唇、口腔和咽恶性肿瘤	淋巴瘤与多发性骨髓瘤	宫颈癌	胰腺癌
楚雄	肺癌	肝癌	结直肠癌	胃癌	食道癌	胰腺癌	白血病	宫颈癌	膀胱癌	淋巴瘤与多发性骨髓瘤

续表 89

州市	1	2	3	4	5	6	7	8	9	10
红河	肺癌	肝癌	结直肠癌	胃癌	白血病	胰腺癌	乳腺癌	食道癌	唇、口腔和咽恶性肿瘤	淋巴瘤与多发性骨髓瘤
文山	肝癌	肺癌	胃癌	结直肠癌	食道癌	白血病	唇、口腔和咽恶性肿瘤	淋巴瘤与多发性骨髓瘤	宫颈癌	乳腺癌
西双版纳	肺癌	肝癌	胃癌	结直肠癌	食道癌	乳腺癌	宫颈癌	白血病	唇、口腔和咽恶性肿瘤	淋巴瘤与多发性骨髓瘤
大理	肺癌	肝癌	结直肠癌	胃癌	胰腺癌	食道癌	白血病	乳腺癌	宫颈癌	膀胱癌
德宏	肺癌	肝癌	胃癌	结直肠癌	白血病	宫颈癌	胰腺癌	乳腺癌	淋巴瘤与多发性骨髓瘤	宫体癌
怒江	肝癌	肺癌	胃癌	食道癌	结直肠癌	白血病	唇、口腔和咽恶性肿瘤	胰腺癌	淋巴瘤与多发性骨髓瘤	乳腺癌
迪庆	肝癌	胃癌	肺癌	结直肠癌	食道癌	胰腺癌	膀胱癌	乳腺癌	宫颈癌	白血病

（二）肺癌

1. 全人群死亡水平

2020 年云南省共有 14 300 人死于肺癌，占死亡总数的 4.03%，占恶性肿瘤死亡的 28.59%。全人群粗死亡率和标化死亡率分别为 29.43/10 万和 28.21/10 万。

2. 不同性别死亡率及构成

男性肺癌死亡 10 011 例，占全部肺癌死亡的 70.01%，女性死亡 4 289 例，占 29.99%，男性粗死亡率和标化死亡率分别为 39.72/10 万和 41.02/10 万，女性分别为 18.35/10 万和 16.37/10 万，男性粗死亡率和标化死亡率分别是女性的 2.17 倍和 2.51 倍（表 90）。

表 90　2020 年云南省不同性别肺癌死亡率及构成

性别	死亡数	构成比（%）	粗死亡率（1/10 万）	标化死亡率（1/10 万）
男性	10 011	70.01	39.72	41.02
女性	4 289	29.99	18.35	16.37
全人群	14 300	100.00	29.43	28.21

3. 城乡死亡率及构成

城市居民肺癌死亡 5 957 例，占全部肺癌死亡的 41.66%，农村死亡 8 343 例，占 58.34%。城市居民粗死亡率和标化死亡率分别为 34.30/10 万和 31.94/10 万，农村分别为 26.72/10 万和 26.06/10 万，城市死亡率略高于农村（表 91）。

表 91　2020 年云南省城乡居民肺癌死亡率及构成

城乡	死亡数	构成比（%）	粗死亡率（1/10 万）	标化死亡率（1/10 万）
城市	5 957	41.66	34.30	31.94
农村	8 343	58.34	26.72	26.06
全人群	14 300	100.00	29.43	28.21

4. 年龄死亡分布

表 92 和表 93 所示云南省城乡居民各年龄组肺癌死亡水平及构成。45 岁之前肺癌死亡处于较低水平，45 岁之后随年龄的增长逐渐升高，死亡主要集中在 55 岁之后，占全部死亡的 82.81%。男性各年龄组死亡率均高于女性，男女各年龄组构成较接近。60 岁之前城乡各年龄组死亡率差异不大，60 岁之后城市各年龄组死亡率均高于农村，城乡各年龄组构成较接近（图 66、图 67）。

表 92　2020 年云南省肺癌性别年龄别死亡率及构成

年龄组（岁）	男性			女性			合计		
	死亡人数	死亡率（1/10万）	构成比（%）	死亡人数	死亡率（1/10万）	构成比（%）	死亡人数	死亡率（1/10万）	构成比（%）
0~	0	0.00	0.00	0	0.00	0.00	0	0.00	0.00
1~	0	0.00	0.00	2	0.18	0.05	2	0.09	0.01
5~	0	0.00	0.00	0	0.00	0.00	0	0.00	0.00
10~	0	0.00	0.00	0	0.00	0.00	0	0.00	0.00
15~	1	0.06	0.01	0	0.00	0.00	1	0.03	0.01
20~	3	0.18	0.03	3	0.21	0.07	6	0.20	0.04
25~	18	0.98	0.18	12	0.73	0.28	30	0.86	0.21
30~	45	1.96	0.45	21	1.01	0.49	66	1.51	0.46
35~	84	3.87	0.84	46	2.33	1.07	130	3.14	0.91
40~	212	10.49	2.12	95	5.31	2.21	307	8.06	2.15
45~	481	21.95	4.80	231	11.73	5.39	712	17.11	4.98
50~	881	43.42	8.80	323	17.02	7.53	1 204	30.66	8.42
55~	1 215	89.82	12.14	474	35.66	11.05	1 689	62.98	11.81
60~	1 316	123.07	13.15	466	44.20	10.87	1 782	83.91	12.46
65~	1 764	192.12	17.62	617	63.86	14.39	2 381	126.36	16.65
70~	1 513	250.74	15.11	558	83.97	13.01	2 071	163.33	14.48
75~	1 187	320.33	11.86	614	139.84	14.32	1 801	222.44	12.59

续表 92

年龄组（岁）	男性			女性			合计		
	死亡人数	死亡率（1/10万）	构成比（%）	死亡人数	死亡率（1/10万）	构成比（%）	死亡人数	死亡率（1/10万）	构成比（%）
80~	836	418.47	8.35	486	185.54	11.33	1 322	286.32	9.24
85~	455	378.32	4.55	341	179.11	7.95	796	256.23	5.57
合计	10 011	39.72	100.00	4 289	18.35	100.00	14 300	29.43	100.00

表 93　2020 年云南省城乡居民肺癌年龄别死亡率及构成

年龄组（岁）	城市			农村		
	死亡人数	死亡率（1/10 万）	构成比（%）	死亡人数	死亡率（1/10 万）	构成比（%）
0~	0	0.00	0.00	0	0.00	0.00
1~	0	0.00	0.00	2	0.13	0.02
5~	0	0.00	0.00	0	0.00	0.00
10~	0	0.00	0.00	0	0.00	0.00
15~	1	0.10	0.02	0	0.00	0.00
20~	2	0.18	0.03	4	0.21	0.05
25~	13	0.96	0.22	17	0.80	0.20
30~	17	1.06	0.29	49	1.76	0.59
35~	50	3.30	0.84	80	3.05	0.96
40~	114	7.96	1.91	193	8.12	2.31
45~	302	19.74	5.07	410	15.58	4.91
50~	463	31.59	7.77	741	30.10	8.88
55~	678	67.33	11.38	1 011	60.36	12.12
60~	732	91.43	12.29	1 050	79.37	12.59
65~	1 004	144.87	16.85	1 377	115.59	16.50
70~	886	196.17	14.87	1 185	145.16	14.20
75~	744	250.27	12.49	1 057	206.30	12.67
80~	597	354.71	10.02	725	247.09	8.69
85~	354	312.46	5.94	442	223.96	5.30
合计	5 957	34.30	100.00	8 343	26.72	100.00

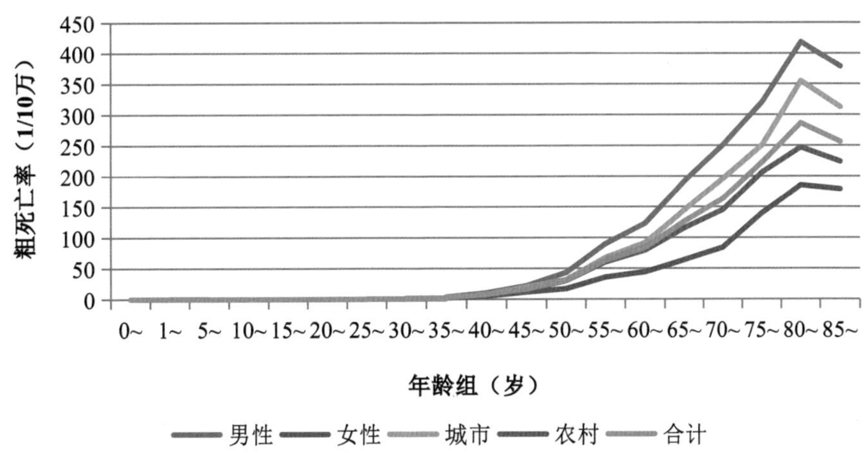

图 66　2020 年云南省城乡居民肺癌性别年龄别死亡水平

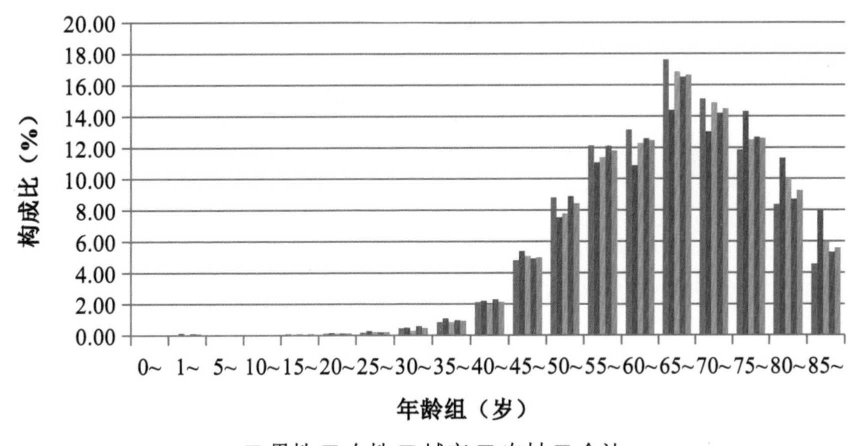

图 67　2020 年云南省城乡居民肺癌死亡人群年龄构成

5. 不同地区死亡分布

16 个州市全人群肺癌标化死亡率介于 10.81/10 万 ~63.54/10 万之间，其中迪庆州和怒江州较低，其标化死亡率分别为 10.81/10 万和 11.06/10 万；曲靖市最高，其死亡水平显著高于全省平均水平及各州市水平，标化死亡率（63.54/10 万）是全省平均水平的 2.25 倍，是迪庆州和怒江州的 5.88 倍和 5.75 倍。从肺癌占全死因的比例看，16 个州市有 3 个所占比超过全省平均水平（4.03%），其中以曲靖市最高为 9.48%，其次是玉溪市和昆明市，分别为 5.04% 和 4.56%（表 94、图 68）。

表94　2020年云南省16个州市肺癌死亡率及构成

地区	全死因死亡数	肺癌死亡数	占全死因比例（%）	粗死亡率（1/10万）	标化死亡率（1/10万）
昆明市	44 357	2 021	4.56	29.08	25.19
曲靖市	41 622	3 944	9.48	63.84	63.54
玉溪市	15 086	761	5.04	31.86	27.90
保山市	18 720	480	2.56	18.25	15.78
昭通市	39 080	1 267	3.24	22.44	25.54
丽江市	9 516	213	2.24	16.35	15.45
普洱市	19 669	512	2.60	19.30	18.46
临沧市	18 662	396	2.12	15.60	15.47
楚雄州	22 813	614	2.69	22.29	19.09
红河州	35 669	1 340	3.76	28.06	27.45
文山州	28 043	880	3.14	23.97	24.93
西双版纳州	9 007	339	3.76	28.34	30.56
大理州	26 770	640	2.39	17.68	15.57
德宏州	8 988	226	2.51	17.07	18.50
怒江州	4 247	57	1.34	10.23	11.06
迪庆州	2 798	41	1.47	10.24	10.81
云南省	354 914	14 300	4.03	29.43	28.21

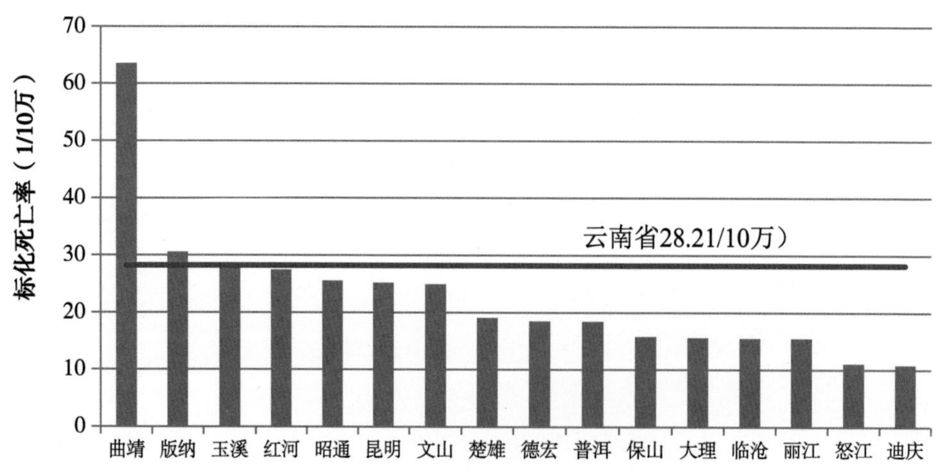

图68　2020年云南省16个州市肺癌死亡水平比较

（三）肝癌

1. 全人群死亡水平

2020年，云南省共有9 359人死于肝癌，占死亡总数的2.64%，占恶性肿瘤死亡总数的18.71%；全人群粗死亡率和标化死亡率分别为19.26/10万和18.52/10万。

2. 不同性别死亡率及构成

因肝癌死亡的男性有 6 853 人，占肝癌死亡总数的 73.22%；女性死亡 2 506 人，占 26.78%。男性粗死亡率和标化死亡率分别为 27.19/10 万和 27.46/10 万；女性分别为 10.72/10 万和 9.60/10 万；男性粗死亡率和标化死亡率均明显高于女性，男女粗死亡率和标化死亡率之比分别为 2.54 和 2.86（表 95）。

表 95　2020 年云南省不同性别肝癌死亡率及构成

性别	死亡数	构成比（%）	粗死亡率（1/10 万）	标化死亡率（1/10 万）
男性	6 853	73.22	27.19	27.46
女性	2 506	26.78	10.72	9.60
全人群	9 359	100.00	19.26	18.52

3. 城乡死亡率及构成

城市肝癌死亡 2 794 人，占肝癌死亡总数的 29.85%；农村死亡 6 565 人，占 70.15%。城市粗死亡率和标化死亡率分别为 16.09/10 万和 14.95/10 万，农村分别为 21.03/10 万和 20.63/10 万，农村死亡率略高于城市（表 96）。

表 96　2020 年云南省城乡居民肝癌死亡率及构成

城乡	死亡数	构成比（%）	粗死亡率（1/10 万）	标化死亡率（1/10 万）
城市	2 794	29.85	16.09	14.95
农村	6 565	70.15	21.03	20.63
全人群	9 359	100.00	19.26	18.52

4. 年龄死亡分布

肝癌死亡率在 40 岁之前处于较低水平，40 岁之后随年龄的增长逐渐上升，死亡主要集中在 45~79 岁年龄段，占全部死亡的 80.23%。30 岁之前男女各年龄组死亡率较接近，30 岁之后男性各年龄组死亡率明显高于女性；65 岁之前男性构成高于女性，65 岁之后女性构成高于男性。城市和农村各年龄组死亡率差异不大，其死亡构成亦较接近（表 97、表 98、图 69、图 70）。

表 97　2020 年云南省肝癌性别年龄别死亡率及构成

年龄组（岁）	男性			女性			合计		
	死亡人数	死亡率（1/10万）	构成比（%）	死亡人数	死亡率（1/10万）	构成比（%）	死亡人数	死亡率（1/10万）	构成比（%）
0~	1	0.32	0.01	2	0.66	0.08	3	0.49	0.03
1~	1	0.08	0.01	0	0.00	0.00	1	0.04	0.01
5~	1	0.07	0.01	1	0.08	0.04	2	0.07	0.02

续表 97

年龄组（岁）	男性			女性			合计		
	死亡人数	死亡率（1/10万）	构成比（%）	死亡人数	死亡率（1/10万）	构成比（%）	死亡人数	死亡率（1/10万）	构成比（%）
10~	1	0.06	0.01	1	0.07	0.04	2	0.06	0.02
15~	3	0.17	0.04	5	0.33	0.20	8	0.25	0.09
20~	8	0.49	0.12	7	0.50	0.28	15	0.49	0.16
25~	22	1.20	0.32	6	0.37	0.24	28	0.81	0.30
30~	85	3.70	1.24	11	0.53	0.44	96	2.19	1.03
35~	186	8.57	2.71	38	1.93	1.52	224	5.41	2.39
40~	440	21.78	6.42	74	4.14	2.95	514	13.49	5.49
45~	721	32.90	10.52	122	6.19	4.87	843	20.26	9.01
50~	908	44.75	13.25	204	10.75	8.14	1 112	28.32	11.88
55~	1 011	74.74	14.75	250	18.81	9.98	1 261	47.02	13.47
60~	907	84.82	13.24	297	28.17	11.85	1 204	56.70	12.86
65~	845	92.03	12.33	364	37.67	14.53	1 209	64.16	12.92
70~	676	112.03	9.86	351	52.82	14.01	1 027	81.00	10.97
75~	523	141.14	7.63	330	75.16	13.17	853	105.36	9.11
80~	315	157.68	4.60	258	98.49	10.30	573	124.10	6.12
85~	199	165.46	2.90	185	97.17	7.38	384	123.61	4.10
合计	6 853	27.19	100.00	2 506	10.72	100.00	9 359	19.26	100.00

表 98　2020 年云南省城乡居民肝癌年龄别死亡率及构成

年龄组（岁）	城市			农村		
	死亡人数	死亡率（1/10 万）	构成比（%）	死亡人数	死亡率（1/10 万）	构成比（%）
0~	1	0.47	0.04	2	0.50	0.03
1~	0	0.00	0.00	1	0.06	0.02
5~	0	0.00	0.00	2	0.11	0.03
10~	0	0.00	0.00	2	0.09	0.03
15~	2	0.20	0.07	6	0.27	0.09
20~	4	0.36	0.14	11	0.57	0.17
25~	8	0.59	0.29	20	0.94	0.30
30~	19	1.19	0.68	77	2.77	1.17
35~	56	3.69	2.00	168	6.40	2.56
40~	123	8.59	4.40	391	16.45	5.96
45~	236	15.43	8.45	607	23.07	9.25
50~	318	21.70	11.38	794	32.26	12.09
55~	363	36.05	12.99	898	53.61	13.68
60~	337	42.09	12.06	867	65.54	13.21

续表 98

年龄组（岁）	城市			农村		
	死亡人数	死亡率（1/10 万）	构成比（%）	死亡人数	死亡率（1/10 万）	构成比（%）
65~	398	57.43	14.24	811	68.08	12.35
70~	319	70.63	11.42	708	86.73	10.78
75~	266	89.48	9.52	587	114.57	8.94
80~	215	127.74	7.70	358	122.01	5.45
85~	129	113.86	4.62	255	129.21	3.88
合计	2 794	16.09	100.00	6 565	21.03	100.00

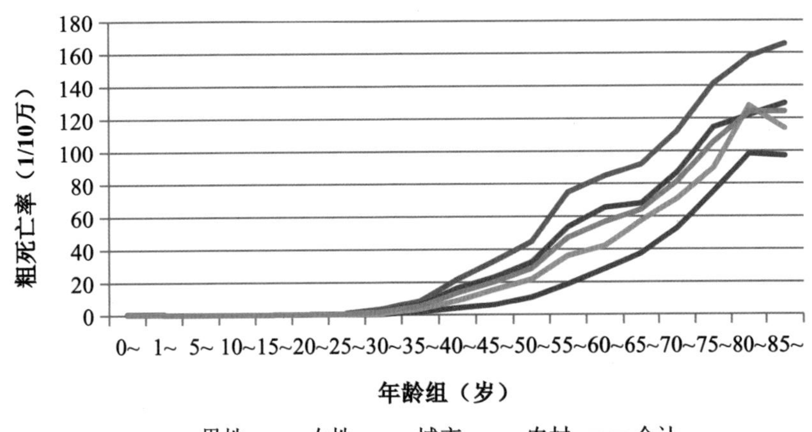

图 69　2020 年云南省城乡居民肝癌年龄别死亡水平

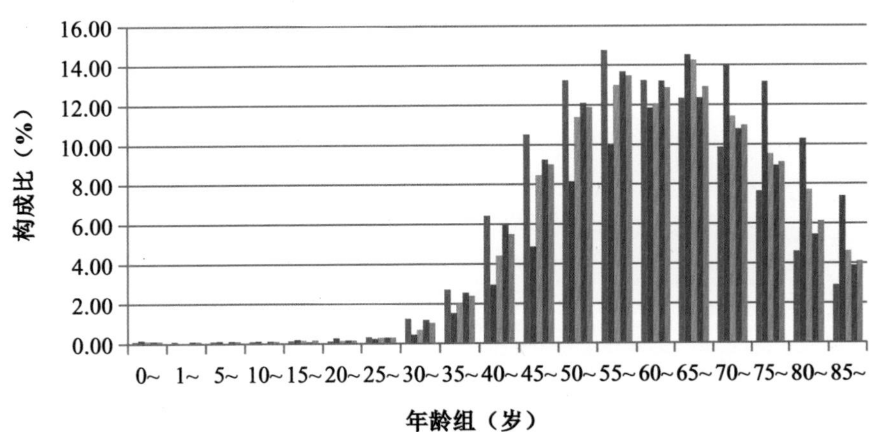

图 70　2020 年云南省城乡居民肝癌死亡人群年龄构成

5. 不同地区死亡分布

16 个州市全人群肝癌标化死亡率介于 10.29/10 万 ~26.41/10 万之间，其中保山市、昆明市、玉溪市和大理州较低，其标化死亡率分别为 10.29/10 万和 14.17/10 万、14.65/10 万和 14.75/10 万；文山州、西双版纳州、昭通市和普洱市较高，标化死亡率分别为 26.41/10 万、25.12/10 万、24.58/10 万和 23.85/10 万，其标化死亡率分别是全省平均水平的 1.43 倍 1.36 倍、1.33 倍和 1.29 倍。16 个州市有 6 个州市标化死亡率高于全省平均水平，占 37.5%，10 个州市低于全省平均水平，占 62.5%。从肝癌占全死因的比例看，16 个州市有 7 个所占比超过全省平均水平（2.64%），其中以普洱市和文山州较高，分别为 3.37% 和 3.31%（表 99、图 71）。

表 99　2020 年云南省 16 个州市肝癌死亡率及构成

地区	全死因死亡数	肝癌死亡数	占全死因比例（%）	粗死亡率（1/10 万）	标化死亡率（1/10 万）
昆明市	44 357	1 126	2.54	16.20	14.17
曲靖市	41 622	1 111	2.67	17.98	17.84
玉溪市	15 086	386	2.56	16.16	14.65
保山市	18 720	307	1.64	11.67	10.29
昭通市	39 080	1 204	3.08	21.33	24.58
丽江市	9 516	260	2.73	19.96	19.08
普洱市	19 669	662	3.37	24.96	23.85
临沧市	18 662	445	2.38	17.53	17.38
楚雄州	22 813	537	2.35	19.49	16.66
红河州	35 669	851	2.39	17.82	17.37
文山州	28 043	927	3.31	25.24	26.41
西双版纳州	9 007	294	3.26	24.58	25.12
大理州	26 770	599	2.24	16.55	14.75
德宏州	8 988	210	2.34	15.86	16.11
怒江州	4 247	90	2.12	16.16	18.18
迪庆州	2 798	79	2.82	19.74	20.08
云南省	354 914	9 359	2.64	19.26	18.52

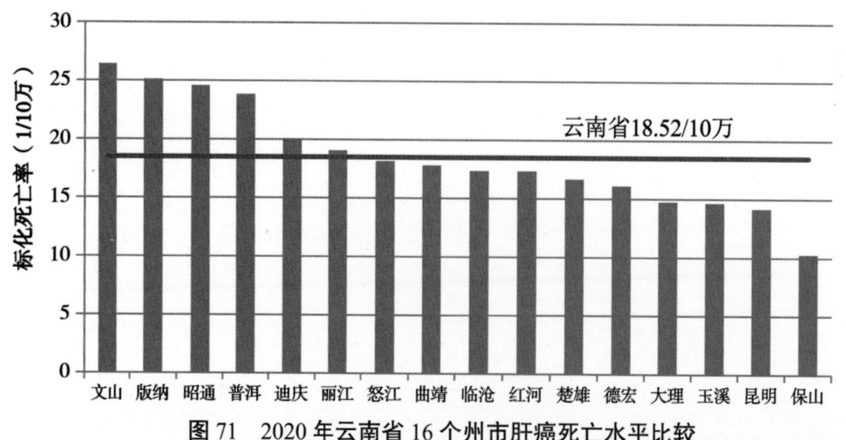

图 71　2020 年云南省 16 个州市肝癌死亡水平比较

（四）胃癌

1. 全人群死亡水平

2020年因胃癌死亡3 762人，占死亡总数的1.06%，占恶性肿瘤死亡总人数的7.52%，全人群粗死亡率和标化死亡率分别为7.74/10万和7.43/10万。

2. 不同性别死亡率及构成

因胃癌死亡的男性有2 385人，占胃癌总死亡人数的63.40%，女性死亡1 377人，占36.60%。男性粗死亡率和标化死亡率分别为9.46/10万和9.73/10万；女性分别为5.89/10万和5.22/10万；男性粗死亡率和标化死亡率分别是女性的1.61倍和1.86倍（表100）。

表100　2020年云南省不同性别胃癌死亡率及构成

性别	死亡数	构成比（%）	粗死亡率（1/10万）	标化死亡率（1/10万）
男性	2 385	63.40	9.46	9.73
女性	1 377	36.60	5.89	5.22
全人群	3 762	100.00	7.74	7.43

3. 城乡死亡率及构成

城市胃癌死亡1 112人，占胃癌总死亡人数的29.56%，农村死亡2 650人，占70.44%，城市胃癌粗死亡率和标化死亡率分别为6.40/10万和5.99/10万；农村分别为8.49/10万和8.27/10万，农村死亡率高于城市（表101）。

表101　2020年云南省城乡居民胃癌死亡率及构成

城乡	死亡数	构成比（%）	粗死亡率（1/10万）	标化死亡率（1/10万）
城市	1 112	29.56	6.40	5.99
农村	2 650	70.44	8.49	8.27
全人群	3 762	100.00	7.74	7.43

4. 年龄死亡分布

胃癌死亡率在50岁之前处于较低水平，50岁之后随年龄的增长逐渐上升，其死亡构成亦集中在50岁之后年龄段，占全部死亡的89.15%。45岁之前男女各年龄组死亡率较接近，45岁之后男性各年龄组死亡率明显高于女性；45岁之前男女各年龄组死亡构成基本接近，45~74岁男性构成高于女性，75岁之后女性构成高于男性。农村各年龄组死亡率均高于城市，各年龄组死亡构成城乡差异不大（表102、表103、图72、图73）。

表 102　2020 年云南省居民胃癌性别年龄别死亡率及构成

年龄组（岁）	男性			女性			合计		
	死亡人数	死亡率（1/10万）	构成比（%）	死亡人数	死亡率（1/10万）	构成比（%）	死亡人数	死亡率（1/10万）	构成比（%）
0~	0	0.00	0.00	0	0.00	0.00	0	0.00	0.00
1~	0	0.00	0.00	0	0.00	0.00	0	0.00	0.00
5~	0	0.00	0.00	0	0.00	0.00	0	0.00	0.00
10~	0	0.00	0.00	0	0.00	0.00	0	0.00	0.00
15~	0	0.00	0.00	1	0.07	0.07	1	0.03	0.03
20~	1	0.06	0.04	2	0.14	0.15	3	0.10	0.08
25~	5	0.27	0.21	8	0.49	0.58	13	0.37	0.35
30~	19	0.83	0.80	17	0.82	1.23	36	0.82	0.96
35~	29	1.34	1.22	23	1.17	1.67	52	1.26	1.38
40~	76	3.76	3.19	45	2.52	3.27	121	3.18	3.22
45~	126	5.75	5.28	56	2.84	4.07	182	4.37	4.84
50~	239	11.78	10.02	89	4.69	6.46	328	8.35	8.72
55~	290	21.44	12.16	135	10.16	9.80	425	15.85	11.30
60~	316	29.55	13.25	119	11.29	8.64	435	20.48	11.56
65~	396	43.13	16.60	201	20.80	14.60	597	31.68	15.87
70~	340	56.35	14.26	173	26.03	12.56	513	40.46	13.64
75~	252	68.01	10.57	193	43.95	14.02	445	54.96	11.83
80~	172	86.10	7.21	156	59.55	11.33	328	71.04	8.72
85~	124	103.10	5.20	159	83.51	11.55	283	91.10	7.52
合计	2 385	9.46	100.00	1 377	5.89	100.00	3 762	7.74	100.00

表 103　2020 年云南省城乡居民胃癌年龄别死亡率及构成

年龄组（岁）	城市			农村		
	死亡人数	死亡率（1/10万）	构成比（%）	死亡人数	死亡率（1/10万）	构成比（%）
0~	0	0.00	0.00	0	0.00	0.00
1~	0	0.00	0.00	0	0.00	0.00
5~	0	0.00	0.00	0	0.00	0.00
10~	0	0.00	0.00	0	0.00	0.00
15~	0	0.00	0.00	1	0.04	0.04
20~	0	0.00	0.00	3	0.15	0.11
25~	5	0.37	0.45	8	0.38	0.30
30~	7	0.44	0.63	29	1.04	1.09
35~	12	0.79	1.08	40	1.52	1.51
40~	26	1.82	2.34	95	4.00	3.58
45~	48	3.14	4.32	134	5.09	5.06

续表 103

年龄组（岁）	城市			农村		
	死亡人数	死亡率（1/10 万）	构成比（%）	死亡人数	死亡率（1/10 万）	构成比（%）
50~	90	6.14	8.09	238	9.67	8.98
55~	126	12.51	11.33	299	17.85	11.28
60~	121	15.11	10.88	314	23.74	11.85
65~	161	23.23	14.48	436	36.60	16.45
70~	173	38.30	15.56	340	41.65	12.83
75~	138	46.42	12.41	307	59.92	11.58
80~	119	70.70	10.70	209	71.23	7.89
85~	86	75.91	7.73	197	99.82	7.43
合计	1 112	6.40	100.00	2 650	8.49	100.00

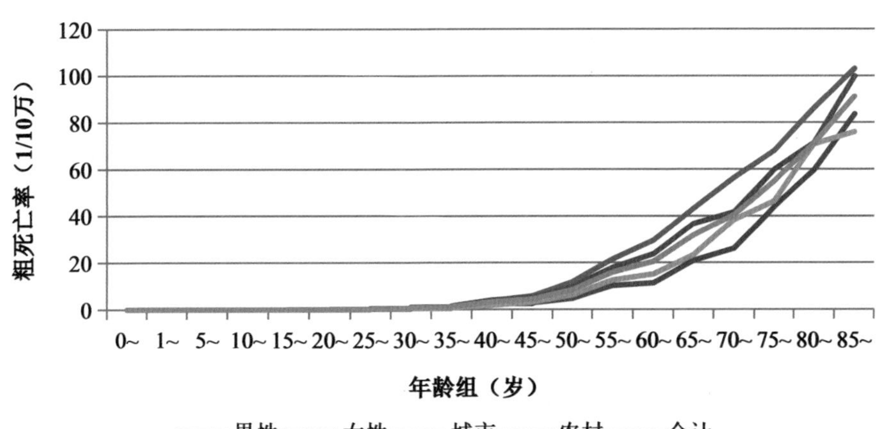

图 72　2020 年云南省城乡居民胃癌年龄别死亡水平

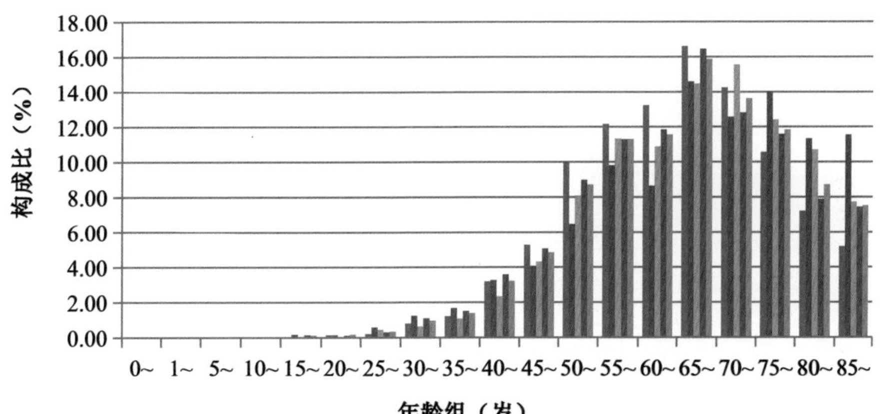

图 73　2020 年云南省城乡居民胃癌死亡人群年龄构成

5. 不同地区死亡分布

16 个州市全人群胃癌标化死亡率介于 5.20/10 万 ~14.93/10 万之间，其中楚雄州、昆明市和玉溪市较低，其标化死亡率分别为 5.20/10 万、6.10/10 万和 6.22/10 万；迪庆州、西双版纳州和丽江市较高，标化死亡率分别为 14.93/10 万、11.26/10 万和 10.62/10 万，其标化死亡率分别是全省平均水平的 2.01 倍、1.52 倍和 1.43 倍。16 个州市有 7 个州市标化死亡率高于全省平均水平，占 43.75%，9 个州市低于全省平均水平，占 56.25%。从胃癌占全死因的比例看，16 个州市有 10 个所占比超过全省平均水平（1.06%），其中以迪庆州和丽江市较高，分别为 2.04% 和 1.59%（表 104、图 74）。

表 104　2020 年云南省 16 个州市胃癌死亡率及构成

地区	全死因死亡数	胃癌死亡数	占全死因比例（%）	粗死亡率（1/10 万）	标化死亡率（1/10 万）
昆明市	44 357	483	1.09	6.95	6.10
曲靖市	41 622	415	1.00	6.72	6.67
玉溪市	15 086	167	1.11	6.99	6.22
保山市	18 720	198	1.06	7.53	6.57
昭通市	39 080	322	0.82	5.70	6.43
丽江市	9 516	151	1.59	11.59	10.62
普洱市	19 669	282	1.43	10.63	10.21
临沧市	18 662	247	1.32	9.73	9.43
楚雄州	22 813	163	0.71	5.92	5.20
红河州	35 669	316	0.89	6.62	6.37
文山州	28 043	312	1.11	8.50	8.73
西双版纳州	9 007	128	1.42	10.70	11.26
大理州	26 770	288	1.08	7.96	7.07
德宏州	8 988	82	0.91	6.19	6.77
怒江州	4 247	49	1.15	8.80	9.67
迪庆州	2 798	57	2.04	14.24	14.93
云南省	354 914	3 762	1.06	7.75	7.43

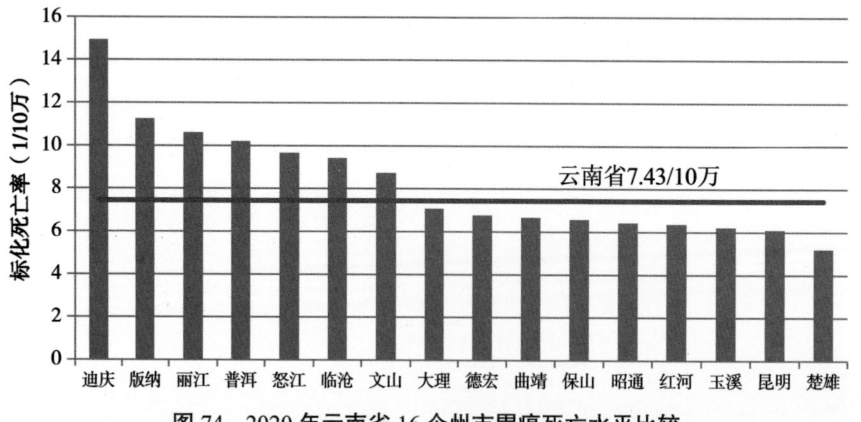

图 74　2020 年云南省 16 个州市胃癌死亡水平比较

（五）结直肠癌

1. 全人群死亡水平

2020 年因结直肠癌死亡 4 645 人，占死亡总数的 1.31%，占恶性肿瘤总死亡数的 9.29%，全人群粗死亡率和标化死亡率分别为 9.56/10 万和 9.22/10 万。

2. 不同性别死亡率及构成

男性结直肠癌死亡 2 753 人，占结直肠癌死亡总人数的 59.27%，女性死亡 1 892 人，占 40.73%；男性粗死亡率和标化死亡率分别为 10.92/10 万和 11.50/10 万，女性分别为 8.09/10 万和 7.19/10 万，男性粗死亡率和标化死亡率分别是女性的 1.35 倍和 1.60 倍（表 105）。

表 105　2020 年云南省不同性别结直肠癌死亡率及构成

性别	死亡数	构成比（%）	粗死亡率（1/10 万）	标化死亡率（1/10 万）
男性	2 753	59.27	10.92	11.50
女性	1 892	40.73	8.09	7.19
全人群	4 645	100.00	9.56	9.22

3. 城乡死亡率及构成

城市结直肠癌死亡 1 933 人，占结直肠癌死亡总人数的 41.61%，农村死亡 2 712 人，占 58.39%；城市粗死亡率和标化死亡率分别为 11.13/10 万和 10.41/10 万，农村分别为 8.69/10 万和 8.52/10 万，城市死亡率高于农村（表 106）。

表 106　2020 年云南省城乡居民结直肠癌死亡率及构成

城乡	死亡数	构成比（%）	粗死亡率（1/10 万）	标化死亡率（1/10 万）
城市	1 933	41.61	11.13	10.41
农村	2 712	58.39	8.69	8.52
全人群	4 645	100.00	9.56	9.22

4. 年龄死亡分布

结直肠癌死亡率在 50 岁之前处于较低水平，50 岁之后随年龄的增长逐渐上升，其死亡构成亦集中在 50 岁之后年龄段，占全部死亡的 89.58%。50 岁之前男女各年龄组死亡率差异不大，50 岁之后男性各年龄组死亡率高于女性，尤其 80 岁之后男性死亡率明显高于女性；男女各年龄组死亡构成较接近。城乡 65 岁之前各年龄组死亡率差异不大，65 岁之后城市死亡率高于农村，80 岁之后城乡死亡率差异显著；城乡各年龄组死亡构成无明显差异（表 107、表 108、图 75、图 76）。

表107　2020年云南省结直肠癌性别年龄别死亡率及构成

年龄组（岁）	男性			女性			合计		
	死亡人数	死亡率（1/10万）	构成比（%）	死亡人数	死亡率（1/10万）	构成比（%）	死亡人数	死亡率（1/10万）	构成比（%）
0~	0	0.00	0.00	0	0.00	0.00	0	0.00	0.00
1~	0	0.00	0.00	0	0.00	0.00	0	0.00	0.00
5~	0	0.00	0.00	0	0.00	0.00	0	0.00	0.00
10~	1	0.06	0.04	0	0.00	0.00	1	0.03	0.02
15~	3	0.17	0.11	1	0.07	0.05	4	0.12	0.09
20~	11	0.67	0.40	6	0.43	0.32	17	0.56	0.37
25~	13	0.71	0.47	12	0.73	0.63	25	0.72	0.54
30~	29	1.26	1.05	22	1.06	1.16	51	1.16	1.10
35~	38	1.75	1.38	22	1.12	1.16	60	1.45	1.29
40~	69	3.42	2.51	48	2.68	2.54	117	3.07	2.52
45~	115	5.25	4.18	94	4.77	4.97	209	5.02	4.50
50~	179	8.82	6.50	131	6.90	6.92	310	7.89	6.67
55~	255	18.85	9.26	144	10.83	7.61	399	14.88	8.59
60~	286	26.75	10.39	176	16.69	9.30	462	21.76	9.95
65~	448	48.79	16.27	283	29.29	14.96	731	38.79	15.74
70~	447	74.08	16.24	247	37.17	13.05	694	54.73	14.94
75~	371	100.12	13.48	326	74.25	17.23	697	86.09	15.01
80~	308	154.17	11.19	219	83.61	11.58	527	114.14	11.35
85~	180	149.66	6.54	161	84.57	8.51	341	109.77	7.34
合计	2 753	10.92	100.00	1 892	8.09	100.00	4 645	9.56	100.00

表108　2020年云南省城乡居民结直肠癌年龄别死亡率及构成

年龄组（岁）	城市			农村		
	死亡人数	死亡率（1/10万）	构成比（%）	死亡人数	死亡率（1/10万）	构成比（%）
0~	0	0.00	0.00	0	0.00	0.00
1~	0	0.00	0.00	0	0.00	0.00
5~	0	0.00	0.00	0	0.00	0.00
10~	0	0.00	0.00	1	0.05	0.04
15~	1	0.10	0.05	3	0.13	0.11
20~	5	0.45	0.26	12	0.62	0.44
25~	10	0.74	0.52	15	0.71	0.55
30~	16	1.00	0.83	35	1.26	1.29
35~	13	0.86	0.67	47	1.79	1.73
40~	43	3.00	2.22	74	3.11	2.73
45~	71	4.64	3.67	138	5.24	5.09

续表 108

年龄组（岁）	城市			农村		
	死亡人数	死亡率（1/10万）	构成比（%）	死亡人数	死亡率（1/10万）	构成比（%）
50~	114	7.78	5.90	196	7.96	7.23
55~	177	17.58	9.16	222	13.25	8.19
60~	176	21.98	9.11	286	21.62	10.55
65~	316	45.60	16.35	415	34.84	15.30
70~	299	66.20	15.47	395	48.39	14.56
75~	285	95.87	14.74	412	80.41	15.19
80~	233	138.44	12.05	294	100.20	10.84
85~	174	153.58	9.00	167	84.62	6.16
合计	1 933	11.13	100.00	2 712	8.69	100.00

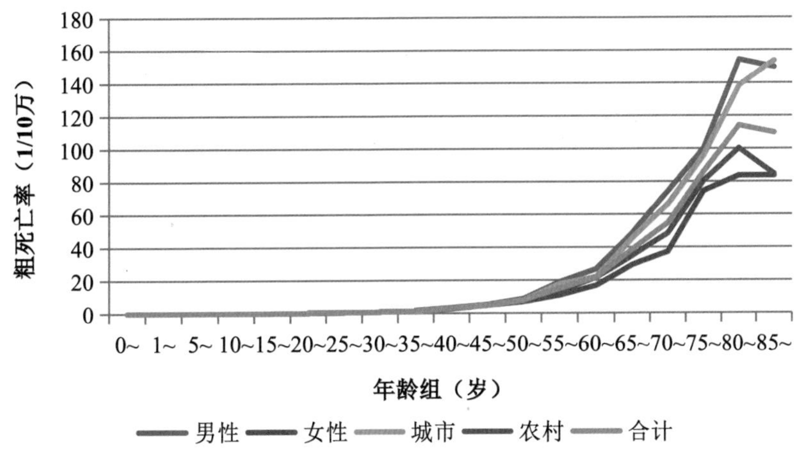

图 75 2020 年云南省城乡居民结直肠癌年龄别死亡水平

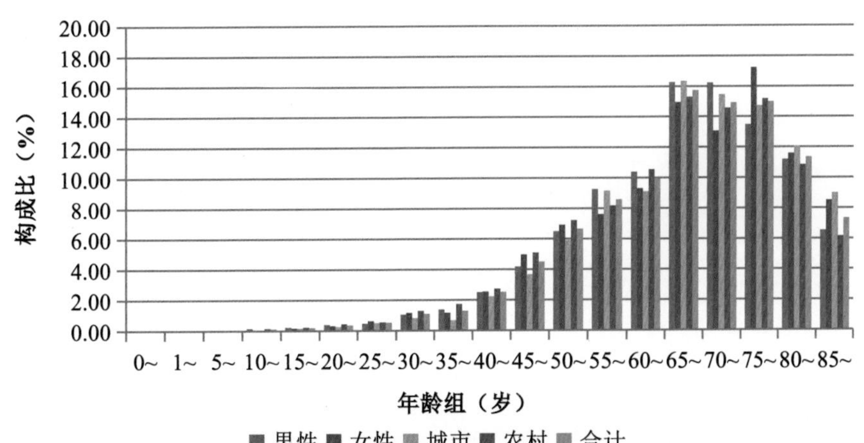

图 76 2020 年云南省城乡居民结直肠癌死亡人群年龄构成

5. 不同地区死亡分布

16 个州市全人群结直肠癌标化死亡率介于 4.45/10 万 ~11.67/10 万之间，其中怒江州和保山市较低，标化死亡率分别为 4.45/10 万和 6.03/10 万；西双版纳州和昆明市较高，标化死亡率分别为 11.67/10 万和 11.57/10 万，其标化死亡率分别是全省平均水平的 1.27 倍和 1.25 倍。16 个州市有 6 个州市标化死亡率高于全省平均水平，占 37.5%，10 个州市低于全省平均水平，占 62.5%。从结直肠癌占全死因的比例看，16 个州市有 6 个所占比超过全省平均水平（1.31%），其中以昆明市和玉溪市较高，分别为 2.09% 和 1.70%（表 109、图 77）。

表 109　2020 年云南省 16 个州市结直肠癌死亡率及构成

地区	全死因死亡数	结直肠癌死亡数	占全死因比例（%）	粗死亡率（1/10 万）	标化死亡率（1/10 万）
昆明市	44 357	926	2.09	13.32	11.57
曲靖市	41 622	577	1.39	9.34	9.37
玉溪市	15 086	256	1.70	10.72	9.46
保山市	18 720	183	0.98	6.96	6.03
昭通市	39 080	360	0.92	6.38	7.23
丽江市	9 516	85	0.89	6.53	6.15
普洱市	19 669	265	1.35	9.99	9.85
临沧市	18 662	214	1.15	8.43	8.63
楚雄州	22 813	275	1.21	9.98	8.60
红河州	35 669	461	1.29	9.65	9.40
文山州	28 043	295	1.05	8.03	8.37
西双版纳州	9 007	128	1.42	10.70	11.67
大理州	26 770	357	1.33	9.86	8.82
德宏州	8 988	82	0.91	6.19	6.67
怒江州	4 247	23	0.54	4.13	4.45
迪庆州	2 798	24	0.86	6.00	6.53
云南省	354 914	4 645	1.31	9.56	9.22

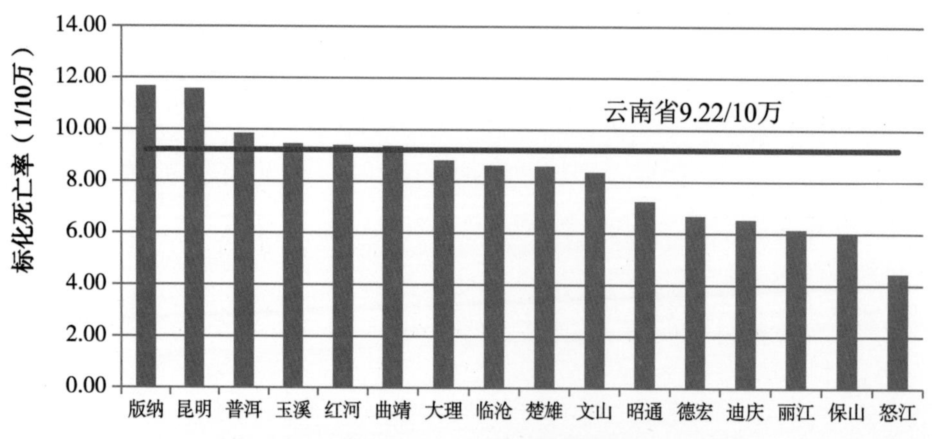

图 77　2020 年云南省 16 个州市结直肠癌死亡水平比较

（六）食道癌

1. 全人群死亡水平

2020 年，云南省共有 1 822 人死于食道癌，占全部死亡的 0.51%，占恶性肿瘤死亡总数的 3.64%；全人群粗死亡率和标化死亡率分别为 3.75/10 万和 3.59/10 万。

2. 不同性别死亡率及构成

男性食道癌死亡 1 569 人，占食道癌死亡总数的 86.11 %，女性死亡 253 人，占 13.89 %；男性粗死亡率和标化死亡率分别为 6.23/10 万和 6.33/10 万，女性分别为 1.08/10 万和 0.95/10 万，男性死亡率显著高于女性，男女粗死亡率和标化死亡率之比分别为 5.75 和 6.66（表 110）。

表 110　2020 年云南省不同性别食道癌死亡率及构成

性别	死亡数	构成比（%）	粗死亡率（1/10 万）	标化死亡率（1/10 万）
男性	1 569	86.11	6.23	6.33
女性	253	13.89	1.08	0.95
全人群	1 822	100.00	3.75	3.59

3. 城乡死亡率及构成

城市食道癌死亡 564 人，占 30.95%，农村死亡 1 258 人，占 69.05%；城市粗死亡率和标化死亡率分别为 3.25/10 万和 2.99/10 万，农村分别为 4.03/10 万和 3.94/10 万，农村死亡率略高于城市（表 111）。

表 111　2020 年云南省城乡居民食道癌死亡率及构成

城乡	死亡数	构成比（%）	粗死亡率（1/10 万）	标化死亡率（1/10 万）
城市	564	30.95	3.25	2.99
农村	1 258	69.05	4.03	3.94
全人群	1 822	100.00	3.75	3.59

4. 年龄死亡分布

食道癌死亡率在 50 岁之前处于较低水平，50 岁之后随着年龄的增长逐渐上升，其死亡构成主要集中在 50~79 岁年龄段，占全部死亡的 80.13%。40 岁之前男女各年龄组死亡率较接近，40 岁之后男性各年龄组死亡率明显高于女性，45~74 岁男性构成高于女性，75 岁之后女性构成高于男性。城乡各年龄组死亡率和构成无明显差异（表 112、表 113、图 78、图 79）。

表 112　2020 年云南省食道癌性别年龄别死亡率及构成

年龄组（岁）	男性			女性			合计		
	死亡人数	死亡率（1/10万）	构成比（%）	死亡人数	死亡率（1/10万）	构成比（%）	死亡人数	死亡率（1/10万）	构成比（%）
0~	0	0.00	0.00	0	0.00	0.00	0	0.00	0.00
1~	1	0.08	0.06	0	0.00	0.00	1	0.04	0.05
5~	0	0.00	0.00	0	0.00	0.00	0	0.00	0.00
10~	0	0.00	0.00	0	0.00	0.00	0	0.00	0.00
15~	0	0.00	0.00	0	0.00	0.00	0	0.00	0.00
20~	4	0.24	0.25	0	0.00	0.00	4	0.13	0.22
25~	0	0.00	0.00	2	0.12	0.79	2	0.06	0.11
30~	5	0.22	0.32	1	0.05	0.40	6	0.14	0.33
35~	8	0.37	0.51	7	0.35	2.77	15	0.36	0.82
40~	38	1.88	2.42	7	0.39	2.77	45	1.18	2.47
45~	64	2.92	4.08	6	0.30	2.37	70	1.68	3.84
50~	166	8.18	10.58	7	0.37	2.77	173	4.41	9.50
55~	215	15.89	13.70	15	1.13	5.93	230	8.58	12.62
60~	288	26.93	18.36	20	1.90	7.91	308	14.50	16.90
65~	275	29.95	17.53	39	4.04	15.42	314	16.66	17.23
70~	234	38.78	14.91	35	5.27	13.83	269	21.21	14.76
75~	131	35.35	8.35	35	7.97	13.83	166	20.50	9.11
80~	90	45.05	5.74	45	17.18	17.79	135	29.24	7.41
85~	50	41.57	3.19	34	17.86	13.44	84	27.04	4.61
合计	1 569	6.23	100.00	253	1.08	100.00	1 822	3.75	100.00

表 113　2020 年云南省城乡居民食道癌年龄别死亡率及构成

年龄组（岁）	城市			农村		
	死亡人数	死亡率（1/10 万）	构成比（%）	死亡人数	死亡率（1/10 万）	构成比（%）
0~	0	0.00	0.00	0	0.00	0.00
1~	0	0.00	0.00	1	0.06	0.08
5~	0	0.00	0.00	0	0.00	0.00
10~	0	0.00	0.00	0	0.00	0.00
15~	0	0.00	0.00	0	0.00	0.00
20~	0	0.00	0.00	4	0.21	0.32
25~	1	0.07	0.18	1	0.05	0.08
30~	2	0.13	0.35	4	0.14	0.32
35~	3	0.20	0.53	12	0.46	0.95
40~	10	0.70	1.77	35	1.47	2.78
45~	22	1.44	3.90	48	1.82	3.82

续表 113

年龄组（岁）	城市			农村		
	死亡人数	死亡率（1/10 万）	构成比（%）	死亡人数	死亡率（1/10 万）	构成比（%）
50~	50	3.41	8.87	123	5.00	9.78
55~	62	6.16	10.99	168	10.03	13.35
60~	89	11.12	15.78	219	16.55	17.41
65~	107	15.44	18.97	207	17.38	16.45
70~	102	22.58	18.09	167	20.46	13.28
75~	43	14.46	7.62	123	24.01	9.78
80~	49	29.11	8.69	86	29.31	6.84
85~	24	21.18	4.26	60	30.40	4.77
合计	564	3.25	100.00	1 258	4.03	100.00

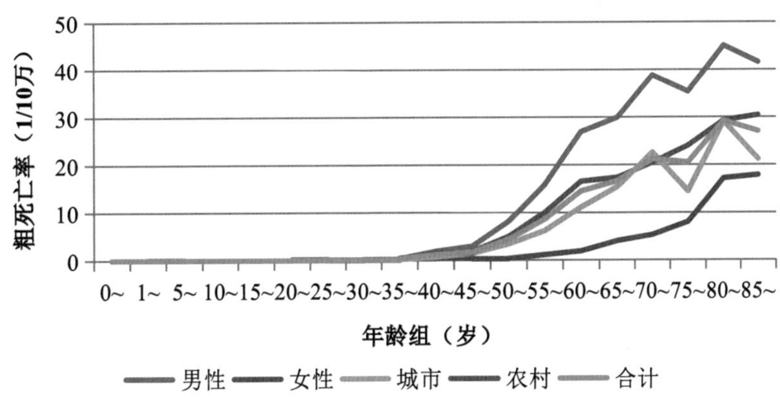

图 78　2020 年云南省城乡居民食道癌年龄别死亡水平

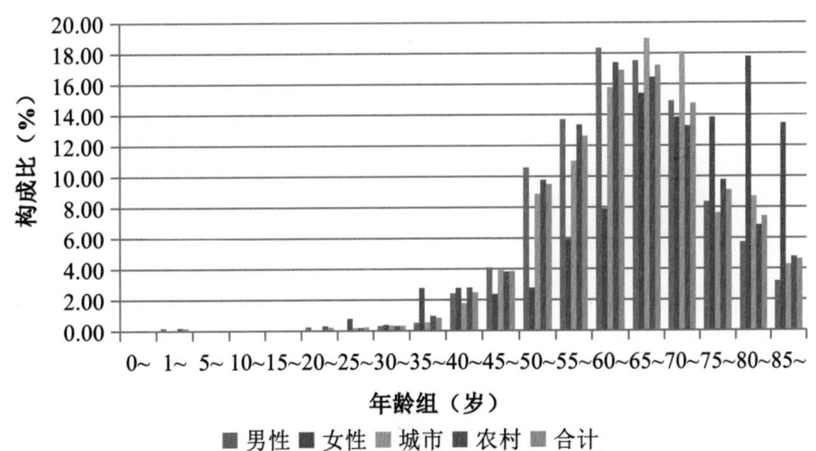

图 79　2020 年云南省城乡居民食道癌死亡人群年龄构成

5. 不同地区死亡分布

16 个州市全人群食道癌标化死亡率介于 1.80/10 万 ~7.68/10 万之间，其中德宏州、昆明市、红河州和玉溪市较低，标化死亡率分别为 1.80/10 万、2.12/10 万、2.14/10 万和 2.19/10 万；丽江市和普洱市较高，标化死亡率分别为 7.68/10 万和 7.29/10 万，其标化死亡率分别是全省平均水平的 2.14 倍和 2.03 倍。16 个州市有 7 个州市标化死亡率高于全省平均水平，占 43.75%，9 个州市低于全省平均水平，占 56.25%。从食道癌占全死因的比例看，16 个州市有 9 个所占比超过全省平均水平（0.51%），其中以丽江市和普洱市较高，分别为 1.11% 和 1.04%（表 114、图 80）。

表 114　2020 年云南省 16 个州市食道癌死亡率及构成

地区	全死因死亡数	食道癌死亡数	占全死因比例（%）	粗死亡率（1/10 万）	标化死亡率（1/10 万）
昆明市	44 357	171	0.39	2.46	2.12
曲靖市	41 622	202	0.49	3.27	3.23
玉溪市	15 086	57	0.38	2.39	2.19
保山市	18 720	97	0.52	3.69	3.16
昭通市	39 080	136	0.35	2.41	2.68
丽江市	9 516	106	1.11	8.14	7.68
普洱市	19 669	205	1.04	7.73	7.29
临沧市	18 662	144	0.77	5.67	5.76
楚雄州	22 813	104	0.46	3.77	3.25
红河州	35 669	106	0.30	2.22	2.14
文山州	28 043	174	0.62	4.74	4.88
西双版纳州	9 007	63	0.70	5.27	5.43
大理州	26 770	140	0.52	3.87	3.38
德宏州	8 988	23	0.26	1.74	1.80
怒江州	4 247	23	0.54	4.13	4.52
迪庆州	2 798	16	0.57	4.00	4.30
云南省	354 914	1 822	0.51	3.75	3.59

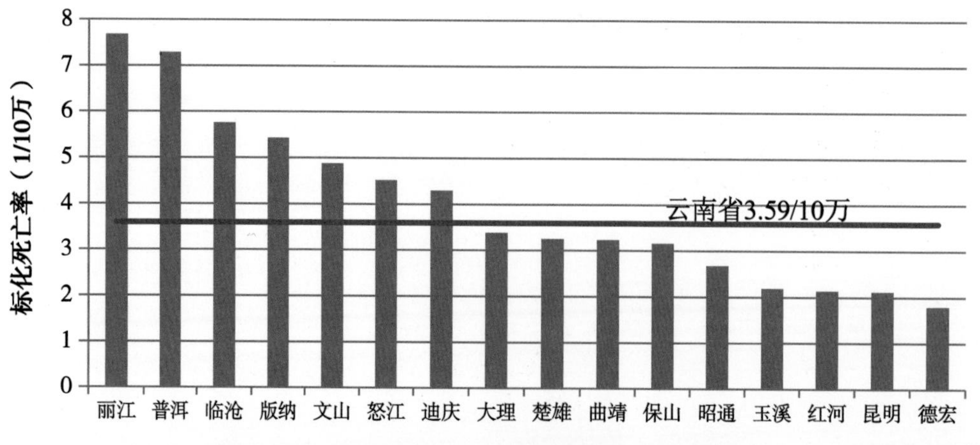

图 80　2020 年云南省 16 个州市食道癌死亡水平比较

（七）16个州市主要恶性肿瘤标化死亡率位次

表115所示云南省16个州市主要恶性肿瘤标化死亡率位次。2020年恶性肿瘤死亡水平位居前三位的是曲靖、西双版纳和文山，其标化死亡率依次为128.54/10万、122.06/10万和110.48/10万；肺癌前三位是曲靖、西双版纳和玉溪，其标化死亡率依次为63.54/10万、30.56/10万和27.90/10万；肝癌前三位是文山、西双版纳和昭通，其标化死亡率依次为26.41/10万、25.12/10万和24.58/10万；胃癌前三位是迪庆、西双版纳和丽江，其标化死亡率依次为14.93/10万、11.26/10万和10.62/10万；结直肠癌前三位是西双版纳、昆明和普洱，其标化死亡率依次为11.67/10万、11.57/10万和9.85/10万；食道癌前三位是丽江、普洱和临沧，其标化死亡率依次为7.68/10万、7.29/10万和5.76/10万（图81）。

表115　2020年云南省16个州市主要恶性肿瘤标化死亡率位次

位次	恶性肿瘤		肺癌		肝癌		胃癌		结直肠癌		食道癌	
	地区	死亡率	地区	死亡率	地区	死亡率	地区	死亡率	地区	死亡率	地区	死亡率
1	曲靖	128.54	曲靖	63.54	文山	26.41	迪庆	14.93	版纳	11.67	丽江	7.68
2	版纳	122.06	版纳	30.56	版纳	25.12	版纳	11.26	昆明	11.57	普洱	7.29
3	文山	110.48	玉溪	27.90	昭通	24.58	丽江	10.62	普洱	9.85	临沧	5.76
4	普洱	101.11	红河	27.45	普洱	23.85	普洱	10.21	玉溪	9.46	版纳	5.43
5	昆明	94.28	昭通	25.54	迪庆	20.08	怒江	9.67	红河	9.40	文山	4.88
6	红河	94.08	昆明	25.19	丽江	19.08	临沧	9.43	曲靖	9.37	怒江	4.52
7	玉溪	92.52	文山	24.93	怒江	18.18	文山	8.73	大理	8.82	迪庆	4.30
8	昭通	91.77	楚雄	19.09	曲靖	17.84	大理	7.07	临沧	8.63	大理	3.38
9	德宏	87.5	德宏	18.5	临沧	17.38	德宏	6.77	楚雄	8.60	楚雄	3.25
10	丽江	85.19	普洱	18.46	红河	17.37	曲靖	6.67	文山	8.37	曲靖	3.23
11	临沧	83.35	保山	15.78	楚雄	16.66	保山	6.57	昭通	7.23	保山	3.16
12	楚雄	82.42	大理	15.57	德宏	16.11	昭通	6.43	德宏	6.67	昭通	2.68
13	大理	81.27	临沧	15.47	大理	14.75	红河	6.37	迪庆	6.53	玉溪	2.19
14	迪庆	77.45	丽江	15.45	玉溪	14.65	玉溪	6.22	丽江	6.15	红河	2.14
15	怒江	76.81	怒江	11.06	昆明	14.17	昆明	6.1	保山	6.03	昆明	2.12
16	保山	69.31	迪庆	10.81	保山	10.29	楚雄	5.2	怒江	4.45	德宏	1.80
—	全省	99.12	全省	28.21	全省	18.52	全省	7.43	全省	9.22	全省	3.59

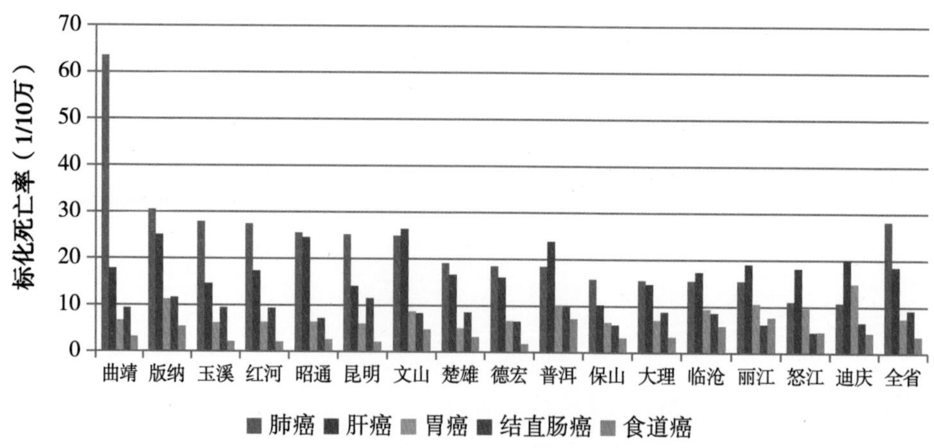

图81　2020年云南省16个州市主要恶性肿瘤死亡水平比较

五、损伤和中毒死亡情况

（一）损伤和中毒

1. 全人群死亡水平

2020年云南省共有36 894人死于损伤和中毒，为居民第五位死因，全人群粗死亡率和标化死亡率分别为75.94/10万和74.82/10万，占死亡总数的10.40%。

2. 不同性别死亡率及构成

男性损伤和中毒死亡25 676人，占损伤和中毒死亡总数的69.59%，女性死亡11 218人，占30.41%；男性粗死亡率和标化死亡率分别为101.87/10万和104.25/10万，女性分别为47.98/10万和43.73/10万；男性死亡率显著高于女性，男女粗死亡率和标化死亡率之比分别为2.12和2.38（表116）。

表116　2020年云南省不同性别损伤和中毒死亡率及构成

性别	死亡数	构成比（%）	粗死亡率（1/10万）	标化死亡率（1/10万）
男性	25 676	69.59	101.87	104.25
女性	11 218	30.41	47.98	43.73
全人群	36 894	100.00	75.94	74.82

3. 城乡死亡率及构成

表117显示城乡损伤和中毒死亡水平及构成。2020年云南省城市损伤和中毒死亡10 780例，占损伤和中毒死亡总数的29.22%，粗死亡率为62.08/10万，标化死亡率为59.88/10万；农村死亡26 114例，占损伤和中毒死亡总数的70.78%，粗死亡率为83.65/10万，标化死亡率为83.50/10万，农村死亡率高于城市（表117）。

表 117 2020 年云南省城乡居民损伤和中毒死亡率及构成

城乡	死亡数	构成比（%）	粗死亡率（1/10 万）	标化死亡率（1/10 万）
城市	10 780	29.22	62.08	59.88
农村	26 114	70.78	83.65	83.50
全人群	36 894	100.00	75.94	74.82

4. 年龄死亡分布

表118和表119显示了云南省性别和城乡，损伤和中毒死亡率及构成。随着年龄的增加，损伤和中毒死亡率总体呈上升趋势，男性各年龄组死亡率均高于女性。比较城乡各年龄组死亡率水平，除 85~ 岁组死亡率城市高于农村外，其余各年龄组均显示农村略高于城市，无论性别城乡各年龄组死亡率升降趋势一致（图 82）。

从死亡年龄构成看，损伤和中毒各年龄组均有分布，其中以 30 岁之后相对较高，占死亡总数的 84.16%，15 岁之前和 65 岁之后女性各年龄组构成高于男性，15~64 岁则为男性高于女性，城乡除 85~ 岁组城市明显高于农村外，其余各年龄组死亡构成均较接近（图 83）。

表 118 2020 年云南省损伤和中毒性别年龄别死亡率及构成

年龄组（岁）	男性			女性			合计		
	死亡人数	死亡率（1/10万）	构成比（%）	死亡人数	死亡率（1/10万）	构成比（%）	死亡人数	死亡率（1/10万）	构成比（%）
0~	161	51.76	0.63	120	39.66	1.07	281	45.79	0.76
1~	405	33.68	1.58	330	29.34	2.94	735	31.58	1.99
5~	289	19.72	1.13	181	13.78	1.61	470	16.92	1.27
10~	399	23.77	1.55	205	13.98	1.83	604	19.20	1.64
15~	770	44.40	3.00	288	19.12	2.57	1 058	32.64	2.87
20~	1 021	62.48	3.98	262	18.63	2.34	1 283	42.20	3.48
25~	1 126	61.38	4.39	288	17.57	2.57	1 414	40.71	3.83
30~	1 631	70.93	6.35	385	18.47	3.43	2 016	45.99	5.46
35~	1 830	84.31	7.13	404	20.48	3.60	2 234	53.92	6.06
40~	2 142	106.03	8.34	542	30.30	4.83	2 684	70.47	7.27
45~	2 682	122.39	10.45	596	30.26	5.31	3 278	78.78	8.88
50~	2 768	136.42	10.78	703	37.04	6.27	3 471	88.39	9.41
55~	2 268	167.66	8.83	683	51.38	6.09	2 951	110.03	8.00
60~	1 606	150.19	6.25	584	55.39	5.21	2 190	103.13	5.94
65~	1 601	174.37	6.24	822	85.08	7.33	2 423	128.59	6.57
70~	1 272	210.80	4.95	789	118.73	7.03	2 061	162.54	5.59
75~	1 305	352.17	5.08	1 011	230.25	9.01	2 316	286.05	6.28
80~	1 168	584.65	4.55	1 186	452.77	10.57	2 354	509.83	6.38
85~	1 232	1 024.36	4.80	1 839	965.93	16.39	3 071	988.55	8.32
合计	25 676	101.87	100.00	11 218	47.98	100.00	36 894	75.94	100.00

表 119　2020 年云南省城乡居民损伤和中毒年龄别死亡率及构成

年龄组（岁）	城市			农村		
	死亡人数	死亡率（1/10 万）	构成比（%）	死亡人数	死亡率（1/10 万）	构成比（%）
0~	95	44.97	0.88	186	46.23	0.71
1~	242	31.43	2.24	493	31.66	1.89
5~	108	12.14	1.00	362	19.17	1.39
10~	138	14.11	1.28	466	21.50	1.78
15~	275	27.91	2.55	783	34.71	3.00
20~	363	32.95	3.37	920	47.46	3.52
25~	413	30.51	3.83	1 001	47.22	3.83
30~	580	36.26	5.38	1 436	51.58	5.50
35~	578	38.09	5.36	1 656	63.06	6.34
40~	741	51.75	6.87	1 943	81.74	7.44
45~	881	57.59	8.17	2 397	91.10	9.18
50~	951	64.89	8.82	2 520	102.37	9.65
55~	800	79.44	7.42	2 151	128.42	8.24
60~	643	80.31	5.96	1 547	116.94	5.92
65~	701	101.15	6.50	1 722	144.55	6.59
70~	660	146.13	6.12	1 401	171.62	5.36
75~	683	229.75	6.34	1 633	318.72	6.25
80~	788	468.19	7.31	1 566	533.72	6.00
85~	1 140	1 006.21	10.58	1 931	978.42	7.39
合计	10 780	62.08	100.00	26 114	83.65	100.00

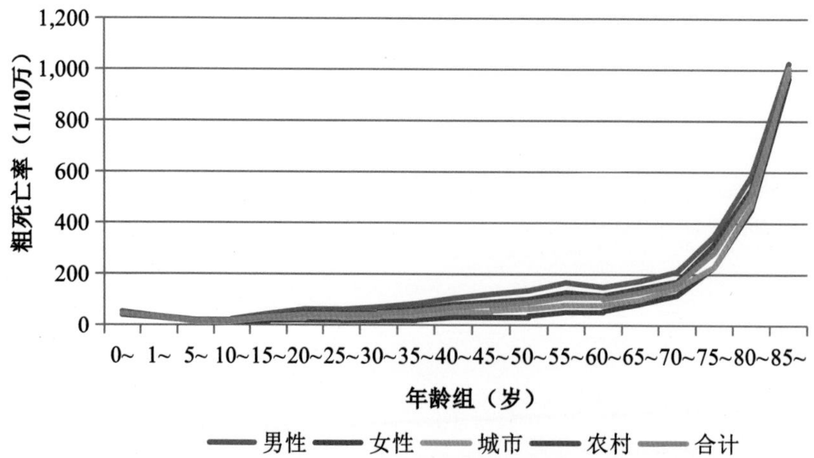

图 82　2020 年云南省城乡居民损伤和中毒年龄别死亡水平

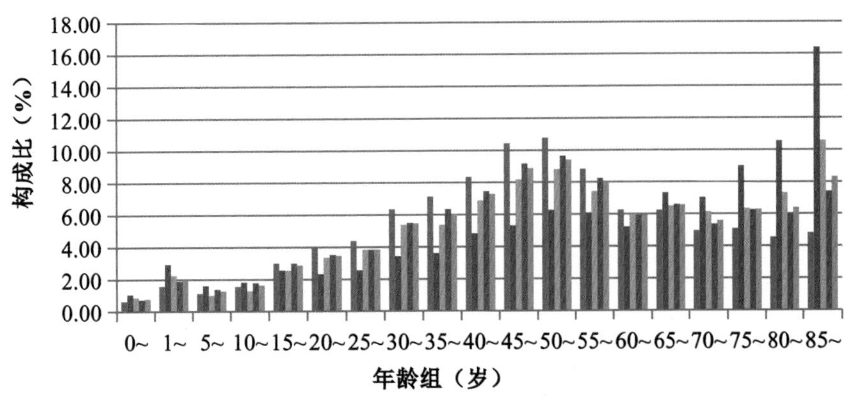

图 83 2020 年云南省城乡居民损伤和中毒死亡人群年龄构成

5. 不同地区死亡分布

16 个州市全人群损伤和中毒标化死亡率介于 48.23/10 万 ~93.65/10 万之间，其中昆明市较低，标化死亡率为 48.23/10 万；西双版纳州和文山州较高，标化死亡率分别为 93.65/10 万和 93.56/10 万，其标化死亡率分别是全省平均水平的 1.25 倍。16 个州市有 8 个州市标化死亡率高于全省平均水平，占 50%，8 个州市低于全省平均水平，占 50%。从损伤和中毒占全死因的比例看，16 个州市有 10 个所占比超过全省平均水平（10.40%），其中以德宏州、迪庆州和西双版纳州较高，分别为 12.29%、12.19% 和 12.04%（表 120、图 84）。

表 120 2020 年云南省 16 个州市损伤和中毒死亡率及构成

地区	全死因死亡数	损伤和中毒死亡数	占全死因比例（%）	粗死亡率（1/10 万）	标化死亡率（1/10 万）
昆明市	44 357	3 621	8.16	52.10	48.23
曲靖市	41 622	4 449	10.69	72.02	72.49
玉溪市	15 086	1 736	11.51	72.67	66.33
保山市	18 720	2 139	11.43	81.33	74.22
昭通市	39 080	4 102	10.50	72.66	79.21
丽江市	9 516	853	8.96	65.49	63.90
普洱市	19 669	1 822	9.26	68.70	67.19
临沧市	18 662	1 749	9.37	68.91	69.78
楚雄州	22 813	2 461	10.79	89.33	81.74
红河州	35 669	3 850	10.79	80.63	80.53
文山州	28 043	3 324	11.85	90.52	93.56
西双版纳州	9 007	1 084	12.04	90.64	93.65
大理州	26 770	2 616	9.77	72.28	67.33
德宏州	8 988	1 105	12.29	83.46	88.44
怒江州	4 247	437	10.29	78.45	81.38

续表 120

地区	全死因死亡数	损伤和中毒死亡数	占全死因比例（%）	粗死亡率（1/10 万）	标化死亡率（1/10 万）
迪庆州	2 798	341	12.19	85.19	86.72
云南省	354 914	36 894	10.40	75.94	74.82

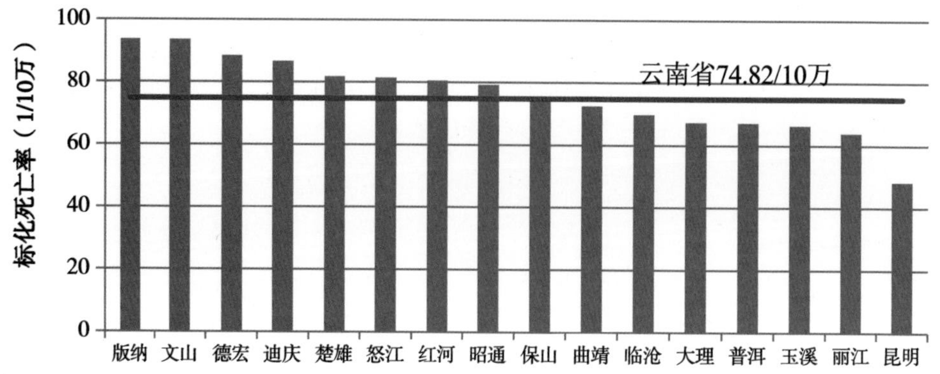

图 84　2020 年云南省 16 个州市损伤和中毒死亡水平比较

6. 死亡率的变化与比较

（1）2015—2020 年云南省居民损伤和中毒死亡率变化情况

表 121 和图 85 所示 2015—2020 年云南省居民损伤和中毒死亡率变化趋势，无论性别、城乡和全人群，损伤和中毒标化死亡率均呈现逐年下降的趋势，其中城市下降幅度较大，从 2015 年的 99.82/10 万下降到 2020 年的 59.88/10 万，下降了 40.01%。各年标化死亡率均显示男性明显高于女性，2015—2020 年男女标化死亡率之比分别为 2.38、2.32、2.30、2.40、2.43 和 2.38。2015—2017 年城乡死亡水平较接近，2018—2020 年农村死亡明显高于城市，其死亡率之比分别为 1.31、1.33 和 1.39。

表 121　云南省和全国损伤和中毒标化死亡率（1/10 万）

地区	人群分类	2015 年	2016 年	2017 年	2018 年	2019 年	2020 年
云南省	男性	131.19	117.82	117.86	108.67	108.69	104.25
	女性	55.11	50.74	51.16	45.26	44.73	43.73
	城市	99.82	86.15	81.57	65.09	64.26	59.88
	农村	93.07	85.27	87.67	85.30	85.27	83.50
	全人群	94.21	85.55	85.59	78.02	77.64	74.82
全国	男性	62.54	60.98	58.58	55.17	54.10	—
	女性	27.17	26.63	25.66	24.68	25.11	—
	城市	34.37	33.59	32.29	30.65	30.32	—
	农村	50.23	49.36	47.47	45.06	44.71	—
	全人群	44.98	43.98	42.24	40.05	39.66	—

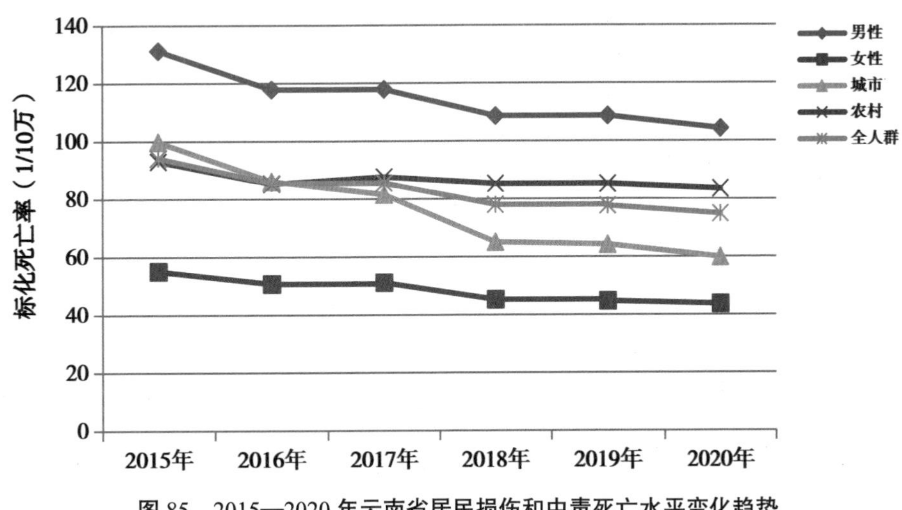

图 85 2015—2020 年云南省居民损伤和中毒死亡水平变化趋势

（2）与全国 2015—2019 年死亡水平比较

与全国 2015—2019 年损伤和中毒死亡水平比较，无论性别、城乡和全人群云南省和全国均呈现逐年下降的趋势，但各年的死亡水平均显示云南省显著高于全国。云南省男性、女性、城市、农村、全人群 2015 年标化死亡率分别是全国水平的 2.10 倍、2.03 倍、2.90 倍、1.85 倍和 2.09 倍；2016 年分别是全国水平的 1.93 倍、1.91 倍、2.56 倍、1.73 倍和 1.95 倍；2017 年分别是全国水平的 2.01 倍、1.99 倍、2.53 倍、1.85 倍和 2.03 倍；2018 年分别是全国水平的 1.97 倍、1.83 倍、2.12 倍、1.89 倍和 1.95 倍；2019 年分别是全国水平的 2.01 倍、1.78 倍、2.12 倍、1.91 倍和 1.96 倍；云南省 2020 年男性、女性、城市、农村、全人群标化死亡率分别是 2019 年全国水平的 1.93 倍、1.74 倍、1.97 倍、1.87 倍和 1.89 倍。2015—2019 年云南省和全国死亡水平升降趋势基本一致，性别间两者均显示男性大于女性，男女标化死亡率之比亦较接近，2015—2019 年云南省男女标化死亡率之比分别为 2.38、2.32、2.30、2.40 和 2.43，全国分别为 2.30、2.29、2.28、2.24 和 2.15；云南省 2015—2017 年城乡间标化死亡率差异不大，2018—2020 年农村死亡率明显高于城市，而全国各年均显示农村高于城市（图 86）。

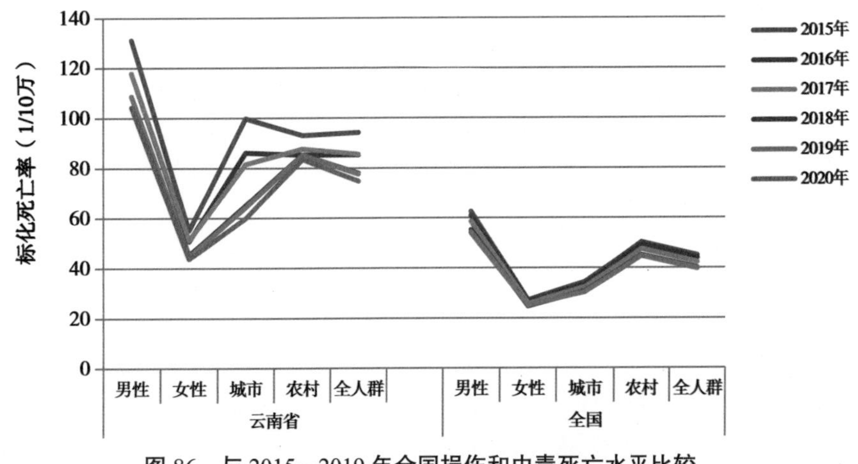

图 86 与 2015—2019 年全国损伤和中毒死亡水平比较

7. 损伤和中毒死因顺位

（1）全人群死因顺位

表 122 和图 87 显示云南省全人群损伤和中毒死因顺位、死亡率及其构成情况。总体来看，意外跌落、道路交通事故、自杀及后遗症、意外中毒和淹死是导致云南省居民损伤和中毒死亡的前五位原因，其死亡率依次为 23.51/10 万、16.98/10 万、10.97/10 万、8.95/10 万和 4.59/10 万，分别占损伤和中毒死亡总数的 30.96%、22.36%、14.45%、11.79% 和 6.04%，前五位死因占损伤和中毒死亡总数的 85.60%，第六位之后的死因占损伤和中毒死亡总数的 14.40%。

表 122　2020 年云南省居民前七位损伤和中毒顺位死亡率及构成

顺位	损伤和中毒类别	死亡数	构成比（%）	粗死亡率（1/10 万）	标化死亡率（1/10 万）
	总计	36 894	100.00	75.94	74.82
1	意外跌落	11 424	30.96	23.51	22.80
2	道路交通事故	8 250	22.36	16.98	17.03
3	自杀及后遗症	5 332	14.45	10.97	10.85
4	意外中毒	4 349	11.79	8.95	8.75
5	淹死	2 228	6.04	4.59	4.65
6	他杀及后遗症	340	0.92	0.70	0.69
7	火灾	273	0.74	0.56	0.54
	其他	4 155	11.26	8.55	8.40

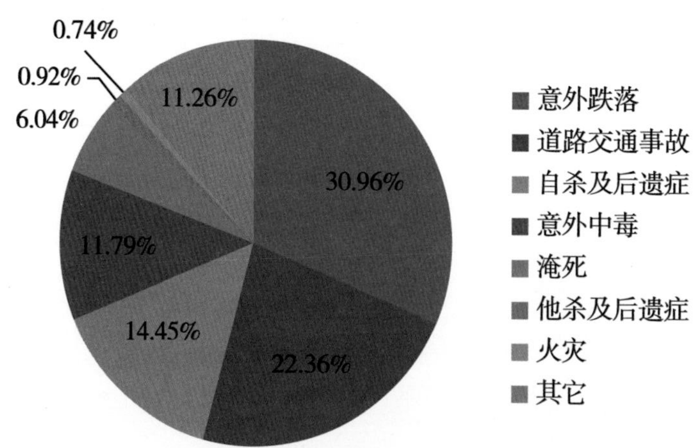

图 87　2020 年云南省居民主要损伤和中毒死因构成

（2）不同性别死因顺位

表 123 和图 88 显示了不同性别损伤和中毒的死因顺位。男女前七位死因与全人群相同，前五位死因占损伤和中毒死亡总数男性为 84.88%，女性为 87.25%。比较性别间死亡率水平均为男性明显高于女性，其中意外中毒、道路交通事故和淹死男性死亡率分别是女性的 3.73 倍、2.69 倍和 2.31 倍。

从死亡构成看，男性道路交通事故和意外中毒高于女性，女性意外跌倒、自杀及后遗症、他杀及后遗症高于男性。

表 123　2020 年云南省不同性别前七位损伤和中毒顺位死亡率及构成

性别	顺位	损伤和中毒类别	死亡数	构成比（%）	粗死亡率（1/10 万）	标化死亡率（1/10 万）
男性		总计	25 676	100.00	101.87	104.25
	1	意外跌落	7 106	27.68	28.19	29.75
	2	道路交通事故	6 132	23.88	24.33	24.66
	3	自杀及后遗症	3 485	13.57	13.83	14.11
	4	意外中毒	3 482	13.56	13.81	13.78
	5	淹死	1 590	6.19	6.31	6.48
	6	他杀及后遗症	179	0.70	0.71	0.68
	7	火灾	177	0.69	0.70	0.72
		其他	3 101	12.08	12.30	12.39
女性		总计	11 218	100.00	47.98	43.73
	1	意外跌落	4 318	38.49	18.47	15.60
	2	道路交通事故	2 118	18.88	9.06	8.87
	3	自杀及后遗症	1 847	16.46	7.90	7.51
	4	意外中毒	867	7.73	3.71	3.47
	5	淹死	638	5.69	2.73	2.62
	6	他杀及后遗症	161	1.44	0.69	0.71
	7	火灾	96	0.86	0.41	0.38
		其他	1 054	9.40	4.51	4.08

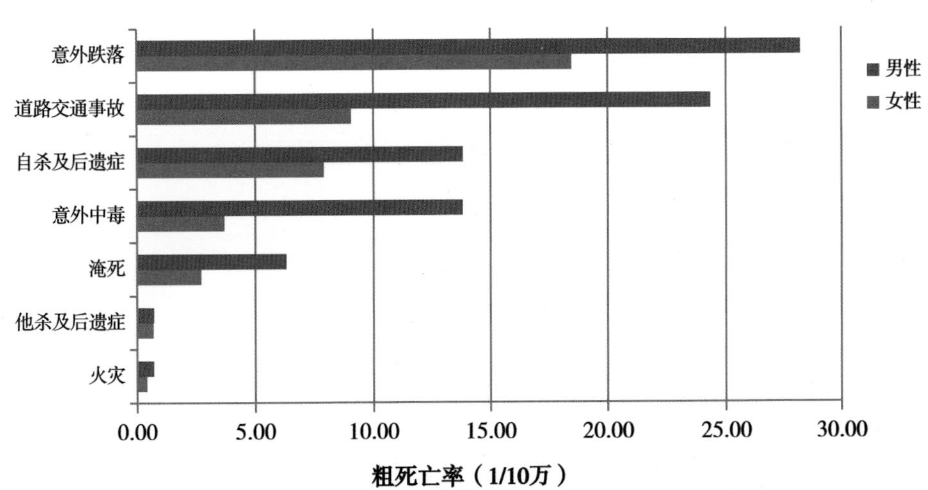

图 88　2020 年云南省不同性别主要损伤和中毒死亡率比较

（3）城乡死因顺位

表 124 和图 89 显示云南省城市和农村损伤和中毒死因顺位、死亡率水平及其构成。城市和农村前七位顺位均相同，比较各类死因死亡率水平，意外跌落、道路交通事故、他杀及后遗症和火灾城乡较接近，而自杀及后遗症、意外中毒和淹死农村明显高于城市；比较各类死因死亡构成，意外跌落城市高于农村，自杀及后遗症和意外中毒农村高于城市，其余各类死因构成城乡差异不大。

表 124　2020 年云南省城乡居民前七位损伤和中毒顺位死亡率及构成

城乡	顺位	损伤和中毒类别	死亡数	构成比（%）	粗死亡率（1/10 万）	标化死亡率（1/10 万）
城市		总计	10 780	100.00	62.08	59.88
	1	意外跌落	3 819	35.43	21.99	20.84
	2	道路交通事故	2 484	23.04	14.30	14.03
	3	自杀及后遗症	1 263	11.72	7.27	6.94
	4	意外中毒	1 051	9.75	6.05	5.74
	5	淹死	575	5.33	3.31	3.44
	6	他杀及后遗症	106	0.98	0.61	0.60
	7	火灾	89	0.83	0.51	0.50
		其他	1 264	11.73	7.28	7.06
农村		总计	26 114	100.00	83.65	83.50
	1	意外跌落	7 605	29.12	24.36	23.99
	2	道路交通事故	5 766	22.08	18.47	18.75
	3	自杀及后遗症	4 069	15.58	13.03	13.11
	4	意外中毒	3 298	12.63	10.56	10.50
	5	淹死	1 653	6.33	5.29	5.32
	6	他杀及后遗症	234	0.90	0.75	0.75
	7	火灾	184	0.70	0.59	0.56
		其他	2 891	11.07	9.26	9.18

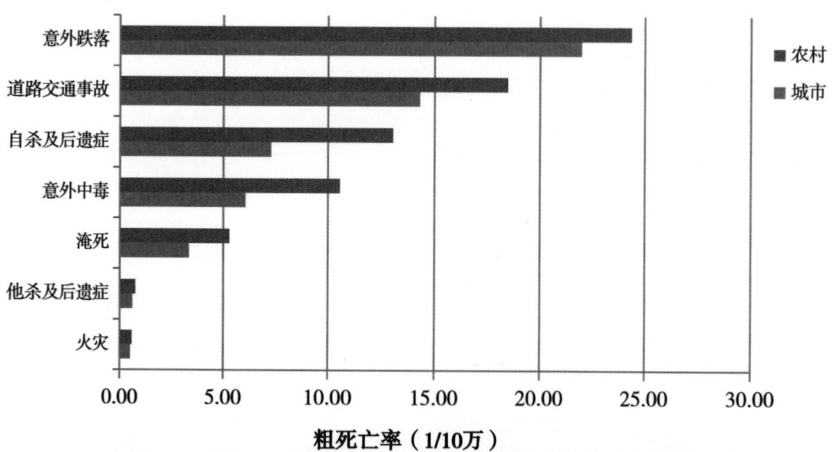

图 89　2020 年云南省城乡居民主要损伤和中毒死亡率比较

（4）与 2019 年全国和全省顺位比较

① 与 2019 年全省顺位比较

与 2019 年云南省报告结果相比，两年报告的前七位损伤和中毒顺位相同， 比较前七位损伤和中毒标化死亡率水平，两年各类损伤和中毒死亡水平均较接近。从死因构成看，两年各类死因构成亦较接近，其中前五位死因占损伤和中毒死亡总数的比例 2019 年为 85.63%，2020 年为 85.60%，亦较接近；前七位死因占损伤和中毒死亡的比例 2019 年为 87.40%，2020 年为 87.27%，亦很接近（表 125、图 90）。

表 125　与 2019 年全省和全国损伤和中毒顺位比较

比较年份	顺位	损伤和中毒类别	构成比（%）	粗死亡率（1/10 万）	标化死亡率（1/10 万）
2020 年云南省	1	意外跌落	30.96	23.51	22.80
	2	道路交通事故	22.36	16.98	17.03
	3	自杀及后遗症	14.45	10.97	10.85
	4	意外中毒	11.79	8.95	8.75
	5	淹死	6.04	4.59	4.65
	6	他杀及后遗症	0.92	0.70	0.69
	7	火灾	0.74	0.56	0.54
		其他	11.26	8.55	8.40
2019 年云南省	1	意外跌落	29.08	22.27	22.80
	2	道路交通事故	25.96	19.88	20.21
	3	自杀及后遗症	13.35	10.22	10.32
	4	意外中毒	11.08	8.48	8.41
	5	淹死	6.16	4.72	4.80
	6	他杀及后遗症	0.97	0.74	0.77
	7	火灾	0.80	0.61	0.63
		其他	12.61	8.45	8.48
2019 年全国	1	道路交通事故	30.76	14.23	12.60
	2	意外跌落	26.78	12.38	9.83
	3	自杀及后遗症	13.20	6.10	5.33
	4	淹死	6.90	3.19	2.97
	5	意外中毒	5.90	2.73	2.45
	6	火灾	1.35	0.62	0.51
	7	他杀及后遗症	0.74	0.34	0.33
		其他	13.21	6.11	5.14

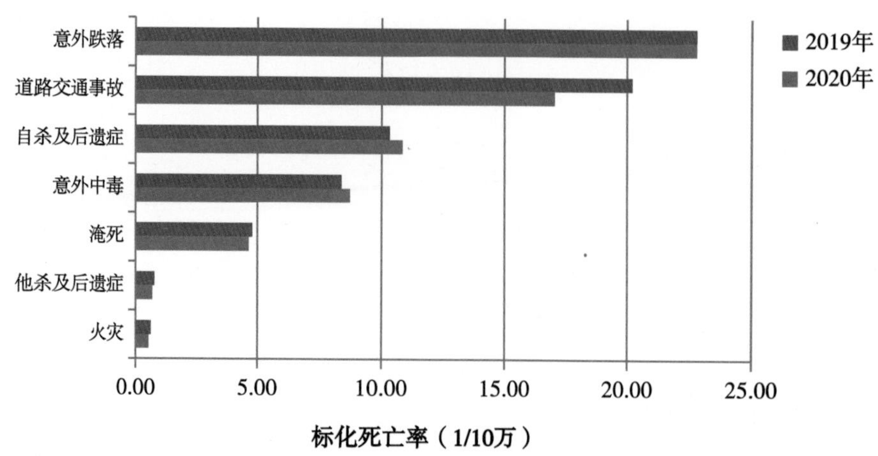

图 90　2019 年与 2020 年云南省主要损伤和中毒死亡水平比较

② 与 2019 年全国顺位比较

与 2019 年全国监测点报告结果相比，2020 年云南省居民前七位损伤和中毒与全国结果相同，但顺位存在较大差异。相同的顺位是第三位自杀及后遗症；2019 年全国第一、第二、第四至第七位死因依次是道路交通事故、意外跌落、淹死、意外中毒、火灾、他杀及后遗症，2020 年云南省则依次为意外跌落、道路交通事故、意外中毒、淹死、他杀及后遗症、火灾。比较前七位损伤和中毒标化死亡率水平，云南省 2020 年各类死因均明显高于全国 2019 年水平，其中意外中毒和意外跌落云南省标化死亡率分别是全国水平的 3.57 倍和 2.32 倍（表 125、图 91）。

从死因构成看，前五位死因占损伤和中毒死亡总数的比例云南省为 85.60%，全国为 83.54%，较接近；前七位死因占损伤和中毒总死亡的比例云南省为 87.27%，全国为 85.63%，亦较接近，前七位死因中除意外中毒和意外跌落云南省明显高于全国外，其余各类死因构成差异不大（表 125）。

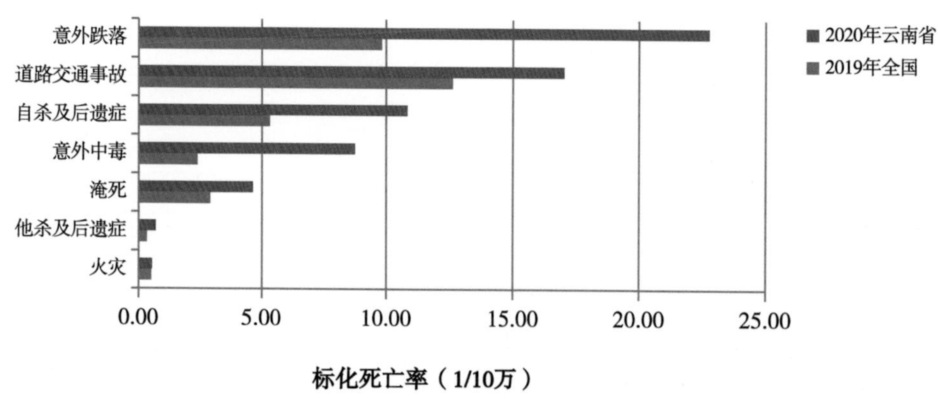

图 91　与全国 2019 年主要损伤和中毒死亡水平比较

（5）地区死因顺位

表 126 所示云南省 16 个州市 2020 年前七位损伤和中毒死因顺位。16 个州市前七位死因相同，但顺位存在差异，导致各州市居民死亡的损伤和中毒主要以意外跌落、道路交通事故、自杀及后遗症为主，该三类死因居绝大部分州市的前三位，其次是意外中毒、淹死、他杀及后遗症和火灾，该四类死因居大部分州市的第四至第七位。第一位死因以意外跌落居多占 75.0%（12/16）、道路交通事故次之占 25.0%（4/16）；第二位死因以道路交通事故居多占 68.75%（11/16）、意外跌落次之占 18.75%（3/16）、自杀及后遗症占 12.5%（2/16）；第三位死因以自杀及后遗症为主占 62.5%（10/16）、意外中毒次之占 31.25%（5/16），道路交通事故占 6.25%（1/16）；第四位死因以意外中毒居多，自杀及后遗症次之；第五位死因以淹死为主；第六位死因以他杀及后遗症居多，火灾次之；第七位死因以火灾居多，他杀及后遗症次之。

表 126　2020 年云南省 16 个州市前七位损伤和中毒死因顺位

州市	1	2	3	4	5	6	7
全省	意外跌落	道路交通事故	自杀及后遗症	意外中毒	淹死	他杀及后遗症	火灾
昆明	意外跌落	道路交通事故	自杀及后遗症	意外中毒	淹死	他杀及后遗症	火灾
曲靖	意外跌落	道路交通事故	自杀及后遗症	意外中毒	淹死	火灾	他杀及后遗症
玉溪	意外跌落	道路交通事故	自杀及后遗症	意外中毒	淹死	火灾	他杀及后遗症
保山	意外跌落	道路交通事故	自杀及后遗症	意外中毒	淹死	他杀及后遗症	火灾
昭通	意外跌落	道路交通事故	自杀及后遗症	意外中毒	淹死	他杀及后遗症	火灾
丽江	道路交通事故	自杀及后遗症	意外中毒	意外跌落	淹死	火灾	他杀及后遗症
普洱	意外跌落	道路交通事故	意外中毒	自杀及后遗症	淹死	火灾	他杀及后遗症
临沧	道路交通事故	意外跌落	自杀及后遗症	意外中毒	淹死	他杀及后遗症	火灾
楚雄	意外跌落	自杀及后遗症	道路交通事故	意外中毒	淹死	火灾	他杀及后遗症
红河	意外跌落	道路交通事故	意外中毒	自杀及后遗症	淹死	他杀及后遗症	火灾

续表 126

州市	1	2	3	4	5	6	7
文山	意外跌落	道路交通事故	意外中毒	自杀及后遗症	淹死	他杀及后遗症	火灾
西双版纳	道路交通事故	意外跌落	自杀及后遗症	淹死	意外中毒	他杀及后遗症	火灾
大理	意外跌落	道路交通事故	自杀及后遗症	意外中毒	淹死	他杀及后遗症	火灾
德宏	意外跌落	道路交通事故	意外中毒	自杀及后遗症	淹死	他杀及后遗症	火灾
怒江	意外跌落	道路交通事故	自杀及后遗症	意外中毒	淹死	火灾	他杀及后遗症
迪庆	道路交通事故	意外跌落	自杀及后遗症	意外中毒	淹死	他杀及后遗症	火灾

（二）意外跌落

1. 全人群死亡水平

2020 年，云南省共有 11 424 人死于意外跌落，占全部死亡的 3.22%，占损伤和中毒死亡总数的 30.96%；全人群粗死亡率和标化死亡率分别为 23.51/10 万和 22.80/10 万。

2. 不同性别死亡率及构成

男性意外跌落死亡 7 106 人，占 62.20%，女性死亡 4 318 人，占 37.80%；男性粗死亡率和标化死亡率分别为 28.19/10 万和 29.75/10 万，女性分别为 18.47/10 万和 15.60/10 万，男性死亡率高于女性（表 127）。

表 127　2020 年云南省不同性别意外跌落死亡率及构成

性别	死亡数	构成比（%）	粗死亡率（1/10 万）	标化死亡率（1/10 万）
男性	7 106	62.20	28.19	29.75
女性	4 318	37.80	18.47	15.60
全人群	11 424	100.00	23.51	22.80

3. 城乡死亡率及构成

城市意外跌落死亡 3 819 人，占 33.43%，农村死亡 7 605 人，占 66.57%；城市粗死亡率和标化死亡率分别为 21.99/10 万和 20.84/10 万，农村分别为 24.36/10 万和 23.99/10 万，城乡死亡率差异不大（表 128）。

表 128 2020 年云南省城乡居民意外跌落死亡率及构成

城乡	死亡数	构成比（%）	粗死亡率（1/10 万）	标化死亡率（1/10 万）
城市	3 819	33.43	21.99	20.84
农村	7 605	66.57	24.36	23.99
全人群	11 424	100.00	23.51	22.80

4. 年龄死亡分布

表 129、表 130、图 92 和图 93 所示云南省性别和城乡意外跌落各年龄组死亡率及构成。意外跌落死亡率在 40 岁之前处于较低水平，40 岁之后随着年龄的增长缓慢上升，至 70 岁之后增长迅速，85~ 岁组达高峰，死亡率为 762.90/10 万。其死亡构成主要集中在 40 岁之后的年龄段，占全部死亡的 88.36%，男性各年龄组死亡率均高于女性，15 岁之前男女构成较接近，15~69 岁男性构成高于女性，70 岁之后女性构成高于男性

比较城市和农村死亡率水平，除 85~ 岁组城市明显高于农村外，其余各年龄组死亡率差异不大；从死亡构成看，同样显示 85~ 岁组城市明显高于农村，其余各年龄组有较接近的趋势。

表 129 2020 年云南省意外跌落性别年龄别死亡率及构成

年龄组（岁）	男性			女性			合计		
	死亡人数	死亡率（1/10万）	构成比（%）	死亡人数	死亡率（1/10万）	构成比（%）	死亡人数	死亡率（1/10万）	构成比（%）
0~	12	3.86	0.17	1	0.33	0.02	13	2.12	0.11
1~	63	5.24	0.89	59	5.25	1.37	122	5.24	1.07
5~	40	2.73	0.56	24	1.83	0.56	64	2.30	0.56
10~	46	2.74	0.65	23	1.57	0.53	69	2.19	0.60
15~	71	4.09	1.00	29	1.92	0.67	100	3.09	0.88
20~	107	6.55	1.51	17	1.21	0.39	124	4.08	1.09
25~	150	8.18	2.11	31	1.89	0.72	181	5.21	1.58
30~	232	10.09	3.26	41	1.97	0.95	273	6.23	2.39
35~	318	14.65	4.48	66	3.35	1.53	384	9.27	3.36
40~	456	22.57	6.42	79	4.42	1.83	535	14.05	4.68
45~	539	24.60	7.59	103	5.23	2.39	642	15.43	5.62
50~	710	34.99	9.99	121	6.38	2.80	831	21.16	7.27
55~	617	45.61	8.68	155	11.66	3.59	772	28.78	6.76
60~	463	43.30	6.52	152	14.42	3.52	615	28.96	5.38
65~	514	55.98	7.23	295	30.53	6.83	809	42.93	7.08
70~	547	90.65	7.70	343	51.61	7.94	890	70.19	7.79
75~	633	170.82	8.91	539	122.75	12.48	1 172	144.76	10.26
80~	691	345.89	9.72	767	292.81	17.76	1 458	315.77	12.76
85~	897	745.82	12.62	1 473	773.69	34.11	2 370	762.90	20.75
合计	7 106	28.19	100.00	4 318	18.47	100.00	11 424	23.51	100.00

表 130　2020 年云南省城乡居民意外跌落年龄别死亡率及构成

年龄组（岁）	城市			农村		
	死亡人数	死亡率（1/10 万）	构成比（%）	死亡人数	死亡率（1/10 万）	构成比（%）
0~	5	2.37	0.13	8	1.99	0.11
1~	48	6.23	1.26	74	4.75	0.97
5~	21	2.36	0.55	43	2.28	0.57
10~	18	1.84	0.47	51	2.35	0.67
15~	41	4.16	1.07	59	2.62	0.78
20~	43	3.90	1.13	81	4.18	1.07
25~	61	4.51	1.60	120	5.66	1.58
30~	78	4.88	2.04	195	7.00	2.56
35~	100	6.59	2.62	284	10.82	3.73
40~	156	10.90	4.08	379	15.94	4.98
45~	190	12.42	4.98	452	17.18	5.94
50~	256	17.47	6.70	575	23.36	7.56
55~	216	21.45	5.66	556	33.20	7.31
60~	199	24.85	5.21	416	31.45	5.47
65~	230	33.19	6.02	579	48.60	7.61
70~	309	68.41	8.09	581	71.17	7.64
75~	376	126.48	9.85	796	155.36	10.47
80~	520	308.96	13.62	938	319.68	12.33
85~	952	840.28	24.93	1418	718.48	18.65
合计	3 819	21.99	100.00	7 605	24.36	100.00

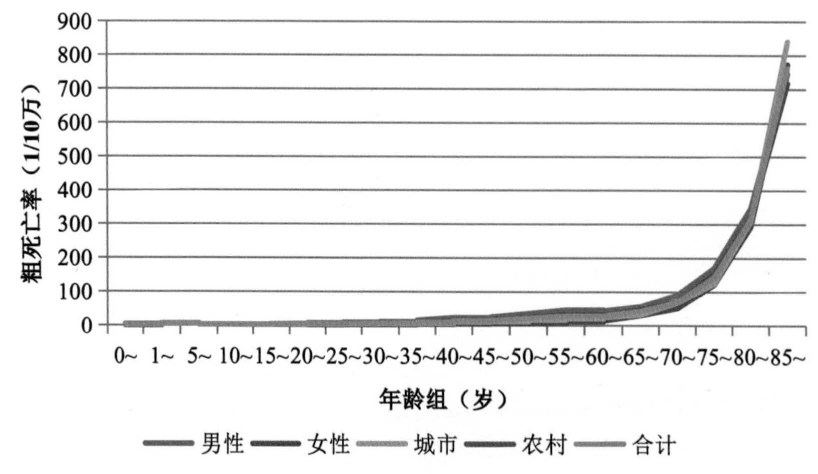

图 92　2020 年云南省城乡居民意外跌落年龄别死亡水平

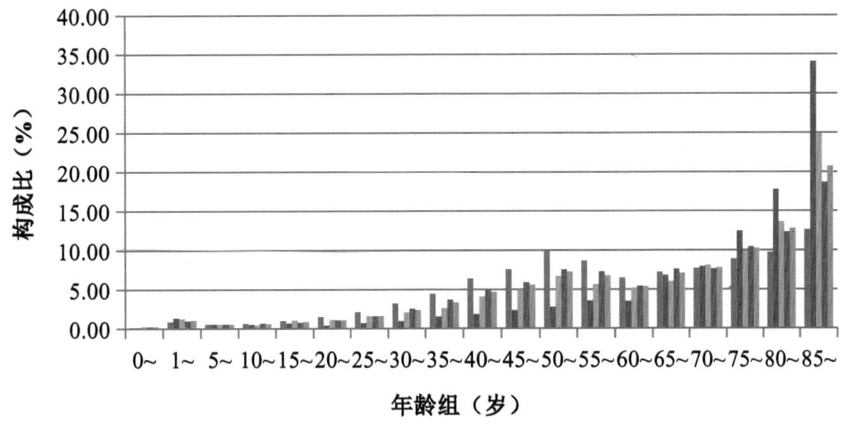

图 93　2020 年云南省城乡居民意外跌落死亡人群年龄构成

5. 不同地区死亡分布

16 个州市全人群意外跌落标化死亡率介于 11.22/10 万 ~34.72/10 万之间，其中丽江市、临沧市和普洱市较低，其标化死亡率分别为 11.22/10 万、15.45/10 万和 16.30/10 万；德宏州较高，标化死亡率为 34.72/10 万，其标化死亡率是全省平均水平的 1.52 倍。16 个州市有 6 个州市标化死亡率高于全省平均水平，占 37.5%，10 个州市低于全省平均水平，占 62.5%。从意外跌落占全死因的比例看，16 个州市有 6 个所占比超过全省平均水平（3.22%）（表 131、图 94）。

表 131　2020 年云南省 16 个州市意外跌落死亡率及构成

地区	全死因死亡数	意外跌落死亡数	占全死因比例（%）	粗死亡率（1/10 万）	标化死亡率（1/10 万）
昆明市	44 357	1 384	3.12	19.91	17.59
曲靖市	41 622	1 309	3.14	21.19	21.17
玉溪市	15 086	777	5.15	32.53	28.38
保山市	18 720	847	4.52	32.21	27.39
昭通市	39 080	1 051	2.69	18.62	20.80
丽江市	9 516	149	1.57	11.44	11.22
普洱市	19 669	439	2.23	16.55	16.30
临沧市	18 662	385	2.06	15.17	15.45
楚雄州	22 813	837	3.67	30.38	26.94
红河州	35 669	1 250	3.50	26.18	25.86
文山州	28 043	1 001	3.57	27.26	27.98
西双版纳州	9 007	218	2.42	18.23	19.43
大理州	26 770	833	3.11	23.02	20.62
德宏州	8 988	408	4.54	30.82	34.72
怒江州	4 247	104	2.45	18.67	20.20

续表 131

地区	全死因死亡数	意外跌落死亡数	占全死因比例（%）	粗死亡率（1/10 万）	标化死亡率（1/10 万）
迪庆州	2 798	83	2.97	20.73	22.67
云南省	354 914	11 424	3.22	23.51	22.80

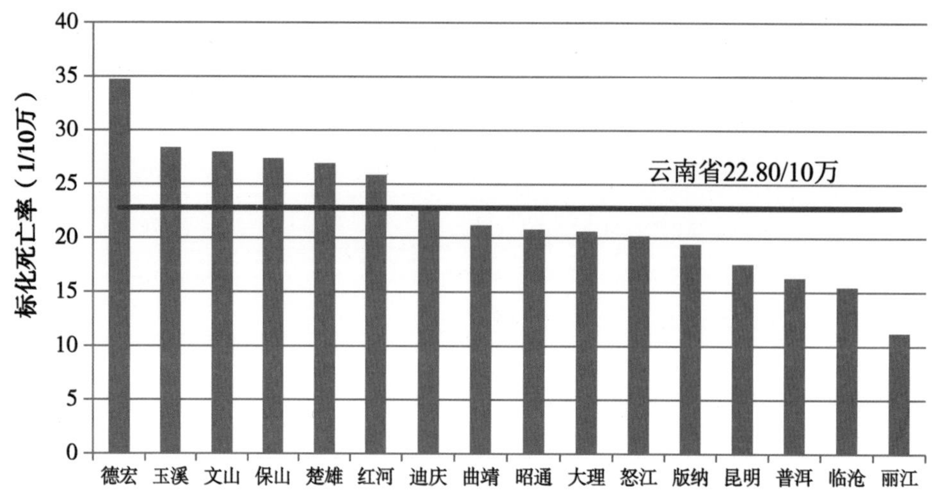

图 94　2020 年云南省 16 个州市意外跌落死亡水平比较

（三）道路交通事故

1. 全人群死亡水平

2020 年，云南省共有 8 250 人死于道路交通事故，占全部死亡的 2.33%，占损伤和中毒死亡总数的 22.36%；全人群粗死亡率和标化死亡率分别为 16.98/10 万和 17.03/10 万。

2. 不同性别死亡率及构成

男性道路交通事故死亡 6 132 人，占 74.33%，女性死亡 2 118 人，占 25.67%；男性粗死亡率和标化死亡率分别为 24.33/10 万和 24.66/10 万，女性分别为 9.06/10 万和 8.87/10 万；男性粗死亡率和标化死亡率分别是女性的 2.69 倍和 2.78 倍（表 132）。

表 132　2020 年云南省不同性别道路交通事故死亡率及构成

性别	死亡数	构成比（%）	粗死亡率（1/10 万）	标化死亡率（1/10 万）
男性	6 132	74.33	24.33	24.66
女性	2 118	25.67	9.06	8.87
全人群	8 250	100.00	16.98	17.03

3. 城乡死亡率及构成

城市道路交通事故死亡 2 484 人，占 30.11%，农村死亡 5 766 人，占 69.89%；城市粗死亡率和标化死亡率分别为 14.30/10 万和 14.03/10 万，农村分别为 18.47/10 万和 18.57/10 万，农村死亡率略高于城市（表 133）。

表 133 2020 年云南省城乡居民道路交通事故死亡率及构成

城乡	死亡数	构成比（%）	粗死亡率（1/10 万）	标化死亡率（1/10 万）
城市	2 484	30.11	14.30	14.03
农村	5 766	69.89	18.47	18.57
全人群	8 250	100.00	16.98	17.03

4. 年龄死亡分布

表 134、表 135、图 95 和图 96 所示云南省性别和城乡道路交通事故各年龄组死亡率及构成。道路交通事故死亡率除在 15 岁之前相对较低外，其余各年龄组波动在 10.46/10 万 ~38.77/10 万之间；其死亡构成主要集中在 15~69 岁年龄段，占全部死亡的 83.81%。10 岁之前男女各年龄组死亡率差异不大，10 岁之后男性各年龄组死亡率明显高于女性，性别死亡构成显示 10 岁之前和 55 岁之后女性构成明显高于男性，15~54 岁男性构成明显高于女性。

比较城市和农村死亡水平，20~59 岁农村死亡高于城市，其余各年龄组差异不大；从城乡死亡构成看，城乡各年龄组构成差异不大。

表 134 2020 年云南省居民道路交通事故性别年龄别死亡率及构成

年龄组（岁）	男性			女性			合计		
	死亡人数	死亡率（1/10万）	构成比（%）	死亡人数	死亡率（1/10万）	构成比（%）	死亡人数	死亡率（1/10万）	构成比（%）
0~	10	3.22	0.16	15	4.96	0.71	25	4.07	0.30
1~	110	9.15	1.79	102	9.07	4.82	212	9.11	2.57
5~	58	3.96	0.95	54	4.11	2.55	112	4.03	1.36
10~	104	6.20	1.70	36	2.45	1.70	140	4.45	1.70
15~	270	15.57	4.40	69	4.58	3.26	339	10.46	4.11
20~	402	24.60	6.56	94	6.68	4.44	496	16.31	6.01
25~	413	22.51	6.74	97	5.92	4.58	510	14.68	6.18
30~	541	23.53	8.82	116	5.57	5.48	657	14.99	7.96
35~	513	23.64	8.37	141	7.15	6.66	654	15.78	7.93
40~	542	26.83	8.84	175	9.78	8.26	717	18.82	8.69
45~	727	33.18	11.86	180	9.14	8.50	907	21.80	10.99
50~	676	33.32	11.02	224	11.80	10.58	900	22.92	10.91
55~	571	42.21	9.31	221	16.63	10.43	792	29.53	9.60
60~	343	32.08	5.59	136	12.90	6.42	479	22.56	5.81
65~	321	34.96	5.23	142	14.70	6.70	463	24.57	5.61
70~	207	34.30	3.38	90	13.54	4.25	297	23.42	3.60
75~	160	43.18	2.61	94	21.41	4.44	254	31.37	3.08
80~	98	49.05	1.60	81	30.92	3.82	179	38.77	2.17

续表 134

年龄组（岁）	男性			女性			合计		
	死亡人数	死亡率（1/10万）	构成比（%）	死亡人数	死亡率（1/10万）	构成比（%）	死亡人数	死亡率（1/10万）	构成比（%）
85~	66	54.88	1.08	51	26.79	2.41	117	37.66	1.42
合计	6 132	24.33	100.00	2 118	9.06	100.00	8 250	16.98	100.00

表 135　2020 年云南省城乡居民道路交通事故年龄别死亡率及构成

年龄组（岁）	城市			农村		
	死亡人数	死亡率（1/10 万）	构成比（%）	死亡人数	死亡率（1/10 万）	构成比（%）
0~	11	5.21	0.44	14	3.48	0.24
1~	71	9.22	2.86	141	9.05	2.45
5~	29	3.26	1.17	83	4.40	1.44
10~	32	3.27	1.29	108	4.98	1.87
15~	79	8.02	3.18	260	11.53	4.51
20~	141	12.80	5.68	355	18.31	6.16
25~	146	10.79	5.88	364	17.17	6.31
30~	175	10.94	7.05	482	17.31	8.36
35~	174	11.47	7.00	480	18.28	8.32
40~	212	14.81	8.53	505	21.24	8.76
45~	242	15.82	9.74	665	25.27	11.53
50~	250	17.06	10.06	650	26.41	11.27
55~	250	24.83	10.06	542	32.36	9.40
60~	174	21.73	7.00	305	23.05	5.29
65~	173	24.96	6.96	290	24.34	5.03
70~	114	25.24	4.59	183	22.42	3.17
75~	88	29.60	3.54	166	32.40	2.88
80~	81	48.13	3.26	98	33.40	1.70
85~	42	37.07	1.69	75	38.00	1.30
合计	2 484	14.30	100.00	5 766	18.47	100.00

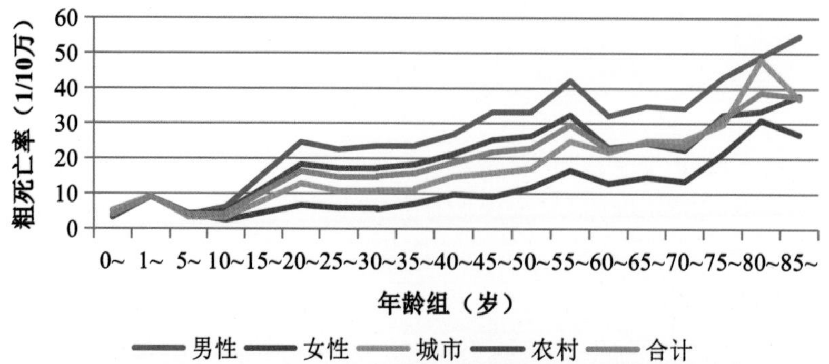

图 95　2020 年云南省城乡居民道路交通事故年龄别死亡水平

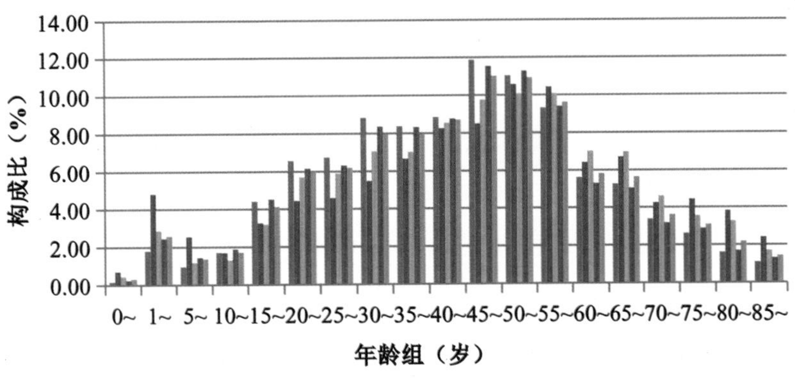

图 96 2020 年云南省城乡居民道路交通事故死亡人群年龄构成

5. 不同地区死亡分布

16 个州市全人群道路交通事故标化死亡率介于 9.58/10 万 ~27.07/10 万之间，其中昆明市最低，玉溪市次之，其标化死亡率分别为 9.58/10 万和 13.81/10 万；西双版纳州最高，标化死亡率为 27.07/10 万，其标化死亡率是全省平均水平的 1.59 倍。16 个州市有 8 个州市标化死亡率高于全省平均水平，占 50%，8 个州市低于全省平均水平，占 50%。从道路交通事故占全死因的比例看，16 个州市有 10 个所占比超过全省平均水平（2.33%）（表 136、图 97）。

表 136 2020 年云南省 16 个州市道路交通事故死亡率及构成

地区	全死因死亡数	道路交通事故死亡数	占全死因比例（%）	粗死亡率（1/10 万）	标化死亡率（1/10 万）
昆明市	44 357	693	1.56	9.97	9.58
曲靖市	41 622	1 052	2.53	17.03	17.25
玉溪市	15 086	353	2.34	14.78	13.81
保山市	18 720	443	2.37	16.84	16.15
昭通市	39 080	957	2.45	16.95	18.54
丽江市	9 516	227	2.39	17.43	17.35
普洱市	19 669	426	2.17	16.06	15.50
临沧市	18 662	412	2.21	16.23	16.61
楚雄州	22 813	454	1.99	16.48	15.64
红河州	35 669	956	2.68	20.02	20.37
文山州	28 043	688	2.45	18.74	19.66
西双版纳州	9 007	308	3.42	25.75	27.07
大理州	26 770	586	2.19	16.19	15.69
德宏州	8 988	245	2.73	18.50	18.83
怒江州	4 247	86	2.02	15.44	15.62
迪庆州	2 798	88	3.15	21.98	21.22
云南省	354 914	8 250	2.33	16.98	17.03

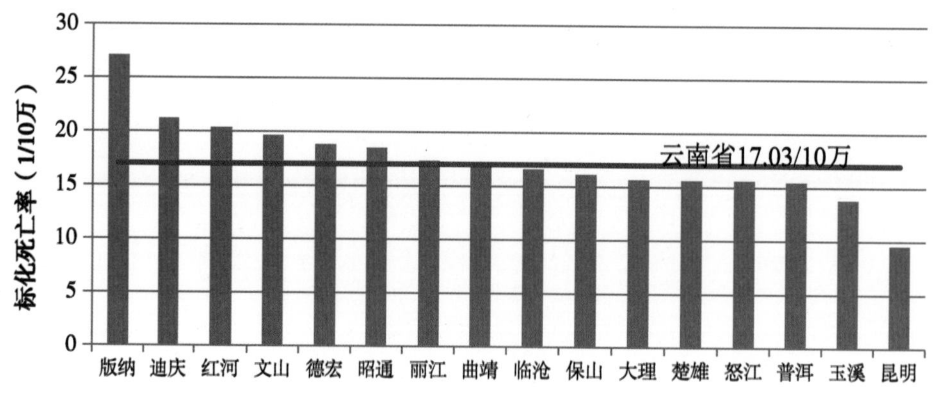

图97　2020年云南省16个州市道路交通事故死亡水平比较

（四）自杀及后遗症

1. 全人群死亡水平

2020年，云南省共有5 332人死于自杀及后遗症，占全部死亡的1.50%，占损伤和中毒死亡总数的14.45%；全人群粗死亡率和标化死亡率分别为10.97/10万和10.85/10万。

2. 不同性别死亡率及构成

男性自杀及后遗症死亡3 485人，占65.36%，女性死亡1 847人，占34.64%；男性粗死亡率和标化死亡率分别为13.83/10万和14.11/10万，女性分别为7.90/10万和7.51/10万；男性粗死亡率和标化死亡率分别是女性的1.75倍和1.88倍（表137）。

表137　2020年云南省不同性别自杀及后遗症死亡率及构成

性别	死亡数	构成比（%）	粗死亡率（1/10万）	标化死亡率（1/10万）
男性	3 485	65.36	13.83	14.11
女性	1 847	34.64	7.90	7.51
全人群	5 332	100.00	10.97	10.85

3. 城乡死亡率及构成

城市自杀及后遗症死亡1 263人，占23.69%，农村死亡4 069人，占76.31%；城市粗死亡率和标化死亡率分别为7.27/10万和6.94/10万，农村分别为13.03/10万和13.11/10万，农村死亡率明显高于城市（表138）。

表138　2020年云南省城乡居民自杀及后遗症死亡率及构成

城乡	死亡数	构成比（%）	粗死亡率（1/10万）	标化死亡率（1/10万）
城市	1 263	23.69	7.27	6.94
农村	4 069	76.31	13.03	13.11
全人群	5 332	100.00	10.97	10.85

4. 年龄死亡分布

表 139、表 140、图 98 和图 99 所示云南省性别和城乡自杀及后遗症各年龄组死亡率及构成。随着年龄的增长自杀及后遗症死亡率逐渐上升，死亡主要集中在 30~ 岁组至 75~ 岁组年龄段，占全部死亡的 79.33%。比较性别和城乡死亡率水平，性别显示 20 岁之后男性各年龄组死亡率均高于女性，城乡显示农村各年龄组死亡率均高于城市；从死亡构成看，无论性别或城乡各年龄组构成均无明显差异。

表 139 2020 年云南省居民自杀及后遗症性别年龄别死亡率及构成

年龄组（岁）	男性			女性			合计		
	死亡人数	死亡率（1/10万）	构成比（%）	死亡人数	死亡率（1/10万）	构成比（%）	死亡人数	死亡率（1/10万）	构成比（%）
0~	0	0.00	0.00	0	0.00	0.00	0	0.00	0.00
1~	0	0.00	0.00	0	0.00	0.00	0	0.00	0.00
5~	2	0.14	0.06	3	0.23	0.16	5	0.18	0.09
10~	30	1.79	0.86	34	2.32	1.84	64	2.03	1.20
15~	88	5.07	2.53	93	6.17	5.04	181	5.58	3.39
20~	144	8.81	4.13	58	4.12	3.14	202	6.64	3.79
25~	171	9.32	4.91	69	4.21	3.74	240	6.91	4.50
30~	184	8.00	5.28	91	4.37	4.93	275	6.27	5.16
35~	240	11.06	6.89	83	4.21	4.49	323	7.80	6.06
40~	287	14.21	8.24	119	6.65	6.44	406	10.66	7.61
45~	383	17.48	10.99	140	7.11	7.58	523	12.57	9.81
50~	406	20.01	11.65	174	9.17	9.42	580	14.77	10.88
55~	317	23.43	9.10	149	11.21	8.07	466	17.38	8.74
60~	276	25.81	7.92	135	12.81	7.31	411	19.35	7.71
65~	307	33.44	8.81	181	18.73	9.80	488	25.90	9.15
70~	202	33.48	5.80	169	25.43	9.15	371	29.26	6.96
75~	224	60.45	6.43	163	37.12	8.83	387	47.80	7.26
80~	142	71.08	4.07	115	43.90	6.23	257	55.66	4.82
85~	82	68.18	2.35	71	37.29	3.84	153	49.25	2.87
合计	3 485	13.83	100.00	1 847	7.90	100.00	5 332	10.97	100.00

表 140 2020 年云南省城乡居民自杀及后遗症年龄别死亡率及构成

年龄组（岁）	城市			农村		
	死亡人数	死亡率（1/10 万）	构成比（%）	死亡人数	死亡率（1/10 万）	构成比（%）
0~	0	0.00	0.00	0	0.00	0.00
1~	0	0.00	0.00	0	0.00	0.00
5~	0	0.00	0.00	5	0.26	0.12

续表 140

年龄组（岁）	城市			农村		
	死亡人数	死亡率（1/10 万）	构成比（%）	死亡人数	死亡率（1/10 万）	构成比（%）
10~	10	1.02	0.79	54	2.49	1.33
15~	33	3.35	2.61	148	6.56	3.64
20~	43	3.90	3.40	159	8.20	3.91
25~	52	3.84	4.12	188	8.87	4.62
30~	72	4.50	5.70	203	7.29	4.99
35~	69	4.55	5.46	254	9.67	6.24
40~	93	6.50	7.36	313	13.17	7.69
45~	123	8.04	9.74	400	15.20	9.83
50~	138	9.42	10.93	442	17.96	10.86
55~	107	10.63	8.47	359	21.43	8.82
60~	101	12.61	8.00	310	23.43	7.62
65~	127	18.33	10.06	361	30.30	8.87
70~	97	21.48	7.68	274	33.57	6.73
75~	91	30.61	7.21	296	57.77	7.27
80~	63	37.43	4.99	194	66.12	4.77
85~	44	38.84	3.48	109	55.23	2.68
合计	1 263	7.27	100.00	4 069	13.03	100.00

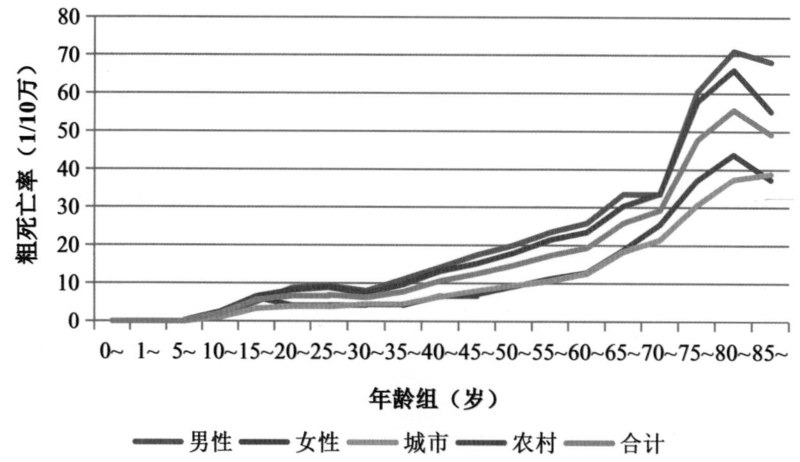

图 98　2020 年云南省城乡居民自杀及后遗症年龄别死亡水平

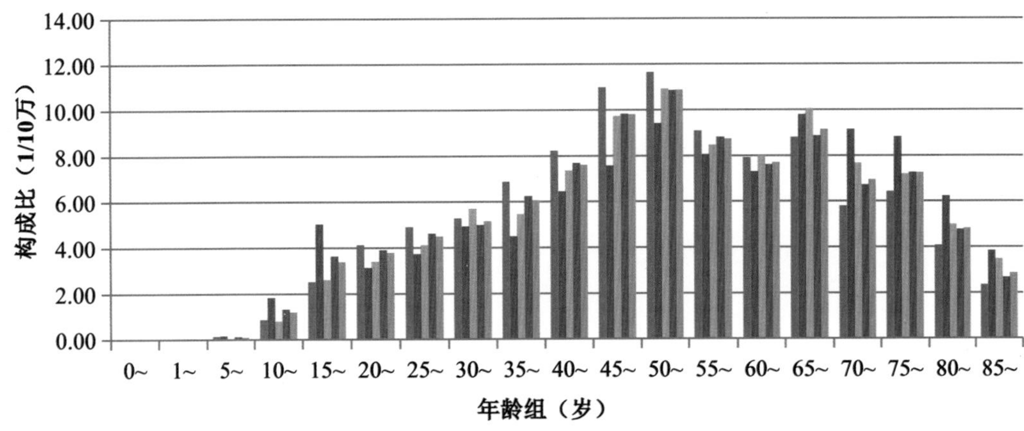

图 99　2020 年云南省城乡居民自杀及后遗症死亡人群年龄构成

5. 不同地区死亡分布

16 个州市全人群自杀及后遗症标化死亡率介于 5.84/10 万 ~17.60/10 万之间，其中玉溪市、德宏州和昆明市较低，其标化死亡率分别为 5.84/10 万、5.93/10 万和 6.45/10 万；迪庆州和怒江州较高，标化死亡率分别为 17.60/10 万和 16.33/10 万，其标化死亡率分别是全省平均水平的 1.62 倍和 1.51 倍。16 个州市有 10 个州市标化死亡率高于全省平均水平，占 62.5%，6 个州市低于全省平均水平，占 37.5%。从自杀及后遗症占全死因的比例看，16 个州市有 11 个所占比超过全省平均水平（1.50%）（表 141、图 100）。

表 141　2020 年云南省 16 个州市自杀及后遗症死亡率及构成

地区	全死因死亡数	自杀及后遗症死亡数	占全死因比例（%）	粗死亡率（1/10 万）	标化死亡率（1/10 万）
昆明市	44 357	481	1.08	6.92	6.45
曲靖市	41 622	648	1.56	10.49	10.65
玉溪市	15 086	148	0.98	6.20	5.84
保山市	18 720	292	1.56	11.10	10.36
昭通市	39 080	659	1.69	11.67	12.90
丽江市	9 516	179	1.88	13.74	13.33
普洱市	19 669	306	1.56	11.54	11.20
临沧市	18 662	385	2.06	15.17	15.34
楚雄州	22 813	473	2.07	17.17	15.47
红河州	35 669	406	1.14	8.50	8.61
文山州	28 043	394	1.40	10.73	11.32
西双版纳州	9 007	145	1.61	12.12	11.66
大理州	26 770	419	1.57	11.58	10.89
德宏州	8 988	75	0.83	5.66	5.93
怒江州	4 247	86	2.02	15.44	16.33

续表 141

地区	全死因死亡数	自杀及后遗症死亡数	占全死因比例（%）	粗死亡率（1/10 万）	标化死亡率（1/10 万）
迪庆州	2 798	69	2.47	17.24	17.60
云南省	354 914	5 332	1.50	10.97	10.85

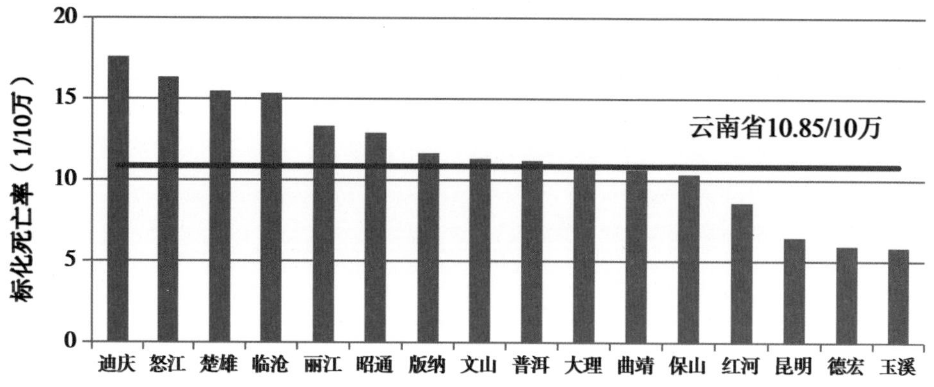

图 100　2020 年云南省 16 个州市自杀及后遗症死亡水平比较

（五）16 个州市主要损伤和中毒标化死亡率位次

表 142 和图 101 所示云南省 16 个州市主要损伤和中毒标化死亡率位次。2020 年损伤和中毒死亡水平位居前三位的是版纳、文山和德宏，其标化死亡率依次为 93.65/10 万、93.56/10 万和 88.44/10 万；意外跌落前三位是德宏、玉溪和文山，其标化死亡率依次为 34.72/10 万、28.38/10 万和 27.98/10 万；道路交通事故前三位是西双版纳、迪庆和红河，其标化死亡率依次为 27.07/10 万、21.22/10 万和 20.37/10 万；自杀及后遗症前三位是迪庆、怒江和楚雄，其标化死亡率依次为 17.60/10 万、16.33/10 万和 15.47/10 万。

表 142　2020 年云南省 16 个州市主要损伤和中毒标化死亡率位次

位次	损伤和中毒		意外跌落		道路交通事故		自杀及后遗症	
	地区	死亡率	地区	死亡率	地区	死亡率	地区	死亡率
1	西双版纳	93.65	德宏	34.72	版纳	27.07	迪庆	17.60
2	文山	93.56	玉溪	28.38	迪庆	21.22	怒江	16.33
3	德宏	88.44	文山	27.98	红河	20.37	楚雄	15.47
4	迪庆	86.72	保山	27.39	文山	19.66	临沧	15.34
5	楚雄	81.74	楚雄	26.94	德宏	18.83	丽江	13.33
6	怒江	81.38	红河	25.86	昭通	18.54	昭通	12.90
7	红河	80.53	迪庆	22.67	丽江	17.35	版纳	11.66
8	昭通	79.21	曲靖	21.17	曲靖	17.25	文山	11.32

续表 142

位次	损伤和中毒		意外跌落		道路交通事故		自杀及后遗症	
	地区	死亡率	地区	死亡率	地区	死亡率	地区	死亡率
9	保山	74.22	昭通	20.80	临沧	16.61	普洱	11.20
10	曲靖	72.49	大理	20.62	保山	16.15	大理	10.89
11	临沧	69.78	怒江	20.20	大理	15.69	曲靖	10.65
12	大理	67.33	版纳	19.43	楚雄	15.64	保山	10.36
13	普洱	67.19	昆明	17.59	怒江	15.62	红河	8.61
14	玉溪	66.33	普洱	16.30	普洱	15.50	昆明	6.45
15	丽江	63.90	临沧	15.45	玉溪	13.81	德宏	5.93
16	昆明	48.23	丽江	11.22	昆明	9.58	玉溪	5.84
—	全省	74.82	全省	22.8	全省	17.03	全省	10.85

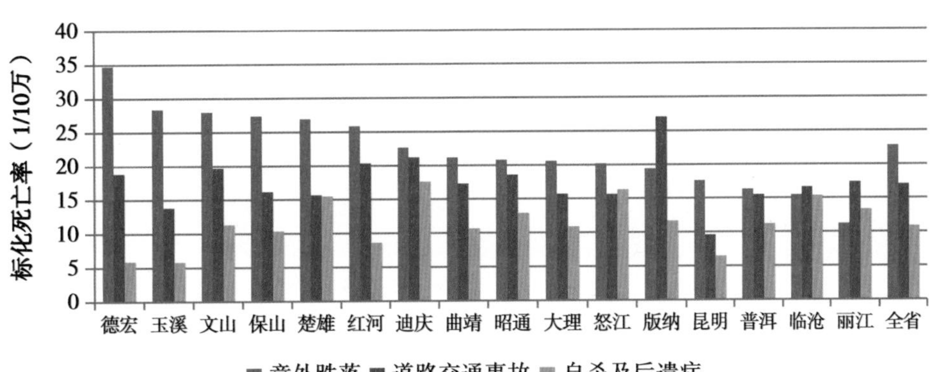

图 101　2020 年云南省 16 个州市主要损伤和中毒死亡水平比较

第六章　寿命损失分析

一、去死因预期寿命变化情况

表 143 所示去除某种死因后云南省居民预期寿命均有不同程度的增加。

去除心血管疾病、脑血管病、心脏病、呼吸系统疾病、恶性肿瘤、损伤和中毒的影响，云南省居民人均预期寿命分别提高 6.40 岁、2.65 岁、2.50 岁、2.25 岁、2.09 岁和 1.98 岁。比较性别预期寿命增幅，去心血管疾病、去脑血管病、去心脏病和去呼吸系统疾病后预期寿命的增幅女性高于男性，而去恶性肿瘤、去损伤和中毒后预期寿命的增幅男性高于女性。

去慢阻肺、去冠心病、去脑出血、去脑梗死、去高血压及并发症、去肺癌、去肝癌、去胃癌、去结直肠癌、去食道癌、去道路交通事故、去意外跌落、去自杀及后遗症和去糖尿病等十四种疾病的影响，云南省居民人均预期寿命分别提高了 1.79 岁、1.58 岁、1.32 岁、0.97 岁、0.70 岁、0.77 岁、0.62 岁、0.42 岁、0.45 岁、0.36 岁、0.72 岁、0.70 岁、0.53 岁和 0.55 岁。较性别预期寿命增幅，除去道路交通事故、去肺癌和去肝癌男性略高于女性外，其余十一种疾病的增幅均为女性高于男性。

表 143　2020 年云南省居民去主要死因预期寿命增值

去主要死因	去死因预期寿命增值（岁）		
	男性	女性	全人群
系统疾病			
去心血管疾病	5.91	6.82	6.40
去脑血管病	2.57	2.68	2.65
去心脏病	2.27	2.74	2.50
去呼吸系统疾病	2.13	2.31	2.25
去恶性肿瘤	2.20	1.89	2.09
去损伤和中毒	2.33	1.51	1.98
单病种病			
去慢阻肺	1.68	1.87	1.79
去冠心病	1.46	1.69	1.58
去脑出血	1.29	1.32	1.32

续表 143

去主要死因	去死因预期寿命增值（岁）		
	男性	女性	全人群
去脑梗死	0.85	1.08	0.97
去高血压及并发症	0.58	0.85	0.70
去肺癌	0.78	0.73	0.77
去肝癌	0.63	0.60	0.62
去胃癌	0.35	0.51	0.42
去结直肠癌	0.36	0.55	0.45
去食道癌	0.30	0.43	0.36
去道路交通事故	0.76	0.66	0.72
去意外跌落	0.67	0.72	0.70
去自杀及后遗症	0.47	0.59	0.53
去糖尿病	0.43	0.70	0.55
全死因	0.00	0.00	0.00

二、主要慢性病早死概率

（一）各类人群早死概率

表 144 所示云南省 2020 年主要慢性病早死概率情况，2020 年云南省四类慢病合计早死概率为 16.26%，其中心血管疾病早死概率为 8.80%、恶性肿瘤为 5.62%、慢性呼吸系统疾病 2.03%、糖尿病 0.69%。

从性别看，四类主要慢病及四类慢病合计早死概率均为男性高于女性，男女心血管疾病、恶性肿瘤、慢性呼吸系统疾病、糖尿病和四类慢病合计的早死概率之比分别为 2.0、1.92、2.56、1.23 和 1.92（图 102）。

从城乡看，除糖尿病早死概率城市高于农村外，心血管疾病、恶性肿瘤、慢性呼吸系统疾病及四类慢病合计早死概率均为农村高于城市（图 103）。

表 144　2020 年云南省城乡居民主要慢性病早死概率（%）

主要慢性病	男性	女性	城市	农村	全人群
心血管疾病	11.64	5.82	7.89	9.34	8.80
恶性肿瘤	7.36	3.83	5.40	5.75	5.62
慢性呼吸系统疾病	2.92	1.14	1.52	2.33	2.03
糖尿病	0.76	0.62	0.77	0.64	0.69
以上四类慢性病合计	21.14	11.01	14.86	17.08	16.26

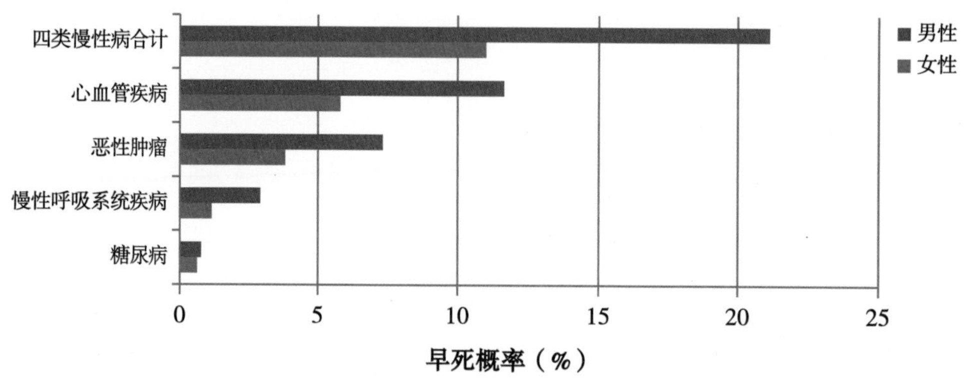

图 102　2020 年云南省不同性别主要慢性病早死概率比较

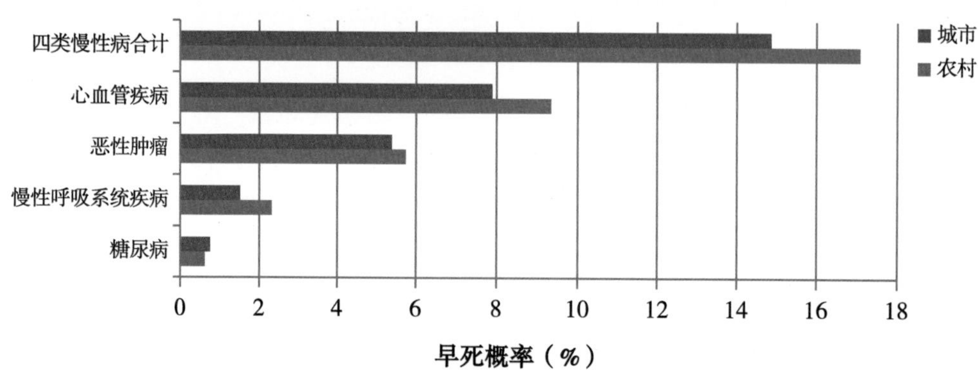

图 103　2020 年云南省城乡居民主要慢性病早死概率比较

（二）2015-2020 年云南省主要慢病早死概率变化趋势

2015–2020 年云南省四类慢病早死概率有逐年下降趋势，全人群 2015 年（20%）至 2020 年（16.26%）6 年间下降了 18.7%，男性下降了 14.03%，女性下降了 25.56%，城市下降了 28.52%，农村下降了 13.17%。除糖尿病早死概率各年相对平稳外，心血管疾病、恶性肿瘤、慢性呼吸系统疾病及四类慢病合计早死概率无论是男性、女性、城市、农村和全人群均显示 2019 年和 2020 年明显低于其它各年，2019 年和 2020 年各类人群四类慢病早死概率均较接近。各年男性早死概率均明显高于女性，农村高于城市（表 145、图 104）。

表 145　云南省 2015-2020 年主要慢性病早死概率（%）

人群分类	主要慢性病	2015 年	2016 年	2017 年	2018 年	2019 年	2020 年
男性	心血管疾病	13.70	11.83	13.22	13.61	11.60	11.64
	恶性肿瘤	8.17	8.03	8.75	8.48	7.51	7.36
	慢性呼吸系统疾病	4.28	4.64	5.00	3.94	3.43	2.92
	糖尿病	0.58	0.71	0.83	0.83	0.79	0.76

续表 145

人群分类	主要慢性病	2015 年	2016 年	2017 年	2018 年	2019 年	2020 年
	以上四类慢性病合计	24.59	23.22	25.40	24.69	21.68	21.14
女性	心血管疾病	8.26	7.17	7.27	7.12	5.92	5.82
	恶性肿瘤	4.45	4.54	4.48	4.46	3.98	3.83
	慢性呼吸系统疾病	2.18	3.63	2.28	1.75	1.34	1.14
	糖尿病	0.62	0.77	0.71	0.69	0.56	0.62
	以上四类慢性病合计	14.79	14.14	14.06	13.42	11.37	11.01
城市	心血管疾病	12.61	10.23	10.89	9.59	7.82	7.89
	恶性肿瘤	5.87	6.97	6.95	6.36	5.45	5.40
	慢性呼吸系统疾病	2.78	3.09	3.40	2.26	1.79	1.52
	糖尿病	0.95	0.76	0.80	0.85	0.72	0.77
	以上四类慢性病合计	20.79	19.69	20.55	17.96	15.02	14.86
农村	心血管疾病	10.73	9.25	10.09	10.96	9.41	9.34
	恶性肿瘤	6.42	6.02	6.52	6.61	5.95	5.75
	慢性呼吸系统疾病	3.32	3.71	3.75	3.19	2.73	2.33
	糖尿病	0.53	0.73	0.76	0.71	0.65	0.64
	以上四类慢性病合计	19.67	18.49	19.72	20.07	17.67	17.08
全人群	心血管疾病	11.03	9.56	10.32	10.47	8.83	8.80
	恶性肿瘤	6.33	6.32	6.64	6.51	5.77	5.62
	慢性呼吸系统疾病	3.23	4.14	3.65	2.86	2.39	2.03
	糖尿病	0.60	0.74	0.77	0.76	0.68	0.69
	以上四类慢性病合计	20.00	19.94	18.95	18.58	16.71	16.26

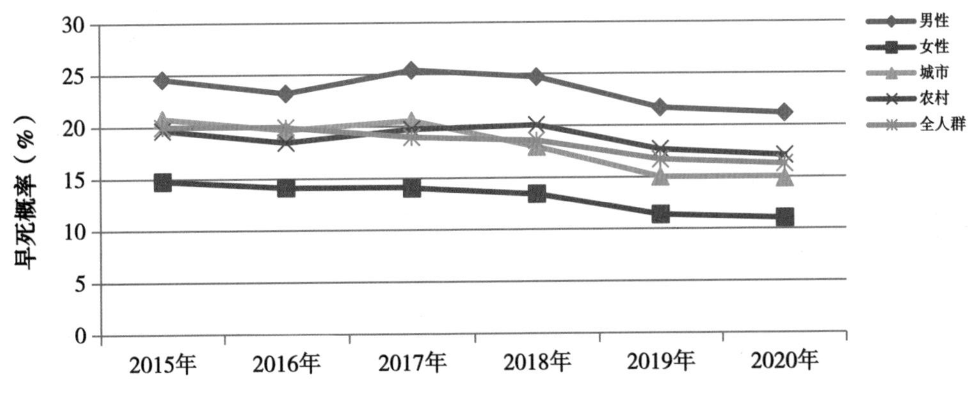

图 104　2015-2020 年云南省主要慢性病早死概率变化趋势

（三）16 个州市 2020 年早死概率

表 146 和图 105 所示全省分地区四类慢病早死概率情况，2020 年云南省 16 个州市四类慢病早死概率介于 11.55%–21.14% 之间，其中西双版纳州和文山州较高，分别为

21.14% 和 19.40%，玉溪市和昆明市较低，分别为 11.55% 和 12.45%。心血管疾病早死概率以西双版纳州、文山州和普洱市较高，分别为 13.65%、11.26% 和 11.18%，分别为全省平均水平（8.80%）的 1.55 倍、1.28 倍和 1.27 倍；恶性肿瘤曲靖市较高为 7.21%，为全省平均水平（5.62%）的 1.28 倍；糖尿病西双版纳州和德宏州较高，分别为 1.22% 和 1.19%，为全省平均水平（0.69%）的 1.77 倍和 1.73 倍；慢性呼吸系统疾病昭通市和曲靖市较高，分别为 3.46% 和 2.82%，为全省平均水平（2.03%）的 1.71 倍和 1.39 倍。

表 146　2020 年云南省 16 个州市四类慢病早死概率（%）

地区	心血管疾病	恶性肿瘤	糖尿病	慢性呼吸系统疾病	四类慢病合计
云南省	8.80	5.62	0.69	2.03	16.26
昆明市	6.15	4.92	0.69	1.21	12.45
曲靖市	6.01	7.21	0.70	2.82	15.85
玉溪市	5.68	4.84	0.56	0.90	11.55
保山市	8.79	4.09	0.61	1.21	14.10
昭通市	8.91	5.12	0.57	3.46	17.04
丽江市	9.83	5.33	0.50	1.55	16.39
普洱市	11.18	5.84	0.45	1.14	17.69
临沧市	10.65	5.23	0.70	1.42	17.12
楚雄州	9.80	5.12	0.69	2.54	17.17
红河州	9.65	5.25	0.89	2.30	17.11
文山州	11.26	6.34	0.59	2.44	19.40
西双版纳州	13.65	6.82	1.22	0.76	21.14
大理州	7.72	4.87	0.52	2.07	14.49
德宏州	10.74	4.92	1.19	0.75	16.78
怒江州	10.80	4.67	0.46	2.26	17.27
迪庆州	9.44	4.81	0.61	1.97	16.00

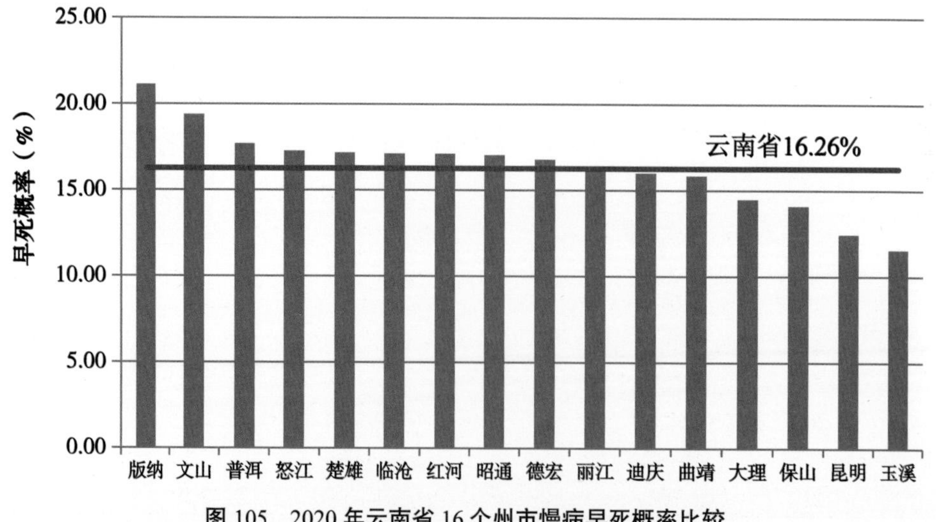

图 105　2020 年云南省 16 个州市慢病早死概率比较

三、早死寿命损失分析

通过计算导致居民死亡的主要系统疾病和单病种病的早死寿命损失年（YLL）、每千人 YLL（YLL 率）和标化 YLL 率分析早死导致的寿命损失。

（一）主要系统疾病早死寿命损失

1. 全人群 YLL 率及顺位

将导致云南省居民死亡的主要系统疾病进行早死寿命损失分析，发现导致居民早死寿命损失的顺位依次是心血管疾病、损伤和中毒、脑血管病、恶性肿瘤、心脏病和呼吸系统疾病，其 YLL 依次为 3 293 700 人年、1 658 770 人年、1 643 047 人年、1 583 494 人年、1 484 218 人年和 1 113 884 人年；YLL 率依次为 6.78‰、3.41‰、3.38‰、3.26‰、3.05‰和 2.29‰（表 147）。

表 147　2020 年云南省居民主要系统疾病 YLL 率及顺位

YLL 率顺位	主要系统疾病	YLL（人年）	YLL 率（‰）	标化 YLL 率（‰）
1	心血管疾病	3293700	6.78	6.56
2	损伤和中毒	1658770	3.41	3.43
3	脑血管病	1643047	3.38	3.27
4	恶性肿瘤	1583494	3.26	3.14
5	心脏病	1484218	3.05	2.96
6	呼吸系统疾病	1113884	2.29	2.22

2. 不同性别 YLL 率及顺位

比较男女六类系统疾病早死顺位，男女相同的顺位是第一、第四和第六位，分别是心血管疾病、恶性肿瘤和呼吸系统疾病，男性第二、第三和第五位顺位依次是损伤和中毒、脑血管病、心脏病，女性依次是脑血管病、心脏病、损伤和中毒。男性六类系统疾病 YLL 率均明显高于女性，男女 YLL 率之比心血管疾病 1.54、损伤和中毒 2.54、恶性肿瘤 1.66、脑血管病 1.59、心脏病 1.48、呼吸系统疾病 1.49（表 148、图 106）。

表 148　2020 年云南省不同性别主要系统疾病 YLL 率及顺位

性别	YLL 率顺位	主要系统疾病	YLL（人年）	YLL 率（‰）	标化 YLL 率（‰）
男性	1	心血管疾病	2054359	8.15	8.42
	2	损伤和中毒	1217048	4.83	4.87
	3	脑血管病	1037106	4.11	4.25
	4	恶性肿瘤	1017950	4.04	4.03
	5	心脏病	911787	3.62	3.73
	6	呼吸系统疾病	687339	2.73	2.93
女性	1	心血管疾病	1239998	5.30	4.68
	2	脑血管病	606257	2.59	2.29

续表 148

性别	YLL 率顺位	主要系统疾病	YLL（人年）	YLL 率（%）	标化 YLL 率（%）
	3	心脏病	572724	2.45	2.16
	4	恶性肿瘤	567274	2.43	2.27
	5	损伤和中毒	445065	1.90	1.86
	6	呼吸系统疾病	427753	1.83	1.57

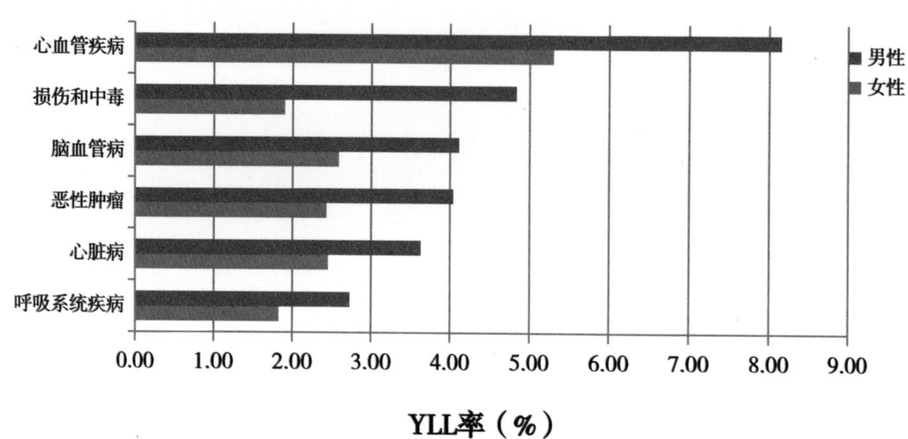

图 106　2020 年云南省男女主要系统疾病 YLL 率比较

3. 城乡 YLL 率及顺位

比较城乡六类系统疾病早死顺位，城市和农村相同的顺位是第一、第三和第六位，分别是心血管疾病、脑血管病和呼吸系统疾病，城市第二、第四和第五位顺位分别是恶性肿瘤、心脏病、损伤和中毒，农村分别是损伤和中毒、恶性肿瘤、心脏病。城乡心血管疾病、恶性肿瘤、脑血管病和心脏病 YLL 率差异不大，而损伤和中毒、呼吸系统疾病则显示农村明显高于城市，其 YLL 率之比分别 1.42 和 1.28（表 149、图 107）

表 149　2020 年云南省城乡居民主要系统疾病 YLL 率及顺位

城乡	YLL 率顺位	主要系统疾病	YLL（人年）	YLL 率（%）	标化 YLL 率（%）
城市	1	心血管疾病	1085981	6.25	5.88
	2	恶性肿瘤	562077	3.24	3.02
	3	脑血管病	522119	3.01	2.83
	4	心脏病	505330	2.91	2.74
	5	损伤和中毒	467583	2.69	2.68
	6	呼吸系统疾病	336828	1.94	1.84
农村	1	心血管疾病	2207720	7.07	6.96
	2	损伤和中毒	1191187	3.82	3.86
	3	脑血管病	1120928	3.59	3.53
	4	恶性肿瘤	1021417	3.27	3.21

续表 149

城乡	YLL 率顺位	主要系统疾病	YLL（人年）	YLL 率（%）	标化 YLL 率（%）
	5	心脏病	978888	3.14	3.08
	6	呼吸系统疾病	777057	2.49	2.44

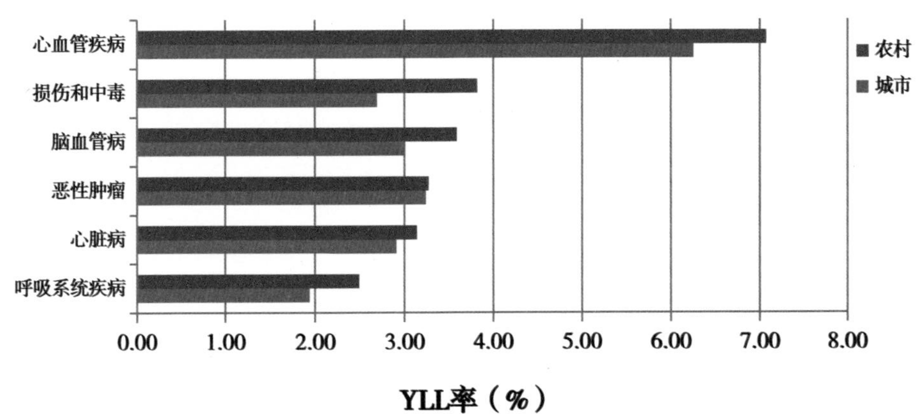

图 107　2020 年云南省城乡居民主要系统疾病 YLL 率比较

（二）主要单病种疾病早死寿命损失

1. 全人群 YLL 率及顺位

将导致云南省居民死亡的主要单病种疾病进行早死寿命损失分析，发现导致居民早死的前十位病种顺位依次是冠心病、慢阻肺、脑出血、脑梗死、道路交通事故、肺癌、意外跌落、肝癌、高血压及后遗症、自杀及后遗症，其中前三位 YLL 率明显较高，分别为 1.95%、1.76% 和 1.72%（表 150、图 108）。

表 150　2020 年云南省居民主要单病种疾病 YLL 率及顺位

YLL 率顺位	主要单病种疾病	YLL（人年）	YLL 率（%）	标化 YLL 率（%）
1	冠心病	945737	1.95	1.88
2	慢阻肺	853829	1.76	1.71
3	脑出血	837203	1.72	1.67
4	脑梗死	472970	0.97	0.94
5	道路交通事故	441858	0.91	0.93
6	肺癌	413030	0.85	0.81
7	意外跌落	355037	0.73	0.72
8	肝癌	315176	0.65	0.62
9	高血压及并发症	287912	0.59	0.57
10	自杀及后遗症	233274	0.48	0.49
11	糖尿病	207843	0.43	0.41

续表 150

YLL 率顺位	主要单病种疾病	YLL（人年）	YLL 率（%）	标化 YLL 率（%）
12	结直肠癌	129915	0.27	0.26
13	胃癌	110545	0.23	0.22
14	食道癌	54670	0.11	0.11

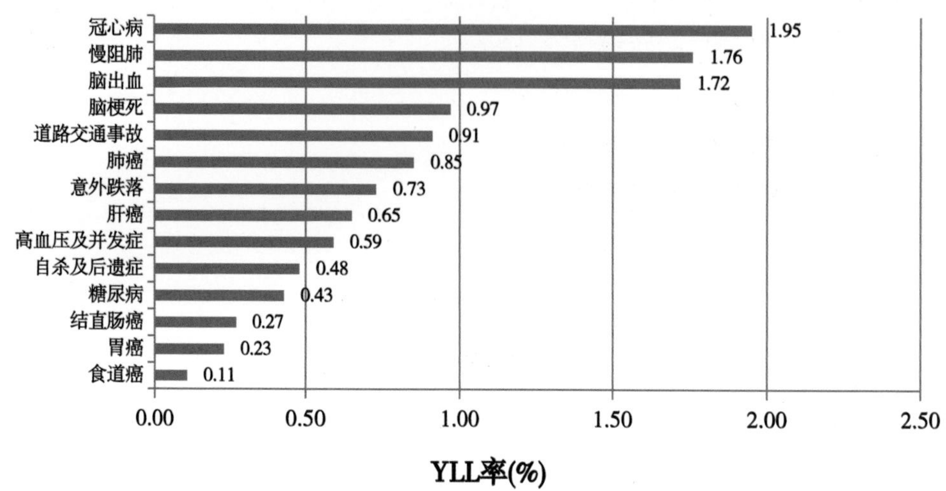

图 108　2020 年云南省居民主要单病种病 YLL 率

2. 不同性别 YLL 率及顺位

比较男女十四种疾病早死顺位，男女相同的顺位是第一、第十、第十二至第十四位，分别是冠心病、自杀及后遗症、结直肠癌、胃癌和食道癌，其余九种疾病男女早死顺位存在较大差异，男性第二至第九位依次为脑出血、慢阻肺、道路交通事故、肺癌、脑梗死、意外跌落、肝癌、高血压及并发症，第十一位为糖尿病。女性第二至第九位依次为慢阻肺、脑出血、脑梗死、高血压及并发症、肺癌、道路交通事故、意外跌落和糖尿病，第十一位为肝癌。十四种疾病 YLL 率男性均高于女性，其中食道癌、肝癌、道路交通事故、意外跌落和肺癌男女 YLL 率之比分别为 6.33、3.10、2.73、2.35 和 2.27（表 151、图 109）。

表 151　2020 年云南省不同性别主要单病种病 YLL 率及顺位

性别	YLL 率顺位	主要单病种疾病	YLL（人年）	YLL 率（%）	标化 YLL 率（%）
男性	1	冠心病	599399	2.38	2.44
	2	脑出血	549616	2.18	2.22
	3	慢阻肺	526392	2.09	2.27
	4	道路交通事故	329709	1.31	1.33
	5	肺癌	293356	1.16	1.16
	6	脑梗死	286739	1.14	1.20
	7	意外跌落	254687	1.01	1.02

续表 151

性别	YLL 率顺位	主要单病种疾病	YLL（人年）	YLL 率（%）	标化 YLL 率（%）
	8	肝癌	243115	0.96	0.95
	9	高血压及并发症	165228	0.66	0.69
	10	自杀及后遗症	155561	0.62	0.63
	11	糖尿病	111335	0.44	0.45
	12	结直肠癌	77829	0.31	0.31
	13	胃癌	72562	0.29	0.29
	14	食道癌	48472	0.19	0.19
女性	1	冠心病	346470	1.48	1.30
	2	慢阻肺	327549	1.40	1.20
	3	脑出血	287710	1.23	1.10
	4	脑梗死	186368	0.80	0.70
	5	高血压及并发症	122669	0.52	0.46
	6	肺癌	119832	0.51	0.47
	7	道路交通事故	113332	0.48	0.49
	8	意外跌落	101020	0.43	0.40
	9	糖尿病	96514	0.41	0.37
	10	自杀及后遗症	78021	0.33	0.34
	11	肝癌	72225	0.31	0.28
	12	结直肠癌	52045	0.22	0.20
	13	胃癌	38015	0.16	0.15
	14	食道癌	6258	0.03	0.02

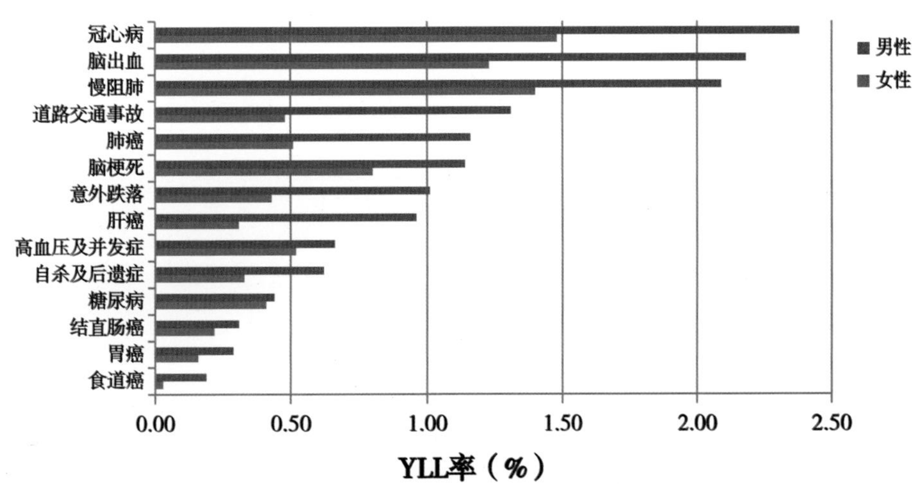

图 109　2020 年云南省男女主要单病种病 YLL 率比较

2、城乡 YLL 率及顺位

比较城乡十四种疾病早死顺位，城市和农村相同的顺位是第一、第七和第十四位，分别是冠心病、意外跌落和食道癌，城市第二至第六位顺位依次为脑出血、慢阻肺、肺癌、脑梗死、道路交通事故，第八至第十三位依次为高血压及并发症、肝癌、糖尿病、自杀及后遗症、结直肠癌和胃癌。农村第二至第六位顺位依次为慢阻肺、脑出血、脑梗死、道路交通事故、肺癌，第八至第十三位依次为肝癌、高血压及并发症、自杀及后遗症、糖尿病、胃癌和结直肠癌。比较城乡各类疾病 YLL 率水平，自杀及后遗症、胃癌、道路交通事故、慢阻肺和食道癌农村明显高于城市，其 YLL 率之比分别为 1.87、1.39、1.38、1.33 和 1.32，而其余九种疾病城市和农村均较接近（表 152、图 110）。

表 152　2020 年云南省城乡居民主要单病种疾病 YLL 率及顺位

城乡	YLL 率顺位	主要单病种疾病	YLL（人年）	YLL 率（%）	标化 YLL 率（%）
城市	1	冠心病	338982	1.95	1.83
	2	脑出血	270422	1.56	1.46
	3	慢阻肺	252109	1.45	1.38
	4	肺癌	169050	0.97	0.90
	5	脑梗死	147453	0.85	0.80
	6	道路交通事故	127591	0.73	0.74
	7	意外跌落	112807	0.65	0.63
	8	高血压及并发症	101084	0.58	0.55
	9	肝癌	90380	0.52	0.48
	10	糖尿病	86526	0.50	0.46
	11	自杀及后遗症	53502	0.31	0.30
	12	结直肠癌	51741	0.30	0.28
	13	胃癌	31309	0.18	0.17
	14	食道癌	16414	0.09	0.09
农村	1	冠心病	606755	1.94	1.91
	2	慢阻肺	601721	1.93	1.90
	3	脑出血	566781	1.82	1.79
	4	脑梗死	325517	1.04	1.02
	5	道路交通事故	314267	1.01	1.04
	6	肺癌	243980	0.78	0.76
	7	意外跌落	242230	0.77	0.77
	8	肝癌	224796	0.72	0.71
	9	高血压及并发症	186828	0.60	0.59
	10	自杀及后遗症	179772	0.58	0.59
	11	糖尿病	121317	0.39	0.38
	12	胃癌	79236	0.25	0.25
	13	结直肠癌	78174	0.24	0.24
	14	食道癌	38256	0.12	0.12

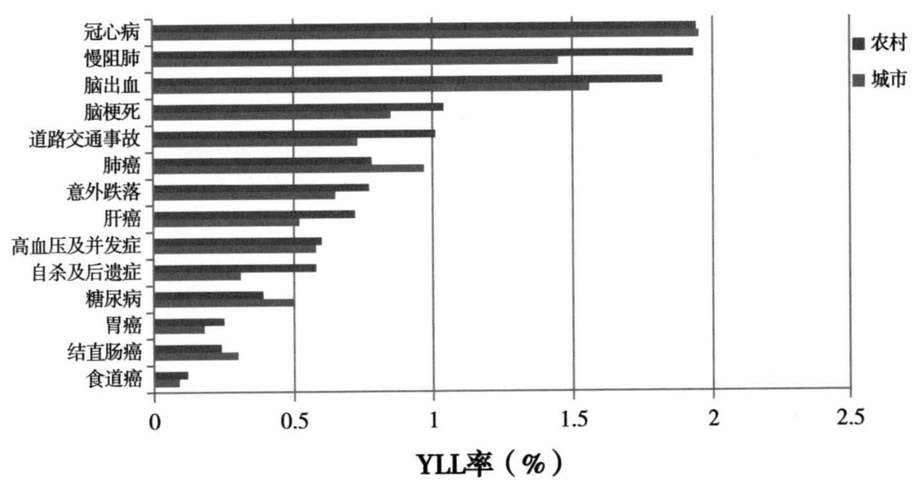

图 110　2020 年云南省城乡居民主要单病种病 YLL 率比较

第七章　主要发现和建议

一、主要发现

（一）2020年云南省居民死亡水平与2019年相比略有下降，但明显高于2019年全国平均水平

2020年，云南省全人群、男性、女性、城市和农村标化死亡率分别为707.97/10万、892.95/10万、531.86/10万、639.09/10万和748.04/10万，与2019年相比五类人群死亡水平均略有下降（2019年云南省全人群、男性、女性、城市和农村标化死亡率分别为733.71/10万、920.02/10万、555.54/10万、659.06/10万和776.10/10万）。比较三大类疾病的死亡水平，2020年云南省传染病/母婴及营养缺乏疾病、慢性病、损伤和中毒的标化死亡率分别为30.66/10万、593.78/10万和74.82/10万，亦略低于2019年全省水平（2019年云南省三大类疾病标化死亡率分别为42.56/10万、605.11/10万和77.64/10万）。

与2019年全国疾病监测系统报告的死亡率比较（2019年全国全人群、男性、女性、城市和农村标化死亡率分别为518.41/10万、646.35/10万、398.44/10万、469.57/10万和544.95/10万），云南省2020年全人群、男性、女性、城市和农村标化死亡率均明显高于全国水平，其标化死亡率分别是全国水平的1.37倍、1.38倍、1.33倍、1.36倍和1.37倍。与2019年全国三大类疾病标化死亡率比较（2019年全国传染病/母婴及营养缺乏疾病，慢性病，损伤和中毒标化死亡率分别为16.83/10万、454.94/10万和39.66/10万），云南省2020年传染病/母婴及营养缺乏疾病，慢性病，损伤和中毒标化死亡率分别是全国平均水平的1.82倍、1.31倍和1.89倍，三大类疾病死亡水平亦显示云南省明显高于全国水平。

（二）居民死亡水平与辖区社会经济发展及医疗卫生资源等呈正相关系，与2019年监测结果一致

2020年，云南省16个州市居民死亡水平存在较大差异，死亡水平较低的是玉溪、昆明、保山、大理和曲靖等州市，死亡水平较高的是怒江、西双版纳、文山、昭通、迪庆等州市，与2019年监测结果一致。2020年昆明市和玉溪市标化死亡率明显较低，分别为558.96/10万和551.49/10万，而怒江州和西双版纳州则明显较高，分别为849.27/10万和809.89/10万；2019年亦显示相同的结果，昆明市和玉溪市标化死亡率较低，分别为576.90/10万和584.03/10万，怒江州和西双版纳州较高，分别为908.57/10万和862.30/10万。两年监测

结果显示，我省 16 个州市居民死亡水平随着社会经济发展滞后及医疗卫生资源的不足呈逐渐增高的趋势。从全省各地社会经济发展状况分析，昆明、玉溪、保山、大理、曲靖等地处滇中属于我省经济发展较好的地区，而怒江、西双版纳、文山、迪庆等地处边疆少数民族地区，无论从社会经济、人文发展和健康教育等诸多方面都滞后于其他州市；再从医疗卫生资源方面分析，昆明、玉溪、大理、曲靖集中了云南省较好的省、市级三甲医院，居民就医条件和意识远高于其他州市，由于各方因素的制约致使边疆和少数民族地区居民的死亡水平明显高于发达地区。

（三）导致居民死亡的前十位死因保持不变，但顺位与 2019 年全省和全国相比存在差异

与 2019 年云南省居民死因顺位比较，第一位、第四至第七位顺位不变，第一位死因依然是脑血管病，第四至第七位顺位依次为恶性肿瘤、损伤和中毒、消化系统疾病、内分泌营养代谢疾病；2019 年第二、第三、第八至第十位死因依次是呼吸系统疾病、心脏病、传染病、泌尿生殖系统疾病和神经系统疾病；2020 年第二、第三、第八至第十位死因依次是心脏病、呼吸系统疾病、泌尿生殖系统疾病、神经系统疾病和传染病。十位死因死亡水平除呼吸系统疾病 2020 年明显下降外，其余九位死因死亡水平与 2019 年较接近。

与 2019 年全国居民死因顺位比较，则存在较大差异，相同的顺位是第二位心脏病、第五位损伤和中毒、第十位传染病；全国疾病监测点第一位是恶性肿瘤、第三和第四位分别是脑血管病和呼吸系统疾病，第六至第九位依次为内分泌营养代谢疾病、消化系统疾病、神经系统疾病和泌尿生殖系统疾病；而云南省 2020 年第一位是脑血管病，第三和第四位分别是呼吸系统疾病和恶性肿瘤，第六至第九位依次为消化系统疾病、内分泌营养代谢疾病、泌尿生殖系统疾病和神经系统疾病。十位死因死亡水平除恶性肿瘤全国高于云南省外，其余九位死因均为云南省高于全国水平。

（四）16 个州市前十位死因相同，但顺位存在地区差异

16 个州市的前十位死因均相同，但顺位存在差异。导致各州市居民死亡的主要死因仍是脑血管病、心脏病、呼吸系统疾病、恶性肿瘤、损伤和中毒，其次是消化系统疾病、内分泌营养和代谢疾病、泌尿生殖系统疾病、传染病和神经系统疾病。16 个州市第一位死因为脑血管病的占 43.75%、为心脏病的占 43.75%，为呼吸系统疾病的占 12.5%；恶性肿瘤在曲靖和玉溪跃居第二位死因，在普洱、临沧和西双版纳列居第三位死因，损伤和中毒大部分州市列居第五位，而保山、德宏和迪庆则跃居第三位。

（五）食道癌、肝癌、肺癌、意外中毒、道路交通事故和淹死男性死亡显著高于女性

对男女全死因、各类系统疾病和各单病种疾病粗死亡率和标化死亡率的比较，均为男性高于女性，尤其食道癌、肝癌、肺癌、意外中毒、道路交通事故和淹死，男性死亡水平显著高于女性，男女粗死亡率之比分别为 5.76、2.54、2.17、3.73、2.69 和 2.31，标化死亡率之比分别为 6.66、2.86、2.44、3.97、2.78 和 2.47。

（六）主要死因死亡水平存在明显的地区差异

2020 年心血管疾病标化死亡率在昆明（221.38/10 万）、玉溪（206.44/10 万）和曲靖（206.77/10 万）相对较低，而在西双版纳（391.67/10 万）、迪庆（372.92/10 万）和德宏（366.86/10 万）则较高；呼吸系统疾病死亡在德宏（39.77/10 万）、保山（64.63/10 万）和西双版纳（53.29/10 万）较低，而在曲靖（185.02/10 万）和昭通（172.67/10 万）则较高；恶性肿瘤在保山（69.31/10 万）、怒江（76.81/10 万）和迪庆（77.45/10 万）较低，而在曲靖（128.54/10 万）和西双版纳（122.06/10 万）则较高；损伤和中毒死亡昆明（48.23/10 万）较低，而在西双版纳（93.65/10 万）和文山（93.56/10 万）则较高。以上结果显示我省主要死因死亡水平存在明显的地区差异。

（七）心血管疾病多年来一直处于较高死亡水平，是危害云南省居民健康的首要疾病，其中冠心病、脑出血、脑梗死、高血压及并发症是心血管疾病的前四位主要死因

心血管疾病是所有死因中构成最大，死亡率最高的疾病。2015—2020 年 6 年间，云南省心血管疾病标化死亡率一直维持在 258.24/10 万 ~289.65/10 万的较高水平，明显高于全国 2015—2019 年死亡水平（全国死亡水平维持在 230.27/10 万 ~ 250.43/10 万之间）。2020 年云南省心血管疾病死亡占死亡总数的比例为 40.56%，全人群标化死亡率为 287.10/10 万，男性标化死亡率 345.63/10 万，女性 231.60/10 万，城市 263.36/10 万，农村 300.95/10 万，五类人群标化死亡率均高于 2019 年全国平均水平（2019 年全国全人群、男性、女性、城市、农村标化死亡率分别为 240.43/10 万、283.66/10 万、199.50/10 万、210.45/10 万和 256.77/10 万）；2020 年云南省全人群、男性、女性、城市和农村心血管疾病标化死亡率分别是全国水平的 1.19 倍、1.22 倍、1.16 倍、1.25 倍和 1.17 倍。

2020 年导致云南省居民死亡的主要心血管疾病依次为冠心病、脑出血、脑梗死、高血压及并发症，其占心血管疾病死亡的比例依次为 28.62%、22.21%、16.09% 和 10.06%，四者合计占比 76.98%，是居民心血管疾病前四位死因；其中冠心病列居云南省单病种第二位死因，其占总死亡的比例为 11.61%，占心脏病总死亡的比例为 62.36%，是心血管疾病的头号杀手。

（八）2020 年云南省呼吸系统疾病死亡水平有所下降，但慢阻肺依然为居民单病种首位死因

云南省呼吸系统疾病一直位居居民前三位死因， 2016 年和 2017 年位居第一位，2015 年和 2019 年位居第二位，2018 年和 2020 年位居第三位。2015—2019 年云南省呼吸系统疾病标化死亡率维持在 140.28/10 万 ~ 154.27/10 万较高水平，2020 年全人群标化死亡率为 119.53/10 万，明显低于 2015—2019 年各年死亡水平，2020 年无论性别和城乡其死亡水平与 2015—2019 年相比亦显示下降趋势。

2020 年云南省慢阻肺死亡占死亡总数的 13.88%，占呼吸系统疾病总死亡的 82.36%，全人群粗死亡率和标化死亡率分别为 101.38/10 万和 98.53/10 万，成为我省居民单病种第一位死因，其标化死亡率是 2019 年全国平均水平（39.32/10 万）的 2.51 倍。

（九）糖尿病死亡处于相对稳定水平，城市死亡高于农村

2018—2020 年云南省全人群糖尿病标化死亡率介于 15.63/10 万 ~16.34/10 万之间，男性介于 16.28/10 万 ~17.07/10 万之间，女性介于 14.90/10 万 ~15.54/10 万之间，城市介于 18.30/10 万 ~19.43/10 万之间，农村介于 13.97/10 万 ~14.99/10 万，各年各类人群死亡水平相对稳定。我省大部分疾病死亡显示农村高于城市，而糖尿病死亡则显示城市高于农村，与国家报告结果一致。

（十）云南省恶性肿瘤死亡相对平稳，死亡率低于全国历年水平，肺癌、肝癌、胃癌和结直肠癌是导致居民死亡的主要恶性肿瘤，与全国结果一致

云南省恶性肿瘤死亡相对平稳，2015—2020 年标化死亡率分别为 110.11/10 万、100.45/10 万、106.92/10 万、104.57/10 万、102.87/10 万和 99.12/10 万，6 年死亡介于 99.12/10 万 ~110.11/10 万的相对稳定水平。全国 2015—2019 年恶性肿瘤标化死亡率分别为 137.11/10 万、130.08/10 万、129.93/10 万、126.82/10 万和 125.55/10 万，5 年死亡有下降趋势，全国各年标化死亡率均大于云南省水平。2020 年导致云南省居民死亡的前四位恶性肿瘤是肺癌、肝癌、结直肠癌和胃癌，2019 年全国前四位恶性肿瘤是肺癌、肝癌、胃癌和结直肠癌。前四位恶性肿瘤死亡占全部恶性肿瘤死亡的比例云南省为 64.11%，全国为 63.84%，两者较接近，该结果提示肺癌、肝癌、胃癌和结直肠癌是导致我省居民死亡的主要恶性肿瘤，亦是导致全国居民死亡的主要恶性肿瘤。

（十一）云南省损伤和中毒死亡呈逐年下降趋势，与全国报告结果一致，但死亡率显著高于全国历年水平，意外跌落、道路交通事故、自杀及后遗症是导致居民伤害死亡的主要死因

2015—2020 年云南省居民损伤和中毒标化死亡率分别为 94.21/10 万、85.55/10 万、85.59/10 万、78.02/10 万、77.64/10 万和 74.82/10 万，有逐年下降趋势，6 年下降了 20.58%。2015—2019 年全国损伤和中毒标化死亡率分别为 44.98/10 万、43.98/10 万、42.24/10 万、40.05/10 万和 39.66/10 万，亦呈现逐年下降趋势，5 年下降了 11.83%。比较 2015—2019 年云南省和全国损伤和中毒死亡水平，无论性别、城乡还是全人群均显示云南省显著高于全国水平，云南省 2015—2019 年标化死亡率分别是全国水平的 2.09 倍、1.95 倍、2.03 倍、1.95 倍和 1.96 倍。意外跌落、道路交通事故、自杀及后遗症是导致云南省和全国居民伤害死亡的前三位死因，三者占所有损伤和中毒死亡总数的比例云南省为 67.77%，全国为 70.74%，两者较接近。该结果提示伤害死亡的主要死因是意外跌落、道路交通事故、自杀及后遗症。

（十二）慢阻肺、冠心病、脑出血、脑梗死和肺癌是危害云南省居民最严重的前五位主要疾病

将各系统主要单病种病进行分析发现，慢阻肺、冠心病、脑出血、脑梗死和肺癌是导致云南省居民死亡的前五位主要疾病，其占 2020 年居民总死亡的比例依次为 13.88%、

11.61%、9.01%、6.53% 和 4.03%，合计占比 45.06%；各病粗死亡率依次为 101.38/10 万、84.80/10 万、65.80/10 万、47.67/10 万和 29.43/10 万，亦处于较高水平；寿命损失分析同时发现该五种疾病对寿命的损失最严重，其 YLL 率依次为 1.95‰、1.76‰、1.72‰、0.97‰和 0.85‰，其 YLL 率列居其他疾病前五位，且显著高于其他疾病，是危害我省居民最严重的前五位疾病。

（十三）心血管疾病对寿命的损失最严重，是影响云南省人均预期寿命和导致居民早死的主要疾病

将导致云南省居民死亡的主要疾病进行寿命损失分析，发现居民早死寿命损失的顺位依次是心血管疾病、损伤和中毒、脑血管病、恶性肿瘤、心脏病和呼吸系统疾病，其 YLL 依次为 3 293 700 人年、1 658 770 人年、1 643 047 人年、1 583 494 人年、1 484 218 人年和 1 113 884 人年；YLL 率依次为 6.78%、3.41%、3.38%、3.26%、3.05% 和 2.29%，其中心血管疾病的 YLL 和 YLL 率显著高于其他疾病，而脑血管病和心脏病亦处于导致居民减寿较严重的前五位主要疾病。进一步对导致居民死亡的主要单病种病进行减寿分析，发现冠心病、脑出血和脑梗死的 YLL 率分别为 1.95‰、1.72‰和 0.97‰，亦显著高于其他系统单病种病，位居减寿前列。

2020 年，云南省人均预期寿命为 75.26 岁，去除因心血管疾病死亡的影响后人均预期寿命为 81.66 岁，较全死因人均预期寿命提高了 6.40 岁，其中男性提高了 5.91 岁，女性提高了 6.82 岁；去除脑血管病、心脏病、冠心病、脑出血、脑梗死、高血压及并发症等心血管疾病的影响后人均预期寿命分别提高了 2.65 岁、2.50 岁、1.58 岁、1.32 岁、0.97 岁和 0.70 岁，与去其他死因预期寿命比较，无论是全人群、男性和女性去心血管疾病后人均预期寿命增幅均位居前列，因此心血管疾病是影响我省人均预期寿命最主要的疾病。

2020 年，云南省心血管疾病、恶性肿瘤、慢性呼吸系统疾病和糖尿病四类主要慢病早死概率分别为 8.80%、5.62%、2.03% 和 0.69%，其中心血管疾病明显高于其他三类疾病，为导致居民过早死亡的主要疾病。

（十四）“十三五”期间云南省人均预期寿命逐年增长

2015—2020 年云南省人均预期寿命分别为 72.76 岁、74.11 岁、74.62 岁、74.70 岁、75.11 岁和 75.26 岁，每年均呈不同程度增长，与 2015 年相比，2020 年人均预期寿命增长了 2.5 岁，5 年平均每年提高 0.5 岁。

（十五）主要慢病早死概率呈逐年下降趋势

2015—2020 年云南省主要慢病早死概率分别为 20%、19.94%、18.95%、18.58%、16.71% 和 16.26%，呈逐年下降趋势。无论全人群、男性、女性、城市和农村 5 年均呈不同程度下降，全人群 2015 年至 2020 年 5 年间下降了 18.7%，男性下降了 14.03%，女性下降了 25.56%，城市下降了 28.52%，农村下降了 13.17%。

二、建议

2020 年，云南省死因监测结果显示，心血管疾病、慢阻肺、恶性肿瘤等慢性病及意外跌倒、道路交通事故等损伤和中毒仍是影响我省居民健康、造成居民早死和影响人均预期寿命的主要原因。2015 年至今，云南省因各种疾病导致的死亡中，慢性病所占比例均在 80% 以上，2013 年全球疾病负担研究结果显示，我国慢性病造成的疾病负担比例占总负担的 77%。如此沉重的社会经济负担，若不有效控制，将制约各地经济和社会的可持续发展。因此预防和控制慢性病及伤害仍是我省当前和近年的工作重点，建议如下：

（一）进一步贯彻落实《健康中国行动（2019—2030 年）》提出的十五个重大任务

1. 实施健康知识普及行动：提倡各种方式多项内容的健康科普，到 2022 年和 2030 年，全国居民健康素养水平分别不低于 22% 和 30%。

2. 实施合理膳食行动：面向重点人群加强膳食指导，鼓励全社会参与减盐、减油、减糖。实施贫困地区重点人群营养干预。到 2022 年和 2030 年，成人肥胖增长率持续减缓，5 岁以下儿童生长迟缓率分别低于 7% 和 5%。

3. 全民健身行动：推进公共体育设施免费或低收费开放。推动形成体医结合的疾病管理和健康服务模式。把高校学生体质健康状况纳入对高校的考核评价。到 2022 年和 2030 年，城乡居民达到《国民体质测定标准》合格以上的人数比例分别不少于 90.86% 和 92.17%，经常参加体育锻炼的人数比例达到 37% 及以上和 40% 及以上。

4. 实施控烟行动：宣传吸烟危害，鼓励领导及相关人员带头控烟。综合手段提高控烟成效。到 2022 年和 2030 年，全面无烟法规保护的人口比例分别达到 30% 及以上和 80% 及以上。

5. 实施健康环境促进行动：采取有效措施为居民提供良好的生存环境，到 2022 年和 2030 年，居民饮用水水质达标情况明显改善，并持续改善。

6. 实施心理健康促进行动：建立精神卫生综合管理机制，完善精神障碍社区康复服务。到 2022 年和 2030 年，居民心理健康素养水平提升到 20% 和 30%，心理相关疾病发生的上升趋势减缓。

7. 实施妇幼健康促进行动：引导科学孕育、养育，健全婴幼儿服务和残疾儿童救助制度。促进生殖健康，推进农村妇女两癌检查，到 2022 年和 2030 年，婴儿死亡率分别控制在 7.5‰及以下和 5‰及以下，孕产妇死亡率分别下降到 18/10 万及以下和 12/10 万及以下。

8. 实施中小学健康促进行动：开齐开足体育与健康课程，把学生体质健康状况纳入对学校的绩效考核，将体育纳入高中学业水平测试。到 2022 年和 2030 年，国家学生体质健康标准达标优良率分别达到 50% 及以上和 60% 及以上，全国儿童青少年总体近视率力争每年降低 0.5 个百分点以上，新发近视率明显下降。

9. 实施职业健康保护行动：鼓励用人单位开展职工健康管理。加强尘肺病等职业病救治保障。到 2022 年和 2030 年，接尘工龄不足 5 年的劳动者新发尘肺病报告例数占年度报告总例数的比例实现明显下降，并持续下降。

10. 实施老年健康促进行动：面向老年人普及健康知识，推进医养结合，探索长期护理保险制度，实现健康老龄化。到 2022 年和 2030 年，65~74 岁老年人失能发生率有所下降，65 岁及以上人群老年期痴呆患病率增速下降。

11. 实施心脑血管疾病防治行动：全面落实 35 岁以上人群首诊测血压制度，加强高血压、高血糖、血脂异常的规范管理。提高院前急救、静脉溶栓、动脉取栓等应急处置能力。到 2022 年和 2030 年，心脑血管疾病死亡率分别下降到 209.7/10 万及以下和 190.7/10 万及以下。

12. 实施癌症防治行动：提升基层癌症诊疗能力。加强癌症防治科技攻关。加快临床急需药物审评审批。到 2022 年和 2030 年，总体癌症 5 年生存率分别不低于 43.3% 和 46.6%。

13. 实施慢性呼吸系统疾病防治行动：探索高危人群首诊测量肺功能、40 岁及以上人群体检检测肺功能。加强慢阻肺患者健康管理，提高基层医疗卫生机构肺功能检查能力。到 2022 年和 2030 年，70 岁及以下人群慢性呼吸系统疾病死亡率下降到 9/10 万及以下和 8.1/10 万及以下。

14. 实施糖尿病防治行动：加强对糖尿病患者和高危人群的健康管理，促进基层糖尿病及并发症筛查标准化和诊疗规范化。到 2022 年和 2030 年，糖尿病患者规范管理率分别达到 60% 及以上和 70% 及以上。

15. 实施传染病及地方病防控行动：倡导高危人群在流感流行季节前接种流感疫苗。加强重大传染病防控，强化地方病防治，到 2022 年和 2030 年，以乡（镇、街道）为单位，适龄儿童免疫规划疫苗接种率保持在 90% 以上。

（二）关口前移，深入推进全民健康生活方式

充分利用大众传媒，广泛宣传慢性病防治知识，寓慢性病预防于日常生活之中，促使人们自觉养成良好的健康行为和生活方式。卫生部门建立国家和省级慢性病信息和知识权威发布平台，定期发布健康核心信息，配合广电、新闻出版等部门，组织主要媒体设立健康专栏，科学传递慢性病防治知识；各级工会、共青团、妇联、科协、工商联、老龄委和各类社会学术团体发挥各自优势，按照规范信息，有组织地开展公益宣传和社会动员活动。

（三）拓展服务，及时发现管理高风险人群

扩大基本公共卫生服务项目内容和覆盖人群，加强慢性病高风险人群（血压、血糖、血脂偏高和吸烟、酗酒、肥胖、超重等）检出和管理。基层医疗卫生机构要全面履行健康教育、预防、保健、医疗、康复等综合服务职能，建立规范化居民电子健康档案，及时了解社区慢性病流行状况和主要问题，有针对性地开展健康教育，免费提供常见慢性病健康咨询指导。政府机关、企业、事业单位积极推行健康体检制度，将慢性病核心指标作为必查项目，建立动态管理档案，加强指导管理。有条件的机关、单位建立健康指标自助检测点，提供体格测量简易设备。零售药店在慢性病防控宣传教育中要发挥积极作用。基层医疗卫生机构和单位医务室对健康体检与筛查中发现的高风险人群，进行定期监测与随访，实施有针对性的干预，有效降低发病风险。各级疾病预防控制、健康教育机构开发并推广高风险人群发现、强化生活方式干预的适宜技术，并进行督导和评价。

（四）规范防治，提高慢性病诊治康复的效果

心脑血管病、恶性肿瘤、糖尿病等专病防治机构要推广慢性病防治适宜技术，及时对本机构各级专科诊治从业人员进行诊治规范培训，逐步实现慢性病的规范化诊治和康复。各级各类医院要严格遵照卫生行政部门制定的诊疗技术规范和指南，完善专科医师的专业化培训制度，注重康复治疗的早期介入。在提供规范化诊断、治疗和康复的同时，要加强对患者及家属的咨询指导和科普宣传。

（五）明确职责，加强慢性病防治有效协同

1. 完善慢性病防控网络，优化工作格局，整合专业公共卫生机构、医院和基层医疗卫生机构功能，打造上下联动、优势互补的责任共同体，促进慢性病防治结合。卫生行政部门要创新工作方式，提高管理水平；省、市、县各级疾病预防控制机构和公立医院设置专门的科室和人员，履行慢性病防治工作职责；基层医疗卫生机构强化慢性病防控职能，提高服务能力。

2. 建立疾病预防控制机构、医院、专病防治机构、基层医疗卫生机构在慢性病防治中的分工负责和分级管理机制，明确职责和任务。疾病预防控制机构和专病防治机构协助卫生行政部门做好慢性病及相关疾病防控规划和方案的制定和实施，提供业务指导和技术管理；医院开展慢性病相关信息登记报告，提供慢性病危重急症病人的诊疗、康复服务，为基层医疗卫生机构开展慢性病诊疗、康复服务提供技术指导；建立和基层医疗卫生机构之间的双向转诊机制；基层医疗卫生机构负责相关慢性病防控措施的执行与落实。

3. 健康教育机构负责研究慢性病健康教育策略方法，传播慢性病防治核心信息，并指导其他机构开展慢性病健康教育活动。妇幼保健机构负责提供与妇女儿童有关的慢性病预防咨询指导。

（六）抓好示范，提高慢性病综合防控能力

积极创建慢性病综合防控示范区，注重开展社区调查诊断，明确本地区主要健康问题和危险因素，应用适宜技术，发展适合当地的慢性病防控策略、措施和长效管理模式。各地要定期总结推广示范区建设经验，带动慢性病综合防控工作。充分发挥各级爱国卫生运动委员会和各地现有的健康促进工作委员会的作用，丰富和深化卫生创建活动的健康内涵。以卫生创建、健康创建为平台，加强慢性病综合防控的组织协调，将慢性病防控作为卫生城镇考核标准和健康城市及区域性健康促进行动的重要内容。通过政策引导，改善环境质量，增加绿地面积和健身场所，建设健康环境；促进合理膳食、适量活动、控烟限酒，培育健康人群。

（七）共享资源，完善慢性病监测信息管理

统筹利用现有资源，提高慢性病监测与信息化管理水平，建立慢性病发病、患病、死亡及危险因素监测数据库，健全信息管理、资源共享和信息发布等管理制度。逐步建成慢性病综合监测点，规范人口出生与死亡信息管理，组织开展辖区脑卒中、急性心肌梗死、

恶性肿瘤等疾病的发病及死因登记报告。建立慢性病与健康影响因素调查制度，定期组织开展慢性病及危险因素、居民营养与健康等专项调查。结合居民健康档案和区域卫生信息化平台建设，加强慢性病信息收集、分析和利用，掌握慢性病流行规律及特点。

（八）增加公共投入，拓宽筹资渠道

建立慢性病防治工作的社会多渠道筹资机制。发挥公共财政在慢性病防治工作中的基础作用，根据经济社会发展水平和慢性病流行程度，不断增加公共财政投入，逐步扩大服务范围，提高服务标准，加大对贫困地区慢性病防控工作的支持力度，完善投入方式，评估投入效果，提高资金效益。鼓励社会各界投入，引导国际组织、企事业单位和个人积极参与，为防控慢性病提供公益性支持。

（九）加强慢性病防治机构和队伍建设，构建慢性病防治结合机制

1. 充分发挥云南省疾病预防控制中心、云南省心血管病防治中心、云南省癌症中心在政策咨询、标准规范制定、监测评价、人才培养、技术指导等方面的作用，在条件成熟地区依托现有资源建设心血管病、癌症等慢性病区域中心，建立由省级、区域和基层中医专科专病诊疗中心构成的中医专科专病防治体系。各地区要明确具体的医疗机构承担对辖区内心脑血管疾病、癌症、慢性呼吸系统疾病、糖尿病等慢性病防治的技术指导。二级以上医院要配备专业人员，履行公共卫生职责，做好慢性病防控工作。基层医疗卫生机构要根据实际工作，提高公共卫生服务能力，满足慢性病防治需求。

2. 疾病预防控制机构、医院和基层医疗卫生机构要建立健全分工协作、优势互补的合作机制。疾病预防控制机构负责开展慢性病及其危险因素监测和流行病学调查、综合防控干预策略与措施实施指导和防控效果考核评价；医院承担慢性病病例登记报告、危重急症病人诊疗工作并为基层医疗卫生机构提供技术支持；基层医疗卫生机构具体实施人群健康促进、高危人群发现和指导、患者干预和随访管理等基本医疗卫生服务。加强医防合作，推进慢性病防、治、管整体融合发展。

（十）利用科技支撑，完善监测评估体系

充分利用科技支撑整合单病种、单因素慢性病及其危险因素监测信息，实现相关系统互联互通。健全死因监测和肿瘤登记报告制度，建立国家、省级和区域慢性病与营养监测信息网络报告机制，逐步实现重点慢性病发病、患病、死亡和危险因素信息实时更新，定期发布慢性病相关监测信息。以州市为单位，基本摸清辖区内主要慢性病状况、影响因素和疾病负担。开展营养和慢性病危险因素健康干预与疾病管理队列研究。运用大数据等技术，加强信息分析与利用，掌握慢性病流行规律及特点，确定主要健康问题，为制定慢性病防治政策与策略提供循证依据。

（十一）将伤害纳入重点防控规划进行有效干预，加大伤害防控的经费投入和日常监测

损伤和中毒所造成的死亡给整个人群带来的生存时间和工作时间的损失最大，在主要死因中的潜在危险性也最大 是居民早亡的主要原因 是危害社会劳动力和影响我省经济发

展的重要因素 同时也是目前中国疾病相关早亡所致间接经济负担较重的主要疾病，建议政府将其纳入重点疾病预防控制规划，进行有效干预。结合导致居民死亡的前五位损伤和中毒类型（意外跌落、道路交通事故、自杀、意外中毒和淹死），政府要加大对损伤和中毒防治经费的投入。首先是安全经费的投入 如完善、改造和维护安全防护设备和设施的支出、配备必要的应急救援器材设备和现场操作人员安全防护物品支出、安全生产检查与评估支出、隐患整改支出、群众宣传教育支出等；其次是伤害监测经费的投入，通过监测掌握不同伤害的高危人群、危险因素、分布特征及变化趋势，为制定相关政策、评价损伤和中毒干预效果提供依据。

（十二）加快边疆、少数民族和贫困地区经济社会发展步伐，降低居民死亡水平

云南省国民经济和社会发展第十一个五年规划纲要(以下简称纲要)是我省贯彻落实科学发展观、全面建成小康社会的第一个中长期规划，各级政府应高度重视边疆地区、民族地区和贫困地区的工作 认真贯彻执行党的各项惠民政策 把加快边疆、少数民族地区和贫困地区经济社会发展作为事关全局的战略任务来抓 采取特殊政策措施 加大该地区的扶持力度积极推进边疆地区、民族地区和贫困地区的经济社会发展步伐 促进各民族共同繁荣发展，提高边疆民族和贫困地区居民生活水平和医疗卫生等条件，降低居民死亡水平。

（十三）各州市根据辖区居民主要死因采取针对性防控措施

2020 年 16 个州市主要死因死亡水平存在明显的地区差异，建议各州市根据影响辖区居民健康的主要疾病提出有针对性的防控措施并予以落实。

附录：云南省16个州市居民死因分析报告摘要

昆明市2020年死因分析报告摘要

本报告所使用的死亡数据均来源于《中国疾病预防控制信息系统》中的《人口死亡信息登记管理系统》报告的死亡病例，截至2021年2月28日报告的病例中，死亡日期为2020年的户籍人口死亡个案（死亡日期为2020年1月1日至2020年12月31日）。死亡数据通过2015—2017年昆明市死因漏报调查所获的三年各年龄组平均漏报率进行了调整，本文所使用的死亡数据均为漏报调整后的死亡数据。2020年全市死因登记报告主要结果和发现如下：

一、报告数据质量评价

（一）死亡数据

2020年，昆明市网络报告户籍人口监测死亡数据共37 811例，平均报告死亡率6.52‰，14个县（市）区中死亡率最小值为5.18‰，最大值为7.26‰，14个县（市）区死亡率平均在6.00‰。2020年昆明市各县（市）区报告数据的完整性尚可，因此14个县（市）区报告的死亡数全部纳入分析，死亡报告数据覆盖了全市100%的户籍人口。

2020年昆明市报告的所有死亡个案中根本死因编码正确率为98.91%；根本死因编码不准确比例为1.09%；其中死因诊断不明比例占0.42%，伤害意图不明比例占0.10%，心血管病缺乏诊断意义编码比例占0.41%，肿瘤未指明位置编码比例占0.05%，呼衰肝衰编码比例占0.11%，本报告使用的死亡数据其完整性和准确性均符合要求。

（二）人口资料

利用2020年昆明市城市、农村和城乡居民户籍人口数计算联合国综合指数，结果城市、农村和城乡联合国综合指数分别为1.57、2.38和1.98，三者均小于20，表明2019年昆明市城市、农村和城乡居民户籍人口年龄结构合理。

二、主要结果

（一）总体死亡情况

2020年，昆明市网络报告户籍人口的原始死亡个案为37811例，经2015—2017年全市三年各年龄组平均漏报率调整后的死亡人数为43 020例，其中：城市18 706例，农村24 314例，分别占43.48%和56.52%；男性25 202例，女性17 818例，分别占58.58%和41.42%。

2020年全人群死亡率为744.18/10万、标化死亡率为482.16/10万。其中：男性死亡率871.23/10万、标化死亡率601.15/10万；女性死亡率616.93/10万、标化死亡率364.45/10万；城市死亡率767.48/10万、标化死亡率421.60/10万；农村死亡率727.20/10万、标化死亡率540.28/10万。从标化死亡率来看，农村明显高于城市，男性明显高于女性，农村标化死亡率是城市的1.28倍，男性标化死亡率是女性的1.65倍。

（二）三大类疾病死亡情况

2020年，昆明市传染病/母婴及营养缺乏性疾病报告死亡1 913例，死亡率33.09/10万，标化死亡率22.83/10万，占死亡总数的4.45%；慢性病报告死亡37 434例，死亡率647.55/10万，标化死亡率408.32/10万，占死亡总数的87.02%；损伤和中毒报告死亡3 393例，死亡率58.69/10万，标化死亡率47.86/10万，占死亡总数的7.89%。男性传染病/母婴及营养缺乏性疾病、慢性病、损伤和中毒的粗死亡率分别为39.34/10万、749.58/10万、76.23/10万，标化死亡率分别为28.30/10万、501.97/10万、66.25/10万；女性传染病/母婴及营养缺乏性疾病、慢性病、损伤和中毒的粗死亡率分别为26.83/10万、545.36/10万、41.13/10万，标化死亡率分别为17.23/10万、316.32/10万、29.05/10万；城市传染病/母婴及营养缺乏性疾病、慢性病、损伤和中毒的粗死亡率分别为34.79/10万、696.05/10万、29.25/10万，标化死亡率分别为20.58/10万、375.86/10万、20.79/10万；农村传染病/母婴及营养缺乏性疾病、慢性病、损伤和中毒的粗死亡率分别为31.85/10万、612.20/10万、80.15/10万，标化死亡率分别为24.95/10万、444.48/10万、68.53/10万。无论从性别还是城乡上来看，慢性病都占据主要死因位置。

（三）死亡原因及顺位

2020年，昆明市居民的前十位死亡原因依次为：①脑血管病、②心脏病、③呼吸系统疾病、④恶性肿瘤、⑤损伤与中毒、⑥消化系统疾病、⑦内分泌、营养代谢病、⑧神经系统疾病、⑨泌尿生殖系统疾病、⑩传染病。前十位占总死亡的94.60%，前五位占81.05%。

（四）心脑血管疾病死亡特征

2020年，昆明市共有16 550人死于心脑血管疾病，全人群粗死亡率和标化死亡率分别为286.29/10万和176.57/10万，占死亡总数的38.47%。男性粗死亡率和标化死亡率分别为314.93/10万和193.29/10万，女性分别为257.60/10万和160.01/10万；城市粗死亡率和标化死亡率分别为315.43/10万和148.98/10万，农村分别为265.05/10万和206.68/10万。男性粗死亡率和标化死亡率均高于女性，城市粗死亡率高于农村，农村的标化死亡率高于城市。

1. 脑血管疾病：2020年，昆明市共有8 415人死于脑血管疾病，全人群粗死亡率和标化死亡率分别为145.57/10万和89.36/10万，居全死因第一位死因，占死亡总数的19.56%，占心脑血管病死亡的50.84%。男性粗死亡率和标化死亡率分别为158.40/10万和104.32/10万，女性分别为132.71/10万和74.62/10万；城市粗死亡率和标化死亡率分别为151.40/10万和78.83/10万，农村分别为141.32/10万和100.59/10万。标化死亡率是农村高于城市。

2. 心脏病：2020年，昆明市居民心脏病为第二位死因，占总死亡的18.91%。2020

年昆明市共有 8 135 人死于心脏病，全人群粗死亡率和标化死亡率分别为 140.72/10 万和 86.21/10 万，占心脑血管病死亡的 49.15%。男性粗死亡率和标化死亡率分别为 156.53/10 万和 103.74/10 万，女性分别为 1124.89/10 万和 68.81/10 万；城市粗死亡率和标化死亡率分别为 164.03/10 万和 85.13/10 万，农村分别为 123.73/10 万和 88.76/10 万。粗死亡率是城市高于农村，标化死亡率是农村高于城市。

（五）呼吸系统疾病及慢阻肺死亡特征

2020 年，昆明市共有 7 572 人死于呼吸系统疾病，为居民第三位死因，占死亡总数的 17.60%，全人群粗死亡率和标化死亡率分别为 130.98/10 万和 74.14/10 万。男性粗死亡率和标化死亡率分别为 159.26/10 万和 96.87/10 万，女性分别为 102.66/10 万和 52.96/10 万；城市粗死亡率和标化死亡率分别为 103.39/10 万和 47.90/10 万，农村分别为 151.10/10 万和 100.47/10 万。

2020 年，昆明市共有 6 109 人死于慢性阻塞性肺疾病，全人群粗死亡率和标化死亡率分别为 105.68/10 万和 59.39/10 万。占死亡总数的 14.20%，占呼吸系统疾病死亡的 80.68% 是呼吸系统疾病的主要死因。男性粗死亡率和标化死亡率分别为 128.12/10 万和 77.32/10 万，女性分别为 83.20/10 万和 42.71/10 万；城市粗死亡率和标化死亡率分别为 72.91/10 万和 32.84/10 万，农村分别为 129.56/10 万和 85.66/10 万。

（六）恶性肿瘤死亡特征及死因顺位

恶性肿瘤为 2020 年昆明市居民死因第四位，占总死亡的 17.09%。2020 年昆明市共有 7 351 人死于恶性肿瘤，全人群粗死亡率和标化死亡率分别为 127.16/10 万和 88.88/10 万。男性粗死亡率和标化死亡率分别为 158.43/10 万和 112.75/10 万，女性分别为 95.84/10 万和 65.68/10 万；城市粗死亡率和标化死亡率分别为 157.63/10 万和 95.49/10 万，农村分别为 104.95/10 万和 83.72/10 万。

2020 年昆明市前十位恶性肿瘤依次为肺癌、肝癌、结直肠癌、胃癌、胰腺癌、前列腺癌、白血病、脑及神经系统恶性肿瘤、乳腺癌、膀胱癌，占恶性肿瘤死亡的 79.51%，其中前三位占 54.42%。

（七）损伤和中毒

损伤和中毒为 2020 年昆明市居民第五位死因，占全死因死亡的 7.89%。2020 年昆明市共有 3 393 人死于损伤和中毒，全人群粗死亡率和标化死亡率分别为 58.69/10 万和 47.86/10 万。男性粗死亡率和标化死亡率分别为 76.23/10 万和 66.25/10 万，女性分别为 41.13/10 万和 29.05/10 万；城市粗死亡率和标化死亡率分别为 29.25/10 万和 20.79/10 万，农村分别为 80.15/10 万和 68.53/10 万。损伤和中毒死亡的前五位原因依次是意外跌落、道路交通事故、自杀及后遗症、意外中毒和其他意外伤害，占损伤和中毒死亡总数的 91.74%。

（八）糖尿病

2020 年，昆明市共有 11 512 人死于糖尿病，占全死因死亡的 3.51%，占内分泌、营养和代谢疾病死亡的 80.38%，全人群粗死亡率和标化死亡率分别为 26.16/10 万和 16.72/10 万。男性粗死亡率和标化死亡率分别为 26.79/10 万和 18.29/10 万，女性分别为 25.52/10 万和 15.16/10 万，男性标化死亡率高于女性，是女性的 1.21 倍；城市粗死亡率和标化死亡率分别为37.05/10万和19.90/10万，农村分别为18.21/10万和14.06/10万，城市居民糖尿病死亡率高于农村，是农村标化死亡率的1.42倍。

（九）主要慢病早死概率

2020年，昆明市四类慢性病早死概率为13.17%，其中心脑血管疾病早死概率为6.52%、恶性肿瘤为5.23%、慢性呼吸系统疾病为1.27%、糖尿病为0.73%。从性别看，男性四类慢病早死概率为17.43%，女性为8.77%，男性高于女性，是女性的1.99倍；城市四类慢性病早死概率为12.67%，农村为13.64%，农村高于城市，是城市的1.08倍。

三、主要发现和建议

（一）主要发现

1. 总体死亡水平和城乡、性别、年龄别死亡率存在差异。

2. 2020年昆明市居民死亡水平明显低于2019年全省平均水平。

3. 昆明市居民前十位死因顺位与全省报告结果存在差异。

4. 慢性病是危害昆明市居民健康、影响人均预期寿命最主要的疾病。

（1）心脑血管疾病是影响昆明市居民健康最主要的疾病。

（2）呼吸系统疾病是影响昆明市居民健康的主要疾病之一。

（3）糖尿病死亡水平高于全省死亡水平。

（4）恶性肿瘤死亡率低于全省水平。

5. 损伤和中毒死亡率低于全省水平。

6. 重大慢性病过早死概率比全省低。

（二）建议

1. 加强死因监测、提高死亡数据的完整性和准确性。

2. 居民健康素养整体水平不高，尤其是农村居民健康素养水平更低，严重制约了居民健康水平的进一步改善。加强健康教育，提升全民健康素质。

3. 慢性病是我市居民健康的主要杀手，但防治基础依然薄弱。

4. 全面实施早诊早治、规范诊疗，降低高危人群发病风险和提高治疗效果。

5. 促进医防协同，实现全流程健康管理。

6. 完善保障政策，切实减轻群众就医负担。

7. 控制危险因素，营造健康支持性环境。

8. 增强科技支撑，促进监测评价。

9. 将伤害纳入重点防控规划进行有效干预，加大伤害防控的经费投入和日常监测。

2020 年曲靖市居民死因分析报告摘要

一、死亡数据来源及质量评价

（一）死亡数据：本报告所使用的死亡数据为截至 2020 年 3 月 18 日人口死亡信息登记系统报告的病例中死亡日期为 2020 年的全部死亡个案。死亡数据通过 2017 年全省死因漏报调查所获的漏报率（13.88%）进行了调整，本文所使用的死亡数据均为漏报调整后的死亡数据。2020 年曲靖市网络报告的原始死亡数据共 38 655 例，全市报告死亡率 625.72/10 万，9 个县（市、区）中死亡率最小值为 581.50/10 万，最大值为 693.48/10 万，其中死亡率达 600/10 万及以上的有 7 个县（市、区），占 77.78%；其余 2 县（市、区）死亡率在 550/10 万 ~590/10 万之间，占 22.22%；该结果显示 2020 年全市各县（市、区）报告数据的完整性均较好，因此 9 个县（市、区）报告的死亡数全部纳入分析，死亡报告数据覆盖了全省 100% 的常住人口。

报告的所有死亡个案中根本死因编码正确率 99.02%；死因编码有误比例 0.98%，其中死因诊断不明比例 0.53%，伤害意图不明比例 0.20%，心血管病缺乏诊断意义比例 0.17%，肿瘤未指明位置比例 0.03%，呼衰、肝衰比例 0.05%。本报告使用的死亡数据其完整性和准确性均符合要求。

（二）人口数据：来源于《中国疾病预防控制信息系统》中的《基本信息系统》，该系统维护的人口数据是由国家统计局提供的 2020 年常住人口数。本报告将所有纳入分析的县（市、区）按城市和农村分类，各类常住人口数分性别、年龄相加，汇总成本次分析的人口资料。利用 2020 年曲靖市城市、农村和城乡居民常住人口数计算联合国综合指数，结果城市、农村和城乡联合国综合指数分别为 3.20、4.23 和 3.77，三者均小于 20，表明 2020 年曲靖市城市、农村和城乡居民常住人口年龄结构合理。

二、主要结果

（一）总体死亡情况

2020 年报告的原始死亡个案数 38 608 例，经漏报率调整后的死亡数（漏报率 13.88%）全市报告死亡个案为 44 795，死亡率 725.11/10 万和标化死亡率 725.58/10 万。其中：城市 20 293 例，农村 24 429 例，分别占 45.30% 和 54.54%；男性 26 281 例，女性 18 471 例，分别占 58.67% 和 41.23%。男性死亡率和标化死亡率分别为 811.92/10 万、875.17/10 万，女性死亡率和标化死亡率分别为 628.09/10 万、577.18/10 万；城市死亡率和标化死亡率分别为 717.59/10 万、703.62/10 万，农村死亡率和标化死亡率分别为 729.31/10 万、743.29/10 万，从标化死亡率水平来看，男性标化死亡率高于女性，城市标化死亡率高于农村。2016—2020年曲靖市全人群标化死亡率最高为2017年801.34/10万，2019年下降至722.05/10万，2020年略有回升。不同性别5年标化死亡率水平与全人群变化趋势相似。

（二）三大类疾病死亡情况

无论城乡和性别，慢性病均占据主要死因位置，其次是损伤和中毒、传染病/母婴及营养缺乏疾病。传染病/母婴及营养缺乏性疾病报告死亡1 334例，死亡率21.59/10万，标化死亡率21.05/10万，占死亡总数的2.98%；慢性病报告死亡38 340例，死亡率620.62/10万，标化死亡率621.06/10万，占死亡总数的85.59%；损伤和中毒报告死亡4 881例，死亡率79.01/10万，标化死亡率79.60/10万，占死亡总数的10.90%。男性慢性病、损伤和中毒、传染病/母婴及营养缺乏性疾病标化死亡率分别为736.35/10万、107.76/10万和26.09/10万，女性分别为508.97/10万、50.11/10万和15.52/10万，城市分别为600.00/10万、70.48/10万和26.09/10万，农村分别为638.60/10万、87.42/10万和16.38/10万。

（三）死亡原因及顺位

2020年，曲靖市居民前五位死因依次为呼吸系统疾病、恶性肿瘤、脑血管病、心脏病、损伤和中毒，粗死亡率分别为198.68/10万、139.65/10万、121.18/10万、92.93/10万、78.96/10万，分别占死亡总数的27.41%、19.26%、16.72%、12.82%、10.89%，前五位死因占死亡总数的87.09%。第六位至第十位死因依次为消化系统疾病、内分泌营养和代谢疾病、泌尿生殖系统疾病、传染病和寄生虫病及神经系统疾病，前十位死亡原因累计占死亡总数的96.81%。

（四）呼吸系统疾病死亡特征

2020年，曲靖市共有12 274人死于呼吸系统疾病，为居民第一位死因，占全市死亡总数的27.41%，全人群粗死亡率和标化死亡率分别为198.68/10万和199.31/10万。男性粗死亡率和标化死亡率分别为210.85/10万和233.43/10万，女性粗死亡率和标化死亡率分别为185.25/10万和167.34/10万；城市居民粗死亡率和标化死亡率分别为189.42/10万和206.56/10万，农村居民粗死亡率和标化死亡率分别为187.93/10万和209.55/10万。全人群0~岁组死亡率有一小高峰，之后随着年龄的增长逐渐降低，至5~19岁降至最低，20岁之后随着年龄的增长死亡率呈现上升趋势，60岁以后上升较为明显，至85岁以上组达到高峰，死亡率为10 235.69/10万；男性呼吸系统疾病死亡率（210.85/10万）是女性（185.25/10万）的1.14倍，各年龄组死亡率均显示男性高于女性，男性和女性各年龄组死亡率升降趋势一致。2016—2019年曲靖市呼吸系统疾病死亡数逐年增加，粗死亡率和标化死亡率呈上升趋势，2020年标化死亡率降低至5年最低，标化死亡率为199.31/10万。

（五）恶性肿瘤死亡特征及死因顺位

2020年，曲靖市共有8 629人死于恶性肿瘤，为居民第二位死因，占死亡总数的19.26%；恶性肿瘤粗死亡率和标化死亡率分别为139.68/10万和139.17/10万。其中男性粗死亡率和标化死亡率分别为164.450/10万和173.40/10万，女性粗死亡率和标化死亡率分别为112.18/10万和105.46/10万；城市粗死亡率和标化死亡率分别为143.42/10万和137.87/10万，农村粗死亡率和标化死亡率分别为135.90/10万和139.56/10万。不同性别居民恶性肿瘤死亡率随年龄增高而升高，40岁之前男女各年龄组死亡率较接近，40岁之后男性死亡率均高于女性。无论城市和农村、男性和女性各年龄组死亡率升降趋势一致。曲靖市近 5 年恶性肿瘤标化死亡率比较，2018 年标化死亡率最高 141.19/10 万，2019 年降至最低 130.00/10 万。

2020 年，曲靖市前十位恶性肿瘤依次为肺癌、肝癌、结直肠癌、胃癌、白血病、食道癌、胰腺癌、膀胱癌、乳腺癌、唇、口腔和咽恶性肿瘤，其标化死亡率依次为 68.54/10 万、19.31/10 万、10.14/10 万、7.25/10 万、3.83/10 万、3.49/10 万、2.80/10 万、2.43/10 万、2.26/10 万、1.99/10 万，占恶性肿瘤死亡的 87.70%，其中前三位占 70.44%。

（六）心脑血管疾病死亡特征

2020 年，曲靖市共有 13 617 人死于心脑血管疾病，占全市死亡总数的 16.72%，全人群心脑血管疾病粗死亡率和标化死亡率分别为 220.42/10 万和 220.96/10 万。男性粗死亡率和标化死亡率分别为 236.96/10 万和 257.97/10 万，女性粗死亡率和标化死亡率分别为 202.02/10 万和 184.68/10 万；城市居民粗死亡率和标化死亡率分别为 216.43/10 万和 213.09/10 万，农村居民粗死亡率和标化死亡率分别为 223.58/10 万和 227.87/10 万。全人群从 15 岁之后随着年龄的增长死亡率呈现上升趋势，65 岁以后上升较为明显，至 85 岁以上组达到高峰，死亡率为 7 842.00/10 万；男性心脑血管疾病标化死亡率高于女生，各年龄组死亡率均显示男性高于女性，男性和女性各年龄组死亡率升降趋势一致。2017—2019 年曲靖市心脑血管疾病死亡数逐年减少，2019 年全人群心脑血管疾病标化死亡率为近 5 年最低 207.16/10 万，2020 年较上一年有所上升，标化死亡率为 220.96/10 万。

2020 年，曲靖市共有 7 487 人死于脑血管疾病，占全市死亡总数的 16.72%，占全市心脑血管疾病死亡总数的 55.98%，全人群脑血管疾病粗死亡率和标化死亡率分别为 121.19/10 万和 121.63/10 万。男性粗死亡率和标化死亡率分别为 129.66/10 万和 141.68/10 万，女性粗死亡率和标化死亡率分别为 111.87/10 万和 102.46/10 万；城市居民粗死亡率和标化死亡率分别为 116.69/10 万和 115.10/10 万，农村居民粗死亡率和标化死亡率分别为 125.06/10 万和 127.71/10 万。全人群从 60 岁之后随着年龄的增长死亡率呈现上升趋势，65 岁以后上升较为明显，至 85 岁以上组达到高峰，死亡率为 4 542.80/10 万；2016—2017 年曲靖市脑血管病死亡数有所增加，人群粗死亡率和标化死亡率呈上升趋势，2018 年之后全市脑血管病死亡数和标化死亡率相对上年度均有所降低，2020 年全市脑血管死亡有所回升。

2020 年，曲靖市共有 5 741 人死于心脏病，占全市死亡总数的 12.82%，占全市心脑血管疾病死亡总数的 43.40%，全市心脏病粗死亡率和标化死亡率分别为 92.93/10 万和 93.07/10 万。男性粗死亡率和标化死亡率分别为 100.65/10 万和 109.17/10 万，女性粗死亡率和标化死亡率分别为 84.33/10 万和 76.90/10 万；城市居民粗死亡率和标化死亡率分别为 93.45/10 万和 91.90/10 万，农村居民粗死亡率和标化死亡率分别为 92.37/10 万和 93.89/10 万。全人群从 45 岁之后随着年龄的增长死亡率呈现上升趋势，60 岁以后上升较为明显，至 85 岁以上组达到高峰，死亡率为 3 362.70/10 万；各年龄组死亡率均显示男性高于女性，男性和女性各年龄组死亡率升降趋势一致。2016—2017 年曲靖市心脏病死亡数逐年增加，人群粗死亡率和标化死亡率呈上升趋势，2018 年心脏病标化死亡率为 5 年内最低，2018—2020 年 3 年标化死亡率呈上升趋势。

（七）损伤和中毒死亡特征及死因顺位

2020 年，曲靖市共有 4 881 人死于损伤和中毒，为居民第五位死因，占总死亡数的 10.90%；粗死亡率和标化死亡率分别为 79.01/10 万和 79.60/10 万。其中男性粗死亡率和标化死亡率分别为 102.97/10 万和 107.76/10 万，女性粗死亡率和标化死亡率分别为 52.57/10 万和 50.11/10 万；城市粗死亡率和标化死亡率分别为 71.43/10 万和 70.48/10 万，农村粗死亡率和标化死亡率分别为 85.26/10 万和 87.42/10 万。随着年龄的增加，损伤和中毒死亡率总体呈上升趋势，其中 40~ 岁组无论是城乡还是性别均出现一死亡小高峰，之后缓慢上升，85~ 岁组迅速增高至 958.53/10 万；2016—2020 年期间曲靖市损伤和中毒标化死亡率 2016 年最高 88.06/10 万，之后逐年降低，至 2019 年损伤和中毒标化死亡率最低 75.03/10 万，2020 年较前一年有所提高。2020 年曲靖市前五位损伤和中毒依次为机动车辆交通事故、意外跌落、自杀、意外中毒、溺水，其死亡率依次为 23.28/10 万、19.08/10 万、11.35/10 万、8.55/10 万、5.23/10 万，占损伤和中毒死亡的 85.47%。

（八）糖尿病死亡特征

2020 年，曲靖市共有 998 人死于糖尿病，占全市死亡总数的 2.22%，占全市内分泌系统疾病死亡总数的 87.85%，全市人群糖尿病粗死亡率和标化死亡率分别为 16.15/10 万和 16.14/10 万。男性粗死亡率和标化死亡率分别为 13.99/10 万和 15.10/10 万，女性粗死亡率和标化死亡率分别为 18.60/10 万和 17.17/10 万；城市居民粗死亡率和标化死亡率分别为 15.73 万和 15.12/10 万，农村居民粗死亡率和标化死亡率分别为 16.48/10 万和 17.04/10 万。全人群从 35 岁之后随着年龄的增长死亡率呈现上升趋势，50 岁以后上升较为明显，至 85 岁以上组达到高峰，死亡率为 279.13/10 万；35~59 岁年龄组男性糖尿病死亡率高于女性，60 岁及以上年龄组女性糖尿病死亡率高于男性，男性和女性各年龄组死亡率升降趋势一致。2017 年为 5 年内糖尿病死亡率最高，2018 年降至最低以后有所回升，2020 年糖尿病死亡数和标化死亡率相较上年相对持平。

（九）主要慢病早死概率

2020 年，曲靖市四类慢性病早死概率为 17.61%，其中恶性肿瘤为 8.12%、心脑血管疾病早死概率为 6.69%、主要呼吸系统疾病为 3.13%、糖尿病为 0.79%。从性别看，男性四类慢病早死概率为 21.77%，女性为 13.18%，男性较女性高 1.65 倍；心脑血管疾病、恶性肿瘤、主要呼吸系统疾病早死概率为男性高于女性。从城乡看，城市四类慢病早死概率为 16.58%，农村为 18.56%，农村较城市高 1.12 倍；心脑血管疾病、恶性肿瘤、糖尿病、主要呼吸系统疾病早死概率农村均高于城市。

三、主要发现和建议

（一）主要发现

1. 2020 年，曲靖市居民死亡水平逐年下降，男性总体死亡水平明显高于女性。

2. 城乡各类死因死亡率和构成比无明显差异。

3. 三大类疾病构成中慢性病占主要死因位置。

4. 呼吸系统疾病、恶性肿瘤、脑血管病、心脏病、损伤和中毒是危害曲靖市居民健康、影响人群期望寿命的主要疾病。

5. 呼吸系统疾病是危害曲靖市居民健康、影响人均预期寿命最主要的疾病。

6. 肺癌、肝癌、结直肠癌、胃癌是危害曲靖居民最主要的恶性肿瘤。

7. 机动车辆交通事故、意外跌落、自杀、意外中毒、溺水是危害曲靖市居民最主要的损伤和中毒。

8. 恶性肿瘤、心脑血管疾病是影响曲靖居民健康最主要的早死概率。

9. 糖尿病死亡处于相对稳定水平，农村死亡高于城市。

10. 2020年，曲靖市人均期望寿命75.45岁，较2019年提高了0.4岁。

11. 心脑血管疾病、主要呼吸系统疾病、恶性肿瘤是影响曲靖市人均期望寿命增幅的主要因素。

（二）建议

1. 高度关注慢性病对大众健康的威胁，加强慢性病防控工作。

2. 完善保障政策，加大慢性病防治经费的投入，切实减轻群众就医负担。

3. 加强慢性病综合防控，提高慢性病综合防控能力。

4. 推进慢病管理中心建设，完善慢病监测体系。

5. 扩大基本公共卫生服务内容，提高筛查力度，及时发现、管理高风险人群。

6. 将伤害纳入我市重点防控规划进行有效干预，加强伤害的日常监测。

7. 针对道路交通事故对人群的危害开展广泛的宣传教育。

8. 建设宜居健康环境，提高居民健康素养。

9. 加强人才培养，构建慢性病防治结合机制。

玉溪市2020年居民死因监测年度分析报告摘要

本报告所使用的数据均来源于《中国疾病预防控制信息系统》中的《人口死亡信息登记管理系统》报告的死亡病例，死亡日期为2020年的全部死亡个案。2020年玉溪市死因登记报告主要结果和发现如下：

一、死亡数据来源及质量评价

（一）**死亡数据**：2020年玉溪市网络报告的原始死亡数为14 990例，平均报告死亡率为629.57/10万，全市6县2区1市中死亡率最小值为566.71/10万，最大值为729.98/10万，其中死亡率达600/10万及以上的有8县（区、市），占88.89%，死亡率在500/10万~590/10万之间的只有华宁县，该结果显示2020年全市各地报告数据的完整性均较好，因此9县（区、市）报告的死亡数全部纳入分析，死亡报告数据覆盖了全市100%的常住人口。

报告的所有死亡个案中根本死因编码正确率为98.45%；根本死因编码不准确比例1.55%，其中死因诊断不明比例0.51%，伤害意图不明比例0.1%，心血管病缺乏诊断意义编码比例0.78%，肿瘤未指明位置编码比例0.03%，呼衰肝衰编码比例0.13%。本报告使用的死亡数据其完整性和准确性均符合要求。

（二）**人口数据**：利用2019年玉溪市常住人口数计算联合国综合指数，结果联合国综合指数分别为1.75，小于20，表明2018年玉溪市常住人口年龄结构合理。

二、主要结果

（一）总体死亡情况

2020年报告的原始死亡个案数为14 990例；男性8 443例，女性6 547例，分别占56%和44%。全人群死亡率629.57/10万，标化死亡率590.85/10万，其中：男性死亡率690.93/10万，标化死亡率662.50/10万；女性死亡率564.87/10万，标化死亡率516.37/10万。从标化死亡率来看男性是女性的1.29倍。2020年玉溪市出生人数为21 959人，玉溪市婴儿死亡81人和5岁以下儿童死亡119人，玉溪市婴儿死亡率和5岁以下儿童死亡率分别为4.32‰、6.34‰。

（二）三大类疾病死亡情况

玉溪市慢性病均占据主要死因位置，其次是损伤和中毒、传染病/母婴及营养缺乏疾病。2020年慢性病报告死亡12 427例，死亡率522.04/10万，占死亡总数的82.90%；损伤和中毒报告死亡1 773例，死亡率74.48/10万，占死亡总数的11.83%；传染病/母婴及营养缺乏性疾病报告死亡693例，死亡率29.11/10万，占死亡总数的4.62%。

（三）死亡原因及顺位

脑血管病、恶性肿瘤、呼吸系统疾病、心脏病、损伤和中毒是玉溪市前五位死亡原因，分别占死亡总数的21.08%、16.42%、14.82%、14.82%和11.86%，前五位死因占死亡总数的79.0%；消化系统疾病、内分泌、营养和代谢疾病、神经系统疾病、其他疾病、泌尿生殖系统疾病是玉溪市第六至第十位死亡原因，占总死亡数的17.36%。男性和女性的前十位死亡原因相同，但顺位略有差异。

（四）呼吸系统疾病及慢阻肺死亡特征

2020年，玉溪市共有2 222人死于呼吸系统疾病，为居民第三位死因，占死亡总数的14.82%，全人群粗死亡率和标化死亡率分别为93.34/10万和84.17/10万。男性死亡人数1 329人，占呼吸系统死亡人数的59.81%，女性死亡人数893人，占呼吸系统死亡人数的40.19%，男性占比大于女性。男性标化死亡率为50.19/10万，女性为33.98/10万，男性是女性的1.48倍

（五）脑血管疾病死亡特征

2020年，玉溪市共有3 160人死于脑血管系统疾病，为居民第一位死因，占死亡总数的21.08%，全人群粗死亡率和标化死亡率分别为132.75/10万和122.23/10万。男性死亡人数1651人，占呼吸系统死亡人数的52.25%，女性死亡人数1 509人，占呼吸系统死亡人数的47.75%，男性占比大于女性。男性标化死亡率为64.64/10万，女性为57.59/10万，男性是女性的1.12倍。

（六）心脏病死亡特征

2020年，玉溪市共有2 221人死于心脏病，为居民第四位死因，占死亡总数的14.82%，全人群粗死亡率和标化死亡率分别为93.30/10万和86.29/10万。男性死亡人数1 151人，占心脏病死亡人数的51.82%，女性死亡人数1 070人，占心脏病死亡人数的48.18%，男性占比大于女性。男性标化死亡率为45.58/10万，女性为40.71/10万，男性是女性的1.12倍。

（七）恶性肿瘤死亡特征及死因顺位

2020年，玉溪市共有2 461人死于恶性肿瘤系统疾病，为居民第二位死因，占死亡总数的16.42%，全人群粗死亡率和标化死亡率分别为103.38/10万和100.33/10万。男性死亡人数1 523，占呼吸系统死亡人数的61.89%，女性死亡人数938人，占呼吸系统死亡人数的38.11%，男性占比大于女性。男性标化死亡率为62.44/10万，女性为37.89/10万，男性是女性的1.65倍。全人群、男性、女性随着年龄的增加，恶性肿瘤死亡率均呈上升趋势。从总体程度来看男性恶性肿瘤的死亡率明显高于女性。2020年玉溪市恶性肿瘤前五位分别是肺癌、肝癌、结直肠癌和肛门癌、胃癌；其粗死亡率分别是31.63/10万、15.80/10万、10.75/10万、6.93/10万、4.16/10万。

（八）损伤和中毒死亡特征及死因顺位

2020年，玉溪市共有1 778人死于伤害，为居民第五位死因，占死亡总数的11.86%，全人群粗死亡率和标化死亡率分别为74.69/10万和73.76/10万。男性死亡人数1 166人，占伤害死亡人数的65.58%，女性死亡人数612人，占呼吸系统死亡人数的34.42%，男性占比大于女性。男性标化死亡率为49.30/10万，女性为24.46/10万，男性是女性的2.02倍。

全人群、男性和女性随着年龄的增加，损伤和中毒死亡率均呈上升趋势，损伤和中毒全年龄段均有涉及。75岁以后上升较为明显。从总体程度来看男性损伤和中毒的死亡率明显高于女性。

（九）糖尿病死亡特征

2020年，玉溪市共有406人死于糖尿病，占死亡总数的2.41%，全人群粗死亡率和标化死亡率分别为17.06/10万和15.86/10万。男性死亡人数175人，占糖尿病死亡总人数的43.10%，女性死亡人数231人，占糖尿病死亡人数的56.89%，女性占比大于男性。男性标化死亡率为7.05/10万，女性为8.80/10万，女性是男性的1.25倍。男性和女性随着年龄的增加，糖尿病死亡率均呈上升趋势，（50岁时出现突然升高的小高峰）60岁以后上升较为明显。65岁之前男女各年龄组死亡率几乎无差异，65岁以后，女性各年龄组死亡率明显高于男性；从死亡年龄构成看，60之后所占构成比较大，65岁之前性别间各年龄组构成男性高于女性，60岁以后，性别间各年龄组构成女性高于男性。

（十）主要慢病早死概率

2020年，玉溪市四类慢性病早死概率为13.85%，其中心脑血管疾病早死概率为6.66%、恶性肿瘤为5.78%、慢性呼吸系统疾病为1.37%、糖尿病为0.67%。男性四类慢病早死概率为17.39%，女性为10.07%，男性为女性的1.73倍；心脑血管疾病、恶性肿瘤、慢性呼吸系统疾病和糖尿病的早死概率亦为男性高于女性。

三、主要发现和建议

（一）主要发现

1. 2020年，玉溪市居民死亡水平较平稳。

2. 玉溪市存在一个总体特征：各年龄段死亡率在50岁时出现一个小高峰。

3. 心脑血管疾病是危害玉溪市居民健康、影响人均预期寿命最主要的疾病。

4. 导致玉溪市居民过早死亡的主要原因为恶性肿瘤、损伤和中毒，其次是脑血管病、呼吸系统疾病和心脏病。

5. 男性总体死亡水平和主要疾病死亡率均明显高于女性；女性80岁以后主要疾病的死亡占比明显高于男性。

（二）建议

1. 加强健康教育宣传，提升全民健康素质。

2. 实施早诊早治，降低高危人群发病风险。

3. 强化规范诊疗，提高治疗效果。

4. 完善居民保障政策，切实减轻群众就医负担。

5. 控制危险因素，营造健康支持性环境。

6. 增强安全意识，减少或防止意外事故发生。

2020 年保山市居民死因监测分析报告摘要

一、死亡数据来源及质量评价

本报告所使用的数据均来源于《中国疾病预防控制信息系统》中的《人口死亡 信息登记管理系统》报告的死亡病例，截至 2020 年 2 月 28 日报告的病例中， 死亡日期为 2020 年的全部死亡个案。

2020 年，保山市网络报告的原始死亡数据共 17 266 例，平均报告粗死亡率 661.67/10 万，5 个县（市）粗死亡率均达到 600/10 万以上；2020 年全市总体报告数据较完整，因此 5 个县（市）报告的死亡数全部纳入分析，死亡报告数据覆盖了全市 100% 的常住人口。

2020 年全市报告的死亡个案中根本死因编码正确率为 98.39%；根本死因编码不准确比例占 1.61% 其中死因诊断不明比例占 0.54% 伤害意图不明编码占 0.14% 心血管病缺乏诊断意义编码占 0.44% 肿瘤未指明位置编码占 0% 呼衰、肝衰编码占 0.49% 本报告使用的死亡数据其完整性和准确性均符合要求。

2020 年全市死因登记报告主要结果和发现如下：

二、主要结果

（一）总体死亡情况

2020 年，保山市网络报告的原始死亡数据共 17 033 例，漏报调整后数据共 17 197 例，平均报告死亡率 653.88/10 万，5 县（市、区）中死亡率最小值为 606.95/10 万，最大值为 789.64/10 万，5 县（市、区）死亡率均达 600/10 万及以上，该结果显示 2020 年全市各地报告数据的完整性均较好，因此 5 县（市、区）报告的死亡数全部纳入分析，死亡报告数据覆盖了全市 100% 的常住人口。2020 年保山市城乡居民报告粗死亡率为 653.88/10 万（男性为 721.97/10 万、女性为 582.10/10 万、城市粗死亡率为 635.27/10 万、农村粗死亡率为 685.47/10 万）。以 2010 年我国第六次人口普查时的年龄结构作为标准，对上述粗死亡率进行标化（以下相同），保山市 2020 年全人群标化死亡率为 556.70/10 万，其中男性标化死亡率为 639.89/10 万，女性标化死亡率为 473.41/10 万，城市标化死亡率为 497.02/10 万，农村标化死亡率为 621.41/10 万。从标化死亡率来看，农村高于城市，男性明显高于女性，农村标化死亡率是城市的 1.25 倍，男性标化死亡率是女性的 1.35 倍。

（二）三大类疾病死亡情况

2020 年，保山市传染病 / 母婴及营养缺乏性疾病报告死亡 836 例，死亡率 31.79/10 万，标化死亡率 25.88/10 万，占死亡总数的 5%；慢性病报告死亡 14 208 例，死亡率 540.23/10

万，标化死亡率456.82/10万，占死亡总数的83.00%；损伤和中毒报告死亡1 912例，死亡率72.70/10万，标化死亡率66.34/10万，占死亡总数的11.00%，其他疾病报告死亡241例，死亡率9.16/10万，标化死亡率7.66/10万，占死亡总数的1%。

（三）死亡原因及顺位

2020年，脑血管病、心脏病、损伤和中毒、恶性肿瘤、呼吸系统疾病是导致保山市居民死亡的前五位原因，分别占死亡总数的26.91%、21.86% 、11.12%、 11.08%和10.87%前五位死因占死亡总数的81.84%。第六位至第十位死因依次为消化系统疾病、内分泌营养和代谢疾病、神经系统疾病、泌尿生殖系统疾病、 传染病和寄生虫病，前十位死亡原因累计占死亡总数的94.41% 。

（四）心脑血管疾病死亡特征

2020年，保山市共有8 646人死于心血管疾病，占死亡总数的50.28%全人群粗死亡率和标化死亡率分别为328.75/10万、275.13/10万。

2020年，保山市共有4 628人死于脑血管病，占死亡总数的26.91%全人群粗死亡率和标化死亡率分别为157.97/10万、147.52/10万。

2020年，保山市共有3 760人死于心脏病，占死亡总数的21.34%全人群粗死亡率和标化死亡率分别为142.97/10万、119.29/10万。

2020年，保山市共有2 681人死于缺血性心脏病，占死亡总数的15.59%全人群粗死亡率和标化死亡率分别为101.94/10万、85.32/10万。

2020年，保山市共有608人死于高血压及并发症，占死亡总数的3.54%全人群粗死亡率和标化死亡率分别为23.12/10万、19.18/10万。

（五）呼吸系统疾病及慢阻肺死亡特征

2020年，保山市共有1 870人死于呼吸系统疾病，占死亡总数的10.87%全人群粗死亡率和标化死亡率分别为71.10/10万、59.17/10万。2020年保山市共有1 350死于慢阻肺，占死亡总数的7.85%全人群粗死亡率和标化死亡率分别为51.33/10万、42.63/10万。

（六）恶性肿瘤死亡特征及死因顺位

2020年保山市共有1 905人死于恶性肿瘤，占死亡总数的11.08%全人群粗死亡率和标化死亡率分别为72.43/10万、63.55/10万。其中男性死亡1 248人，占恶性肿瘤死亡总人数的65.51%女性死亡657人 占34.49%；男性粗死亡率和标化死亡率分别为92.47/10万和82.20/10万，女性分别为51.31/10万和44.78/10万。从死亡水平和构成来看，均为男性高于女性。2020年云南省全人群前十位恶性肿瘤依次为肺癌、肝癌、胃癌、结肠癌、食道癌、白血病、胰腺癌、宫颈癌、脑及神经系统恶性肿瘤、乳腺癌，其标化死亡率依次为14.39/10万、9.41/10万、5.98/10万、3.91/10万、2.90/10万、3.06/10万、2.54/10万、2.27/10万、2.32/10万和1.48/10万，占恶性肿瘤死亡的76.01%，其中前三位占47.09%

（七）损伤和中毒死亡特征及死因顺位

2020年，保山市共有1 913人死于损伤和中毒，占死亡总数的11.12%全人群粗死亡率和标化死亡率分别为72.74/10万、66.36/10万。其中男性死亡1 232人，占损伤和中毒死亡总人数的64.40%女性死亡681人 占35.60%；男性粗死亡率和标化死亡率分别为91.28/10万和85.72/10万，女性分别为53.19/10万和45.74/10万。从死亡水平和构成来看，均为男性高于女性。2020 年，保山市全人群损伤和中毒依次为意外跌落、交通事故、自杀、意外中毒、溺水、意外的机械性窒息、砸死、被杀、火灾、触电，其标化死亡率依次为 25.12/10 万、14.44/10 万、9.30 /10 万、5.79/10 万、3.08/10 万、0.92/10 万、0.82/10 万、0.87/10 万、0.78/10 万、0.88/10 万。

（八）糖尿病死亡特征

2020 年，保山市共有 388 人死于糖尿病，占死亡总数的 2.26% 全人群粗死亡率和标化死亡率分别为 14.75/10 万、12.79/10 万。其中男性死亡 182 人，占糖尿病死亡总人数的 46.91% 女性死亡 206 人 占 53.09%；男性粗死亡率和标化死亡率分别为 13.49/10 万和 12.01/10 万，女性分别为 16.09/10 万和 13.55/10 万。从死亡水平和构成来看，均为女性高于男性。

（九）主要慢病早死概率

2020 年，保山市四类慢性病早死概率为 23.89% 其中心脑血管疾病早死概率为 8.18%、恶性肿瘤为 6.89%、慢性呼吸系统疾病为 1.60%、糖尿病为 9.49%。从性别看，男性四类慢病早死概率为 17.21% 女性为 9.90% 男性较女性高 1.74 倍；心脑血管疾病、恶性肿瘤、慢性呼吸系统疾病和糖尿病的早死概率亦为男性高于女性，男女早死概率之比分别为 1.73、1.76、1.03、2.62。从城乡看，城市四类慢性病早死概率为 13.63% 农村为 13.69% 农村高于城市，除慢性呼吸系统疾病、糖尿病以外，心脑血管疾病和恶性肿瘤的早死概率亦为农村高于城市。

三、主要发现

1. 2020 年保山市居民死亡水平较 2018 年有所下降

2017—2020 年保山市居民全人群标化死亡率介于 556.70/10 万 ~703.62/10 万之间，2020 年保山市全人群标化死亡率为 556.70/10 万，男性标化死亡率为 639.89/10 万，女性标化死亡率为 473.41/10 万，三者均低于 2018 年全市平均水平（2018 年全人群标化死亡率 655.85/10 万、男性 814.37/10 万、女性 505.02/10 万）。将死因分为传染病 / 母婴及营养缺乏疾病，慢性病，损伤和中毒三大类，三类疾病的标化死亡率分别为 25.88/10 万、456.82/10 万、66.34/10 万，亦低于 2018 年全市平均水平（2018 年三类疾病标化死亡率分别为 27.24/10 万、545.54/10 万和 78.47/10 万）。从标化死亡率看，除传染病 / 母婴及营养缺乏性疾病 2020 年较 2019 年有所上升外，慢性非传染性疾病和损伤和中毒的标化死亡率均逐年下降。从构成比看，3 年三大类疾病构成均较接近。

2. 男性总体死亡水平和主要疾病死亡率均明显高于女性，与以往报告结果一致

保山市男性总体死亡水平明显高于女性，2020 年保山市城乡居民报告粗死亡率为 653.88/10 万（男性为 721.97/10 万、女性为 582.10/10 万），保山市 2020 年全人群标化死亡率为 556.70/10 万（男性为 639.89/10 万，女性为 473.41/10 万），从标化死亡率来看男性标化死亡率是女性的 1.35 倍。比较前十位死亡原因除内分泌、营养和代谢疾病外，其余疾病死亡率水平均为男性高于女性。

3. 居民前十位死因顺位与 2017 年保山市前十位死因顺位结果存在差异

近 3 年，保山市报告的前十位死因相同，顺位略有差异，2018 年前十位死因依次为脑

血管病、心脏病、呼吸系统疾病、恶性肿瘤、损伤和中毒、消化系统疾病、内分泌、营养和代谢疾病、传染病和寄生虫病、泌尿生殖系统疾病、神经系统疾病；2019年保山市前十位死因依次为脑血管病、心脏病、呼吸系统疾病、损伤和中毒、恶性肿瘤、消化系统疾病、内分泌、营养和代谢疾病、泌尿生殖系统疾病、神经系统疾病、传染病和寄生虫病。2020年保山市前十位死因依次为脑血管病、心脏病、损伤和中毒、恶性肿瘤、呼吸系统疾病、消化系统疾病、内分泌、营养和代谢疾病、神经系统疾病、泌尿生殖系统疾病、传染病和寄生虫病。比较前十位死因标化死亡率水平，除泌尿生殖系统疾病2020年相较略高外，其余各类疾病2020年较2018年均略低。

4. 心脑血管疾病是危害保山居民健康、影响人均预期寿命最主要的疾病

去除因心脑血管疾病死亡的个案，得到保山市2020年居民去除心脑血管疾病预期寿命为86.62岁 较人均预期寿命提高8.55岁 其中男性去心脑血管疾病预期寿命83.33岁，较人均预期寿命提高7.89岁，女性去心脑血管疾病预期寿命89.34岁，较人均预期寿命提高8.54岁。

5. 呼吸系统疾病标化死亡率较前两年有所下降

2020年，保山市居民前五位死因依次为脑血管病、心脏病、损伤和中毒、恶性肿瘤、呼吸系统疾病，分别占死亡总数的26.91%、21.34% 、11.12%、 11.08%和10.87% 前五位死因占死亡总数的81.32%。2020年保山市呼吸系统疾病全人群死亡率（粗死亡率为71.10/10万、标化死亡率分别为59.17/10万）低于2017年（粗死亡率88.87/10万、标化死亡率80.41/10万）。

6. 糖尿病死亡率较2017、2018年有所下降

2020年，保山市共有388人死于糖尿病，占死亡总数的2.26% 全人群粗死亡率和标化死亡率分别为14.75/10万、12.79/10万。其中男性死亡182人，占糖尿病死亡总人数的46.91% 女性死亡206人 占53.09%；男性粗死亡率和标化死亡率分别为13.49/10万和12.01/10万，女性分别为16.09/10万和13.55/10万。从死亡水平和构成来看，均为女性高于男性。2020年保山市糖尿病标化死亡率较2017年、2018年有所下降；较2019年略微上升。

7. 恶性肿瘤死亡率逐年降低

2020年，保山市共有1 905人死于恶性肿瘤，占死亡总数的11.08% 全人群粗死亡率和标化死亡率分别为72.43/10万、63.55/10万。其中男性死亡1 248人，占恶性肿瘤死亡总人数的65.51% 女性死亡657人 占34.49%；男性粗死亡率和标化死亡率分别为92.47/10万和82.20/10万，女性分别为51.31/10万和44.78/10万。从死亡水平和构成来看，均为男性高于女性。2020年保山市全人群恶性肿瘤标化死亡率呈现下降的趋势。从2017年的86.52/10万下降至2020年的63.55/10万。

8. 主要慢病早死概率较2017年有所上升

2020年保山市四类慢性病早死概率为23.89% 其中心脑血管疾病早死概率为8.18%、恶性肿瘤为6.89%、慢性呼吸系统疾病为1.60%、糖尿病为9.49%。保山市四类慢性病早死概率合计2017到2020年有所上升。

2020 年昭通市居民死因监测分析报告摘要

本报告所使用的数据均来源于《中国疾病预防控制信息系统》中的《人口死亡信息登记管理系统》报告的死亡病例，截至 2021 年 3 月 17 日报告的病例中，死亡日期为 2020 年的全部死亡个案。2020 年全市死因登记报告主要结果和发现如下：

一、死亡情况

（一）总体死亡情况

2020 年昭通市网络报告原始死亡个案 35 251 例，经 2017 年全省平均死亡漏报率（13.88%）调整，调整后全市报告死亡个案为 40 845 例，男性 24 623 例，女性 16 222 例，分别占 60.28% 和 39.72%。

2020 年，昭通市居民粗死亡率为 724.60/10 万，男性为 825.88/10 万、女性为 608.86/10 万。以 2010 年我国第六次人口普查时的年龄结构作为标准，对上述粗死亡率进行标化（以下标化死亡率相同），昭通市 2020 年全人群标化死亡率为 809.65/10 万，其中男性标化死亡率为 1 041.20/10 万，女性标化死亡率为 586.13/10 万。与云南省比较，云南省男性、女性、全人群标化死亡率依次为 892.95/10 万，531.86/10 万，707.97/10 万，昭通市 2020 年标化死亡率男性、女性，全人群均高于云南省。

2018 年至 2020 年，昭通市男性、女性、全人群死亡水平呈现缓慢下降趋势，与云南省 3 年死亡水平比较 男性、女性、全人群的标化死亡率昭通市均高于云南省水平，昭通市男性、全人群死亡率下降速度略高于云南省。

（二）三大类疾病死亡情况

将死亡原因简略分成三类，即：1. 传染病、母婴及营养缺乏性疾病；2. 慢性病；3. 损伤和中毒。2020 年，昭通市传染病、母婴及营养缺乏性疾病死亡 2 011 例，占死亡总数的 4.90%，死亡率 35.69/10 万，标化死亡率 37.71/10 万；慢性病死亡 33 481 例，占死亡总数的 81.97%，死亡率 593.71/10 万，标化死亡率 668.63/10 万；损伤和中毒报告死亡 4 327 例，占死亡总数的 10.59%，死亡率 76.82/10 万，标化死亡率 83.57/10 万。不同性别间三大类疾病的死亡率和标化死亡率均显示男性明显高于女性，男性慢性病、损伤和中毒的标化死亡率分别是女性的 1.71 倍、2.49 倍；从构成来看，慢性病女性略高于男性，而损伤和中毒男性明显高于女性。

（三）前十位死亡原因及顺位

2020 年，昭通市全人群前十位死因第一到第十位分别为呼吸系统疾病，心脏病，脑血管疾病，恶性肿瘤，损伤和中毒，消化系统疾病，内分泌、营养和代谢疾病，传染病，泌尿生殖系统疾病，神经系统疾病。前十位死因导致的死亡人数占总死亡人数的 91.00%，合计粗死亡率为 658.34/10 万，合计标化死亡率为 739.18/10 万。

昭通市 2020 年死亡数据显示，男性和女性前十位死因疾病一致，但排位有差异，第一位同为呼吸系统疾病，男性第二、第三位分别为脑血管病、心脏病，女性第二、第三位分别为心脏病、脑血管病；第四、第五、第六位同为恶性肿瘤、损伤和中毒、消化系统疾病；男性第七、第八位分别为传染病，内分泌、营养和代谢疾病，女性第七、第八位分别为内分泌、营养和代谢疾病，传染病；第九、第十位同为泌尿系统疾病和神经系统疾病。前十位疾病的死亡率都呈现男性高于女性；从前十位合计标化死亡率看，男性为 882.56/10 万，女性为 585.80/10 万，男性明显高于女性。

与云南省2020年报告结果相比，前十位死因疾病一致，顺位有差异，第二位同为心脏病，脑血管病在云南省为第一位死因，在昭通市为第三位死因，呼吸系统疾病在云南省为第三位，在昭通市为第一位，第四、五、六、七位同为恶性肿瘤、损伤和中毒，消化系统疾病，内分泌、营养和代谢疾病 云南省的第八、第九、第十位分别为泌尿生殖系统疾病，神经系统疾病，传染病，昭通市的第八、第九、第十位分别为传染病，泌尿生殖系统疾病，神经系统疾病。

（四）呼吸系统疾病死亡特征

2020 年，昭通市共有 9 067 人死于呼吸系统疾病，为居民第一位死因，占死亡总数的 22.20%，全人群粗死亡率和标化死亡率分别为 160.60/10 万和 179.89/10 万。昭通市 2020 年死于呼吸系统疾病的男性有 5 059 人，构成比为 55.80%，粗死亡率为 169.68/10 万，标化死亡率为 224.76/10 万；女性 4 008 人，构成比为 44.20%，粗死亡率为 150.43/10 万，标化死亡率为 140.12/10 万。0 ~ 岁组死亡率有一小高峰，之后随着年龄的增长逐渐降低，降到最低后 随着年龄的增加死亡率逐渐升高，60 岁开始 死亡率上升趋势加快，85 岁以上组达到高峰 达到了 8 633.35/10 万。分性别看，男性、女性各年龄组死亡率和全人群的变化趋势一致。从死亡的年龄构成看，60 岁之前所占比例较低，仅 9.50%，60 岁之后则明显较高，占 90.50%；绝大部分年龄组男性构成比高于女性，80 岁之后，女性构成比明显高于男性。

与云南省 2020 年呼吸系统疾病标化死亡率进行比较，昭通市男性、女性、全人群都高于云南省水平。男性、女性、全人群昭通市标化死亡率分别为 224.76/10 万，140.12/10 万，179.89/10 万，云南省的分别为 153.69/10 万，90.82/10 万，119.53/10 万。

（五）慢性阻塞性肺疾病死亡特征

2020 年，昭通市共有 7 367 人死于慢性阻塞性肺疾病（以下简称慢阻肺），占呼吸系统疾病死亡人数的 81.25%，占死亡总数的 18.03%。全市慢阻肺死亡率 130.52/10 万，标化死亡率 146.71/10 万。男性死亡 4 072 人，占慢阻肺死亡总数的 55.27%，女性死亡 3 295 人，占 44.73%；慢阻肺粗死亡率和标化死亡率分别为 130.52/10 万和 146.71/10 万，其中男性粗死亡率和标化死亡率分别为 136.58/10 万和 182.68/10 万，女性分别为 123.67/10 万和 115.36/10 万。

随着年龄的增加，男性、女性、全人群慢阻肺死亡率均呈上升趋势，60 岁以后上升较为明显，分性别看，各年龄组死亡率男性均高于女性。从死亡的年龄构成看，60 岁之前所占比例较低，仅 6.75%，60 岁之后则明显较高，占 93.25%，不同性别间 80 岁组之前男性高于女性，80 岁组之后则女性高于男性。与云南省 2020 年慢阻肺标化死亡率比较，男性、女性、全人群慢阻肺标化死亡率昭通市均高于云南省，其中昭通男性慢阻肺标化死亡率（182.68/10 万）是云南男性（127.18/10 万）的 1.44 倍；昭通女性慢阻肺标化死亡率（115.36/10 万）是云南女性（74.79/10 万）的 1.54 倍。

（六）心血管疾病死亡特征

2020 年，昭通市共有 14 970 人死于心血管疾病，占死亡总数的 36.65%。粗死亡率为 265.26 /10 万，标化死亡率为 299.47 /10 万。其中男性死亡 8 548 人，占心血管疾病死亡总人数的 57.10%，女性死亡 6 422 人，占 42.90%；男性粗死亡率和标化死亡率分别为 286.71/10 万和 371.59/10 万，女性分别为 241.04/10 万和 232.4/10 万。

随着年龄的增加，男性、女性、全人群心血管疾病死亡率均呈上升趋势，50 岁以后上升较为明显。从死亡的年龄构成看，50 岁之后所占构成比较大，为 91.09%，性别间 70 岁之前各年龄段构成均为男性高于女性，70 岁之后则为女性明显高于男性。与云南省 2020 年心血管疾病标化死亡率比较，男性、女性、全人群标化死亡率昭通市略高于云南省。

（七）脑血管病的死亡特征

2020 年，昭通市共有 6 747 人死于脑血管病，为居民第三位死因，占死亡总数的 16.52%，全人群粗死亡率和标化死亡率分别为 119.45/10 万和 134.99/10 万。其中死于脑血管病的男性有 4 044 人，构成比为 59.94%，粗死亡率为 135.64/10 万，标化死亡率为 174.87/10 万；女性 2 703 人，构成比为 40.06%，粗死亡率为 101.45/10 万，标化死亡率为 98.93/10 万。

随着年龄的增加，男性、女性、全人群脑血管病死亡率整体呈上升趋势，60 岁组以后上升较为明显，20 岁以后，各年龄段死亡率男性均高于女性。从死亡的年龄构成看，60 岁之后所占构成比较大，为 78.81%，20 岁组以后，各年龄段构成比男性大于女性，70 岁组之后女性大于男性。

与云南省 2020 年脑血管病标化死亡率进行比较，女性、全人群昭通市的脑血管标化死亡率低于云南省，男性标化死亡率昭通市和云南省持平。

（八）脑梗死的死亡特征

2020 年，昭通市共有 2 194 人死于脑梗死，占死亡总数的 5.4%，全人群粗死亡率和标化死亡率分别为 38.90/10 万和 43.81/10 万。

其中男性有 1 282 人，构成比为 58.43%，粗死亡率为 43.00/10 万，标化死亡率为 56.41/10 万；女性 912 人，构成比为 41.57%，粗死亡率为 34.23/10 万，标化死亡率为 32.95/10 万。

随着年龄的增加，男性、女性、全人群脑梗死死亡率整体呈上升趋势，60 岁组以后上升较为明显，20 岁组和 25 岁组，脑梗死死亡率女性大于男性，其余各年龄段死亡率男性高于女性或者同为 0。从死亡的年龄构成看，60 岁之后所占构成比较大，为 88.15%。

与云南省 2020 年脑梗死标化死亡率进行比较，女性、全人群昭通市的脑梗死标化死亡率略低于云南省，男性标化死亡率昭通市和云南省持平。

（九）脑出血的死亡特征

2020 年，昭通市共有 3 157 人死于脑出血，占死亡总数的 7.70%，全人群粗死亡率和标化死亡率分别为 55.88/10 万和 63.22/10 万。

其中死于脑出血的男性有 1 962 人，构成比为 62.15%，粗死亡率为 65.81/10 万，标化死亡率为 83.22/10 万；女性 1 195 人，构成比为 37.85%，粗死亡率为 44.85/10 万，标化死亡率为 44.40/10 万。

随着年龄的增加，男性、女性、全人群脑出血死亡率整体呈上升趋势，50 岁组以后上升较为明显，20 岁以后 各年龄段死亡率男性均高于女性。从死亡的年龄构成看，50 岁之后所占构成比较大，为 83.50%，20 岁组以后，各年龄段构成比男性大于女性，65 岁组之后女性大于男性。

与云南省 2020 年脑出血标化死亡率进行比较，女性、全人群昭通市的脑出血标化死亡率略低于云南省，男性标化死亡率昭通市略高于云南省。

（十）心脏病的死亡特征

2020 年，昭通市共有 7 177 人死于心脏病，为居民第二位死因，占死亡总数的 17.57%；心脏病粗死亡率和标化死亡率分别为 127.23/10 万和 143.53/10 万。心脏病死亡中，男性死亡 3 898 人，占心脏病死亡总人数的 54.31%，女性死亡 3 279 人，占 45.69%；其中男性粗死亡率和标化死亡率分别为 130.74/10 万和 170.35/10 万，女性分别为 123.07/10 万和 117.62/10 万。

随着年龄的增加，男性、女性、全人群心脏病死亡率呈现先下降后上升的趋势，5 岁组最低，为 0，50 岁组以后上升较为明显，除去 1~9 岁，各年龄段死亡率男性均高于女性。从死亡的年龄构成看，男性、女性、全人群的构成比呈现先下降后上升的趋势，5 岁组最低，为 0，50 岁之后所占构成比较大，占 92.34%，1 岁组和 75 岁组以后，女性构成比大于男性，其余各年龄组男性构成比大于女性。

与云南省 2020 年心脏病标化死亡率进行比较，男性、女性、全人群昭通市标化死亡率均高于云南省的死亡水平。

（十一）冠心病的死亡特征

2020 年，昭通市共有 3 599 人死于冠心病，占死亡总数的 8.81%。全市冠心病死亡率 63.80/10 万，标化死亡率 72.27/10 万。其中男性死亡 2 037 人，占死亡总人数的 56.60%，女性死亡 1 562 人，占 43.40%；男性粗死亡率和标化死亡率分别为 68.32/10 万和 88.55/10 万，女性分别为 58.63/10 万和 56.16/10 万。

随着年龄的增加，男性、女性、全人群冠心病死亡率整体呈现上升趋势，50 岁组以后上升较为明显，15 岁组女性大于男性 ，15 岁之前全部为 0，其余各年龄段死亡率男性均高于女性。从死亡的年龄构成看，男性、女性、全人群的构成比整体呈上升趋势，50 岁之后所占构成比较大，为 90.78%。15 岁之前全部为 0，15 岁组和 70 岁后女性大于男性其他年龄组男性大于女性。

与云南省 2020 年冠心病标化死亡率进行比较，男性、女性、全人群云南省均高于昭通市的死亡水平。

（十二）高血压及并发症死亡特征

2020 年，昭通市共有 1 415 人死于高血压及并发症，占死亡总数的 3.50%。全市高血压及并发症粗死亡率为 25.03/10 万，标化死亡率为 28.26/10 万。其中男性死亡 776 人，占死亡总人数的 54.84%，女性死亡 639 人，占 45.16%；男性粗死亡率和标化死亡率分别为 26.03/10 万和 34.45/10 万，女性分别为 23.98/10 万和 22.91/10 万。

随着年龄的增加，男性、女性、全人群高血压及并发症死亡率整体呈现上升趋势，60 岁组以后上升较为明显，30 岁组、60 岁组女性大于男性，30 岁之前数据非常小或同为 0，其余年龄组男性死亡率均高于女性。从死亡的年龄构成看，男性、女性、全人群的构成比整体呈上升趋势，60 岁之后所占构成比较大，占 88.06%。30 岁组、60 岁组及 80 岁以后，女性构成比大于男性，其余年龄组男性高于女性或同为 0。

与云南省 2020 年高血压及并发症标化死亡率进行比较，女性、全人群云南省略高于昭通市的死亡水平，男性云南省略低于昭通市的死亡水平。

（十三）恶性肿瘤死亡特征

2020 年，昭通市共有 4 798 人死于恶性肿瘤，为居民第四位死因，占死亡总数的 11.75%，粗死亡率和标化死亡率分别为 85.16/10 万和 96.44/10 万。其中男性死亡 3 213 人，占恶性肿瘤死亡总人数的 66.97%，女性死亡 1 585 人，占 33.03%，男性粗死亡率和标化死亡率分别为 107.77/10 万和 133.18/10 万，女性分别为 59.49/10 万和 60.63/10 万。

2020 年，恶性肿瘤死亡率随年龄增长而增高，50 岁之后增长明显加快，20 岁之前 女性死亡率高于男性，20 岁之后，男性死亡率明显高于女性。从死亡的年龄构成看，恶性肿瘤构成比随年龄的增加呈现先增加后减少的趋势，25 岁之前、75 岁之后，女性构成比大于男性，其余年龄组男性大于女性，50 岁之后构成比较大，为 82.22%。

与云南省 2020 年恶性肿瘤标化死亡率进行比较，女性、全人群的标化死亡率云南省略高于昭通市，男性的标化死亡率云南省略低于昭通市。

2020 年，昭通市前十位恶性肿瘤依次为肺癌、肝癌、结直肠肛门癌、胃癌、白血病、脑及神经系统恶性肿瘤、食道癌、胰腺癌、膀胱癌、宫颈癌，其粗死亡率依次为 23.56/10 万、22.41 /10 万、6.64/10 万、5.99/10 万、2.92/10 万、2.64/10 万、2.52/10 万、1.81/10 万、1.36/10 万和 2.59/10 万，死因构成依次为 27.78%、26.32%、7.79%、7.00%、3.44%、3.04%、2.94%、2.13%、1.58% 和 1.44%，占恶性肿瘤死亡的 83.47%，其中前三位占 61.89%。

男性、女性的前十位恶性肿瘤有八个肿瘤相同，排位存在差异，男性的前十位为肝癌、肺癌、结肠直肠和肛门癌、胃癌、白血病、食道癌、脑及神经系统恶性肿瘤、膀胱癌、胰腺癌、前列腺癌，粗死亡率依次为 32.80/10 万、31.56/10 万、8.12/10 万、6.37/10 万、3.22/10 万、3.09/10 万、2.82/10 万、2.31/10 万、2.01/10 万、1.74/10 万；女性的前十位恶性肿瘤为肺癌、肝癌、胃癌、结肠直肠和肛门癌、宫颈癌（并列第六）、白血病（并列第六）、脑及神经系统恶性肿瘤、乳腺癌、食道癌、胰腺癌、鼻咽癌，粗死亡率依次为 14.71/10 万、10.70/10 万、5.48/10 万、4.95/10 万、2.59/10 万（2.59/10 万）、2.33/10 万、2.06/10 万、1.84/10 万、1.58/10 万、0.56/10 万。

前十位恶性肿瘤死亡率水平也有明显的性别差异，除女性特有的宫颈癌和乳腺癌外，其余相同部位恶性肿瘤死亡率男性均明显高于女性。

（十四）肺癌死亡特征

2020 年，昭通市共有 1 333 人死于肺癌，占恶性肿瘤死亡人数比例为 27.78%，粗死亡率和标化死亡率分别为 23.56/10 万和 26.80/10 万。其中男性死亡 941 人，占肺癌死亡总人数的70.59%，女性死亡392人，占29.41%，男性粗死亡率和标化死亡率分别为31.56/10万和39.35/10万，女性分别为14.71/10万和14.96/10万。

随着年龄的增加，肺癌死亡率总体呈上升趋势，45岁以后上升较为明显，25岁开始男性死亡率明显高于女性。从死亡的年龄构成看，50岁之后所占构成较大，为90.32%，总体来看，65岁之前男性构成比大于女性，65岁之后女性构成比大于男性。

与云南省2020年肺癌标化死亡率进行比较，男性、女性、全人群昭通市标化死亡率均略低于云南省的死亡水平。

（十五）肝癌死亡特征

2020年，昭通市共有1 263人死于肝癌，占恶性肿瘤死亡人数比例为26.32%，粗死亡率和标化死亡率分别为22.41/10万和25.82/10万。昭通市肝癌死亡人群中，男性死亡978人，占肝癌死亡总人数的77.43%，女性死亡285人，占22.57%，男性粗死亡率和标化死亡率分别为32.80/10万和40.41/10万，女性分别为10.70/10万和10.94/10万。

随着年龄的增加，肝癌总体死亡率呈上升趋势，男性40岁以后上升较为明显，女性50岁之后上升较为明显，20岁之后，男性肝癌死亡率明显高于女性。从死亡的年龄构成看，40岁之后所占构成较大，为93.35%，男性构成比总体呈现先上升再下降的趋势，55岁组构成比最高，女性总体呈现随年龄增加构成比上升的趋势。65岁组前，各年龄组构成比男性总体高于女性，65岁组及之后，男性构成比低于女性。

与云南省2020年肝癌标化死亡率进行比较，昭通市男性、女性、全人群的肝癌标化死亡率均高于云南省。

（十六）胃癌死亡特征

2020年，昭通市共有336人死于胃癌，占恶性肿瘤死亡人数的比例为7.00%，粗死亡率和标化死亡率分别为5.99/10万和8.09/10万。胃癌死亡人群中，男性死亡190人，占胃癌死亡总人数的56.55%，女性死亡146人，占43.45%，男性粗死亡率和标化死亡率分别为6.37/10万和8.09/10万，女性分别为5.48/10万和5.35/10万。

男性、女性、全人群随着年龄增加，胃癌总体死亡率呈上升趋势，男性50岁以后上升较为明显，女性55岁之后上升较为明显，除80岁组外，男性胃癌死亡率明显高于女性。从死亡的年龄构成看，55岁之后所占构成较大，为87.20%，男性构成比总体呈现先上升再下降的趋势，65岁组构成比最高，女性总体呈现随年龄增加构成比上升的趋势。75岁组前，各年龄组构成比男性总体高于女性，65岁组及之后，男性构成比低于女性。

与云南省2020年胃癌标化死亡率进行比较，男性、全人群云南省标化死亡率略高于昭通市，女性胃癌标化死亡率云南省和昭通市接近。

（十七）结直肠肛门癌死亡特征

2020年，昭通市共有374人死于结直肠肛门癌，占恶性肿瘤死亡人数的比例为7.79%，粗死亡率和标化死亡率分别为6.64/10万和7.52/10万。结直肠肛门癌死亡人群中，男性死亡242人，占结直肠肛门癌死亡总人数的64.71%，女性死亡132人，占35.29%，男性粗死亡率和标化死亡率分别为8.12/10万和10.19/10万，女性分别为4.95/10万和5.02/10万。

男性、女性、全人群随着年龄的增加，结直肠肛门癌总体死亡率呈上升趋势，男性55岁以后上升较为明显，女性60岁之后上升较为明显，30岁之后，男性结直肠肛门癌死亡率明显高于女性。从死亡的年龄构成看，50 岁之后所占构成较大，为 89.57%，男性、女性总体呈现随年龄增加构成比上升的趋势，男性 65 岁组构成比最高，女性 75 岁组构成比最高。

与云南省 2020 年结直肠肛门癌标化死亡率进行比较，男性、女性、全人群昭通市标化死亡率均低于云南省的死亡水平。

（十八）损伤和中毒死亡特征及顺位

2020 年，昭通市共有 4 329 人死于损伤和中毒，为居民第五位死因，占死亡总数的 10.60%；损伤和中毒粗死亡率和标化死亡率分别为 76.82/10 万和 83.59/10 万。损伤和中毒死亡中，男性死亡 3 053 人，占损伤和中毒死亡总人数的 70.52%，女性死亡 1 276 人，占 29.48%；男性粗死亡率和标化死亡率分别为 102.40/10 万和 117.85/10 万，女性分别为 47.89/10 万和 47.43/10 万。

随着年龄的增加，损伤和中毒死亡率整体呈现先下降后上升的趋势，10 岁组死亡率最低 男性、女性升降趋势一致，10 岁之前女性死亡率略高于男性，10 岁之后，男性死亡率明显高于女性。从死亡年龄构成看，损伤和中毒各年龄组均有分布，男性呈现随年龄增加，构成比先增大后减小，女性整体随年龄增加构成比逐渐升高的趋势，20 岁之前，65 岁之后，女性构成比高于男性，其余年龄男性构成比高于女性，全人群 25 岁组以后死亡构成比相对较高，占到 83.18%。

与云南省 2020 年损伤和中毒标化死亡率进行比较，男性、女性、全人群昭通市标化死亡率均高于云南省的死亡水平。

2020 年，意外跌落、机动车交通事故、自杀、意外中毒和溺水是导致居民损伤和中毒死亡的前五位原因，其死亡率依次为 19.61/10 万、18.49/10 万、12.36/10 万、7.97/10 万和 4.64/10 万，分别占损伤和中毒死亡总数的 25.41%、24.19%、16.08%、10.35% 和 6.14%，前五位死因占损伤和中毒死亡总数的 82.17%。

男性和女性的第一第二顺位疾病名称相同，位置互换，男性为机动车交通事故和意外跌倒，女性为意外跌倒和机动车交通事故，第三、第四、第五顺位一致，都是自杀、意外中毒和溺水，比较不同性别间死亡率水平，前五位死因均为男性明显高于女性。

与云南省 2020 年报告结果相比，损伤和中毒前五位死因疾病一致，顺位一致 均为意外跌倒 机动车交通事故 自杀 意外中毒 溺水。机动车交通事故、自杀、意外中毒昭通市标化死亡率高于云南省，溺水、意外跌落昭通市标化死亡率低于云南省。

（十九）糖尿病死亡特征

2020 年，昭通市共有 667 人死于糖尿病，占死亡总数的 1.63%，糖尿病粗死亡率和标化死亡率分别为 11.81/10 万和 13.26/10 万。

糖尿病死亡中，男性死亡 344 人，占糖尿病死亡总人数的 51.57%，女性死亡 323，占糖尿病死亡总人数的 48.43%，男性粗死亡率和标化死亡率分别为 11.54/10 万和 14.63/10 万，女性分别为 12.12/10 万和 12.12/10 万。

男性和女性随着年龄的增加，糖尿病死亡率均呈上升趋势，50 岁以后上升较为明显，60 岁至 74 岁，女性死亡率略高于男性，其余年龄组总体呈现男性高于女性。从死亡的年龄构成看，男性女性随年龄增加总体呈上升趋势，50 岁之后所占构成比较大，为

90.25%，60岁之前和85岁之后，男性构成比大于女性，60岁至84岁，女性构成比大于男性。

与云南省2020年糖尿病标化死亡率进行比较，男性、女性、全人群昭通市标化死亡率均低于云南省的死亡水平。

（二十）主要慢性病早死概率

2020年，昭通市四类慢性病早死概率为17.90%，其中心血管疾病早死概率为9.37%、恶性肿瘤为5.4%、慢性呼吸系统疾病为3.65%、糖尿病为0.60%。

不论全人群、男性、女性，四类慢病中，早死概率最高的都是心血管疾病，从性别看，四类慢病早死概率显示男性高于女性 男性为23.71%，女性为11.41% 心血管疾病、恶性肿瘤、慢性呼吸系统疾病的早死概率亦为男性高于女性，糖尿病男性女性持平。

与云南省2020年主要慢性病早死概率进行比较，四类慢性病合计、心脑血管疾病、慢性呼吸系统疾病昭通市均高于云南省，糖尿病昭通市略低于云南省。

（二十一）早死寿命损失（YLL）

2020年，昭通市全死因早死寿命损失率（YLL率）为17.74%，标化YLL率为19.37%，男性分别为22.28%，26.01%，女性分别为12.65%，12.46%。

将导致昭通市居民死亡的主要系统疾病进行早死寿命损失分析，发现导致居民早死寿命损失的顺位依次是心血管疾病、损伤和中毒、呼吸系统疾病、脑血管病、心脏病、恶性肿瘤，其YLL率依次为5.36% 、3.2%、2.71%、2.53%、2.46%、2.38%，比较男女六类系统疾病早死寿命损失顺位，男性（6.46%）、女性（4.11%）第一顺位相同，同为心脑血管疾病，第二、三、四、五、六顺位男性依次为损伤和中毒（4.39%）、呼吸系统疾病（3.17%）、脑血管病（3.15%）、恶性肿瘤（3.09%）、心脏病（2.87%），女性依次为呼吸系统疾病（2.2%）、心脏病（2.0%）、脑血管病（1.83%）、损伤和中毒（1.91%）、恶性肿瘤（1.58%）。

二、主要发现

1. 昭通市男性和女性标化死亡率差异明显，男性标化死亡率是女性的1.78倍 与云南省的2020年数据比较显示，昭通市男性标化死亡率明显高于云南省水平 女性略高于云南省水平。

2. 2018年至2020年，昭通市男性、女性、全人群死亡水平呈现缓慢下降趋势，与云南省三年死亡水平比较 两者均成缓慢下降趋势，昭通市男性、全人群死亡率下降速度略高于云南省。

3. 全人群、男性、女性三大类疾病构成中慢性病均占据主要死因位置。

4. 年龄别死亡率及构成比，随着年龄的增加，三大类疾病均呈现先下降，在5~14岁组降至最低，然后上升，在65岁以上组升至较高水平的趋势，特别是慢性病45岁以后上升明显。

5. 昭通市2020年居民前十位死因与云南省2020年报告结果相比，前十位死因疾病一致，顺位有差异。

6. 呼吸系统疾病、心脏病、脑血管病、恶性肿瘤、损伤和中毒依然是危害昭通市居民健康、影响人群期望寿命的主要疾病。

7. 心血管疾病近年来成为威胁居民身体健康的重要疾病，严重影响人均预期寿命。

2020 年昭通市去心血管疾病人均期望寿命为 78.94 岁，与期望寿命比较，增值为 4.86 岁。

8. 昭通市呼吸系统疾病标化死亡率显著高于云南省水平。

9. 昭通市心血管疾病死亡率男性显著高于女性，与云南省 2020 年数据比较，昭通市和云南省男性、女性、全人群标化死亡率基本持平。

10. 昭通市恶性肿瘤男性死亡率显著高于女性，与云南省相比，全人群、男性、女性三者标化死亡率基本持平。

11. 昭通市居民前十位恶性肿瘤严重危害居民身体健康，与云南省前十位存在差异。女性宫颈癌和乳腺癌分别位列女性恶性肿瘤第五位和第七位。

12. 损伤和中毒男性死亡率明显高于女性，与云南省标化死亡率进行比较，男性、女性、全人群标化死亡率昭通市略高于云南省；意外跌落、机动车交通事故、自杀、意外中毒、溺水是危害昭通市居民健康的主要伤害原因，同时，意外跌落第一次从损伤和中毒里面的第二位跃居到第一位。

13. 糖尿病与云南省标化死亡率进行比较，男性、女性、全人群，昭通市均低于云南省。

14. 主要慢性病早死概率中，心脑血管疾病和慢性呼吸系统疾病早死概率高于云南省，糖尿病和恶性肿瘤早死概率低于云南省，不同性别之间，除糖尿病外，男性早死概率明显高于女性。

15. 昭通市 2020 年人均预期寿命低于云南省。2020 年昭通市人均预期寿命为 74.08 岁，云南省人均预期寿命为 75.26 岁，相差 1.18 岁。

三、建议

2020 年昭通市死因监测结果显示，慢性病死亡占死亡总数的 81.97%，慢性呼吸系统疾病、心血管疾病、恶性肿瘤、损伤和中毒依然是危害昭通市居民健康、影响人群期望寿命的主要疾病。因此预防和控制慢性病及伤害仍然是我市近年的工作重点，结合我市现阶段工作安排，提出如下建议：

1. 进一步贯彻落实《健康中国行动（2019—2030 年）》提出的十五个重大任务，实施健康知识普及行动，合理膳食行动，全民健身行动，控烟行动，心理健康促进行动，健康环境促进行动，妇幼健康促进行动，中小学健康促进行动，职业健康保护行动，老年健康促进行动，心脑血管疾病防治行动，癌症防治行动，慢性呼吸系统疾病防治行动，糖尿病防治行动，传染病及地方病防控行动。

2. 关口前移，深入推进全民健康生活方式 。

3. 拓展服务，及时发现管理高风险人群。

4. 规范防治，提高慢性病诊治康复的效果。

5. 构建慢性病防治结合工作机制。

6. 将伤害纳入重点防控规划进行有效干预，加大伤害防控的经费投入和日常监测。

7. 推进戒烟，预防慢性呼吸系统疾病。

8. 完善保障政策，切实减轻群众就医负担。

9. 推动慢性病综合防控示范区建设，营造健康支持性环境。

丽江市2020年居民死因监测分析报告摘要

本报告所使用的数据均来源于《中国疾病预防控制信息系统》中的《人口死亡信息登记管理系统》报告死亡病例，截至2021年2月28日报告的病例，死亡日期为2020年1月1日—12月31日的全部死亡个案。2020年全市死因登记报告主要结果和发现如下：

一、死亡数据来源及质量评价

（一）死亡数据

2020年丽江市网络报告的原始死亡数据共8 264例，平均报告死亡率634.48/10万，5个县（区）中死亡率最小值为602.30/10万，最大值为673.18/10万，5个县（区）死亡率均达600/10万以上，占100%；该结果显示2020年全市各县（区）报告数据完整性均较好，因此全市63个乡（镇）报告的死亡数全部纳入分析，死亡报告数据覆盖了全市100%的常住人口。

报告的所有死亡个案中根本死因编码正确率为97.75%；根本死因编码不准确比例占2.25%，其中死因诊断不明比例占0.96%，伤害意图不明编码占0.09%，心血管病缺乏诊断意义编码占0.71%，肿瘤未指明位置编码占0.15%，呼衰肝衰编码占0.34%。本报告使用的死亡数据其完整性和准确性均符合要求。

（二）人口数据

人口数据来源于《中国疾病预防控制信息系统》的《基本信息系统》，该系统维护的人口数据是由国家统计局提供的2020年常住人口数，其中0岁组人口数是丽江市妇幼保健院提供的2020年活产数，利用2020年丽江市城市、农村和城乡居民常住人口数计算联合国综合指数，结果城市、农村和城乡联合国综合指数分别为2.11、4.49和4.13，三者均小于20，表明2020年丽江市城市、农村和城乡居民常住人口年龄结构合理。

二、主要结果

（一）总体死亡情况

2020年，丽江市网络报告原始死亡个案8 264例，经2017年丽江市平均死亡漏报率（19.38%）调整，调整后全市报告死亡个案为9 432例，其中：城市1 577例，农村7 855例，男性5 586例，女性3 846例。经漏报调整后全人群粗死亡率732.12 /10万，男性粗死亡率838.90/10万、女性粗死亡率614.72/10万，城市粗死亡率720.55/10万，农村粗死亡率731.90/10万，男性粗死亡率是女性的1.36倍，存在显著性差异，农村粗死亡率是城市的1.02倍无统计学意义，以2010年我国第六次人口普查时的年龄结构作为标准，对上述粗死亡率进行标化后，丽江市 2020 年全人群标化死亡率为 708.54/10 万，男性标化死亡率高于女性，城市标化死亡率略高于农村。与 2019 年相比五类人群死亡相对稳定，有略微下降趋势（2019 年丽江市全人群、男性、女性、城市、农村的标化死亡率分别为 737.86/10 万、947.85/10 万、545.77/10 万、750.26/10 万、739.11/10 万）；与 2019 年云南省的平均水平较接近（2019 年云南省全人群、男性、女性、城市、农村的标化死亡率分别为 733.71/10 万、920.02/10 万、555.54/10 万、659.06/10 万和 776.10/10 万）。

（二）三大类疾病死亡情况

将死亡原因简略分成三类，即：① 传染病 / 母婴及营养缺乏性疾病；② 慢性病；③ 损伤和中毒。2020 年，丽江市慢性病报告死亡 7 672 例，死亡率 594.65/10 万，标化死亡率 572.08/10 万，占死亡总数的 81.34%；损伤和中毒报告死亡 834 例，死亡率 65.62/10 万，标化死亡率 64.07/10 万，占死亡总数的 8.84%；传染病 / 母婴及营养缺乏性疾病报告死亡 808 例，死亡率 62.62/10 万，标化死亡率 63.38/10 万，占死亡总数的 8.57%。分性别来看，慢性病、损伤和中毒粗死亡率男性分别是女性的 1.3 倍和 2.36 倍，存在显著性差异，男性标化死亡率均高于女性；慢性病粗死亡率城市是农村的 1.11 倍，传染病 / 母婴及营养缺乏性疾病、损伤和中毒粗死亡率农村分别是城市的 4.70 倍和 1.71 倍，均存在显著性差异，城市慢性病标化死亡率高于农村，传染病 / 母婴及营养缺乏性疾病、损伤和中毒标化死亡率则农村高于城市。

（三）死亡原因及顺位

丽江市居民前十位死亡原因总体来看，心脑血管疾病、呼吸系统疾病、恶性肿瘤、损伤和中毒、消化系统疾病是导致丽江市居民死亡的前五位原因，分别占死亡总数的 46.69%、16.83%、12.32%、8.74% 和 3.41%，前五位死因占死亡总数的 87.99%。第六位至第十位死因依次为泌尿生殖系统疾病、内分泌营养和代谢疾病、传染病、神经系统疾病、精神和行为异常，前十位死亡原因累计占死亡总数的 95.68%。

（四）心脑血管疾病死亡特征

2020 年，丽江市共有 4 404 人死于心脑血管疾病，为居民第一位死因，占死亡总数的 46.69%，全人群粗死亡率和标化死亡率分别为 339.63/10 万和 327.45/10 万；男性死亡 2 422 人，女性死亡 1 982 人，粗死亡率男性是女性的 1.14 倍存在显著性差异，标化死亡率男性高于女性；城市死亡 805 人，农村死亡 3 599 人，粗死亡率城市是农村的 1.09 倍存在显著性差异，标化死亡率城市高于农村。五类人群标化死亡率均高于 2019 年云南省平均水平（2019 年云南省心脑血管疾病全人群、男性、女性、城市、农村的标化死亡率分别为 285.57/10 万、340.96/10 万，232.87/10 万，261.44/10 万，299.29/10 万）。

1. 心脏病

2020 年，丽江市共有 2 461 人死于心脏病，是居民心脑血管疾病死亡第一位死因，占总死亡人数的 26.09%、占心脑血管疾病死亡人数的 55.88%，全人群粗死亡率和标化死亡率分别为 189.24/10 万和 182.44/10 万。男性死亡 1 319 人，女性死亡 1 142 人，粗死亡率男性是女性的 1.08 倍存在显著性差异，标化死亡率男性高于女性。城市死亡 424 人，农村死亡 2 037 人，粗死亡率城市略高于农村无统计学意义，标化死亡率城市高于农村。

2. 脑血管疾病

2020年，丽江市共有1 705人死于脑血管病，是居民心脑血管疾病死亡第二位死因，分别占总死亡人数和心脑血管疾病死亡人数的18.08%、38.71%，全人群粗死亡率和标化死亡率分别为131.24万和126.61万。男性死亡975人，女性死亡730人，粗死亡率男性是女性的1.24倍存在显著性差异，标化死亡率男性高于女性。城市死亡269人，农村死亡1 436人，粗死亡率农村略高于城市无统计学意义，标化死亡率城市低于农村。

（五）呼吸系统疾病死亡特征

2020年，丽江市共有1 587人死于呼吸系统疾病，为居民第二位死因，占死亡总数的16.82%，全人群粗死亡率和标化死亡率分别为123.01/10万和122.03/10万。男性死亡884人，女性死亡703人，粗死亡率男性是女性的1.18倍存在显著性差异，标化死亡率男性高于女性；城市死亡161人，农村死亡1 426人，粗死亡率农村是城市的1.79倍存在显著性差异，标化死亡率城市低于农村，全人群标化死亡率低于2019年全省平均水平（142.17/10万）。其中因慢性阻塞性肺疾病死亡902人，为呼吸系统疾病死亡第一位死因，占呼吸系统疾病死亡的56.84%，全人群粗死亡率和标化死亡率分别为69.31/10万和67.96/10万，男性死亡518人，女性死亡384人，粗死亡率男性是女性的1.27倍存在显著性差异，标化死亡率男性高于女性。城市死亡139人，农村死亡763人，粗死亡率农村略高于城市无统计学意义，标化死亡率农村高于城市，全人群标化死亡率低于2019年全省平均水平（111.52/10万）。

（六）恶性肿瘤死亡特征

2020年，丽江市共有1 162人死于恶性肿瘤，为居民第三位死因，占死亡总数的12.32%。全人群漏报调整后粗死亡率为90.62/10万，标化死亡率为85.24/10万。男性死亡781人，女性死亡381人，粗死亡率男性是女性的1.91倍存在显著性差异，标化死亡率男性高于女性。城市死亡97人，农村死亡1 065人，粗死亡率农村是城市的2.27倍存在显著性差异，标化死亡率城市低于农村。丽江市恶性肿瘤死亡2018—2020年标化死亡率分别为107.82/10万、103.27/10万、85.24/10万，低于2019年全省平均水平（102.87/10万）。

（七）损伤和中毒死亡特征

2020年，丽江市共有824人死于损伤和中毒，为居民第四位死因，占总死亡人数的8.74%，全人群粗死亡率和标化死亡率分别为65.23/10万和63.73/10万。男性死亡588人，女性死亡236人，粗死亡率男性是女性的2.36倍存在显著性差异，标化死亡率男性高于女性。城市死亡86人，农村死亡738人，粗死亡率农村是城市的1.70倍存在显著性差异，标化死亡率城市低于农村。丽江市损伤与中毒死亡相对稳定，2018—2020年标化死亡率分别为68.20/10万、70.86/10万、63.73/10万，3年死亡介于63.73/10万~70.86/10万，相对稳定水平；云南省2015—2019年损伤和中毒标化死亡率分别为94.21/10万、85.55/10万、85.59/10万、78.02/10万和77.64/10万，呈现逐年下降趋势，5年下降了17.59%。

（八）消化系统死亡特征

2020年，丽江市共有322人死于消化系统疾病，为居民第五位死因，占死亡总数的3.41%，全人群粗死亡率和标化死亡率分别为25.85/10万和24.44/10万。男性死亡241人，女性死亡81人，粗死亡率男性是女性的2.76倍存在显著性差异，标化死亡率男性高于女性。城市死亡112人，农村死亡210人，粗死亡率城市是农村的2.65倍存在显著性差异，标化死亡率城市高于农村。

（九）糖尿病死亡特征

2020年，丽江市共有179人死于糖尿病，分别占总死亡人数和内分泌系统疾病的1.90%、68.85%，全人群粗死亡率和标化死亡率分别为14.00/10万和13.42/10万。男性死亡106人，女性死亡73人，粗死亡率男性略高于女性无统计学意义，标化死亡率男性高于女性。城市死亡118人，农村死亡61人，粗死亡率城市是农村的9.35倍存在显著性差异，标化死亡率城市高于农村。五类人群标化死亡率略低于2019年全省的平均水平（2019年云南省全人群、男性、女性、城市和农村糖尿病标化死亡率分别为16.16/10万、17.07/10万、15.13/10万、18.30/10万和14.99/10万），与2019年丽江市糖尿病死亡情况相比（2019年丽江市全人群、男性、女性、城市和农村糖尿病标化死亡率分别为12.84/10万、16.19/10万、9.99/10万、45.66/10万和6.48/10万）出现略微上升。

（十）主要慢病早死概率

2020年，丽江市四类慢性病早死概率为16.46%，其中心脑血管疾病早死概率为9.79%、恶性肿瘤为5.26%、慢性呼吸系统疾病为1.78%、糖尿病为0.48%，略低于2019年云南省平均水平（2019年云南省四类慢性病早死概率为16.71%）。

三、主要发现和建议

（一）主要发现

1. 2020年丽江市居民死亡与2019年相比保持在相对稳定水平，有略微下降的趋势，同时接近于2019年云南省的平均水平。

2. 丽江市人均期望寿命有所提高。

3. 心脑血管疾病是危害丽江市居民健康的首要疾病，为居民第一位死因，其中心脏病和脑血管病是心血管疾病的前二位主要死因，五类人群标化死亡率均高于2019年全省平均水平。

4. 丽江市呼吸系统疾病死亡率一直处于较高水平，为居民第二位死因，其中慢阻肺是呼吸系统疾病的首位死因，全人群标化死亡率低于2019年全省平均水平。

5. 恶性肿瘤死亡呈下降趋势，死亡率低于2019年全省平均水平，前十位死因顺位与全省结果存在差异。

6. 损伤与中毒死亡相对稳定，与云南省报告结果存在差异，但标化死亡率低于全省历年水平。

7. 糖尿病死亡略低于全省水平，与2019年丽江市结果相比出现略微上升，城市死亡高于农村，与全省报告结果一致。

8. 六类系统疾病中心脑血管疾病是影响人均预期寿命和导致居民早死最严重的疾病，单病种疾病中心脏病是影响人均预期寿命和导致居民早死最严重的疾病。

9. 与2019年相比主要慢病早死概率有下降趋势，略低于云南省平均水平。

（二）建议

1. 做好重大慢性病防控工作。

2. 广泛开展健康教育，倡导健康文明的生活方式。

3. 落实分级诊疗制度，提高诊疗服务质量。
4. 加强慢性病防治机构和队伍能力建设，构建慢性病防治结合工作机制。
5. 控制危险因素，营造健康支持性环境。
6. 将伤害纳入重点防控规划进行有效干预，加大伤害防控的经费投入和日常监测。

2020 年普洱市居民死因监测分析报告摘要

本报告所使用的数据均来源于《中国疾病预防控制信息系统》中的《人口死亡信息登记管理系统》报告的死亡病例，截至 2021 年 2 月 28 日报告的病例中，死亡日期为 2020 年的全部死亡个案。2020 年全市死因登记报告主要结果和发现如下：

一、报告数据质量评价

（一）死亡数据

2020 年，普洱市网络报告的原始死亡数据共 17 272 例，平均报告粗死亡率 651.23/10 万，10 个县（区）中粗死亡率最小值为 473.31/10 万，最大值为 733.99/10 万，其中粗死亡率达 600/10 万及以上的有 8 个县（区），占 80%；粗死亡率在 500/10 万 ~ 590/10 万之间的有 1 个县（区），占 10%；粗死亡率在 400/10 万 ~ 490/10 万之间的有 1 个县（区），占 10%。2020 年全市总体报告数据较完整，因此 10 个县（区）报告的死亡数全部纳入分析，死亡报告数据覆盖了全市 100% 的常住人口。

2020 年全市报告的死亡个案中根本死因编码正确率为 95.31%；根本死因编码不准确比例占 4.69%，其中死因诊断不明比例占 1.97%，伤害意图不明编码占 0.15%，心血管病缺乏诊断意义编码占 2.12%，肿瘤未指明位置编码占 0.05%，呼衰肝衰编码占 0.40%，本报告使用的死亡数据其完整性和准确性均符合要求。

（二）人口数据

利用 2020 年普洱市城市、农村和城乡居民常住人口数计算联合国综合指数，结果城市、农村和城乡联合国综合指数分别为 1.23、3.02 和 2.81，三者均小于 20，表明 2020 年普洱市城市、农村和城乡居民常住人口年龄结构合理。

二、主要结果

（一）总体死亡情况

2020 年，普洱市网络报告原始死亡个案 17 272 例，经漏报调整后（漏报率 16.23%）全市报告死亡个案为 19 917 例，其中：城市 1 683 例，农村 18 234 例，分别占 8.45% 和 91.55%；男性 12 351 例，女性 7 566 例，分别占 62.01% 和 37.99%。城乡居民粗死亡率和标化死亡率分别为 755.22/10 万和 753.28/10 万；男性粗死亡率和标化死亡率分别为 891.80/10 万和 968.40/10 万，女性粗死亡率和标化死亡率分别为 601.42/10 万和 535.65/10 万；城市居民粗死亡率和标化死亡率分别为 536.40/10 万和 589.48/10 万，农村粗死亡率和标化死亡率分别为 783.47/10 万和 773.10/10 万。从死亡率水平看，男性明显高于女性，农村明显高于城市。

（二）三大类疾病死亡情况

2020年，普洱市无论城乡和性别，慢性病均占据主要死因位置，其次是损伤和中毒、传染病/母婴及营养缺乏疾病。慢性病报告死亡16 825例，粗死亡率637.02/10万，标化死亡率636.78/10万，占死亡总数的84.48%；损伤和中毒报告死亡1 826例，粗死亡率69.56/10万，标化死亡率68.0/10万，占死亡总数的9.17%，传染病/母婴及营养缺乏性疾病报告死亡814例，粗死亡率31.37/10万，标化死亡率30.88/10万，占死亡总数的4.09%。男性慢性病、损伤和中毒、传染病/母婴及营养缺乏性疾病粗死亡率分别为736.6/10万、99.60/10万和38.39/10万，女性分别为525.45/10万、36.32/10万和22.63/10万，城市分别为475.20/10万、33.58/10万和24.80/10万，农村分别为658.13/10万、74.01/10万和32.10/10万。三类疾病的粗死亡率均为男性高于女性，农村高于城市。慢性病在男性、女性、城市和农村的构成分别为82.69%、87.37%、88.77%和84.08%；损伤和中毒在男性、女性、城市和农村的构成分别为11.11%、6.0%、6.18%和9.44%；传染病/母婴及营养缺乏性疾病在男性、女性、城市和农村的构成分别为4.28%、3.77%、4.58%和4.04%。

（三）死亡原因及顺位

2020年，普洱市居民前五位死因依次为脑血管病、心脏病、恶性肿瘤、呼吸系统疾病、损伤和中毒，粗死亡率分别为175.33/10万、159.72/10万、106.74/10万、71.11/10万和69.45/10万，分别占死亡总数的23.32%、21.22%、14.07%、9.40%和9.07%，前五位死因占死亡总数的77.08%。第六位至第十位死因依次为消化系统疾病、泌尿生殖系统疾病、传染病、神经系统疾病、内分泌、营养和代谢疾病，前十位死亡原因累计占死亡总数的90.42%。

1. 性别死因顺位：男性和女性的前十位死亡原因相同，只是顺位有所不同。男女第三、第六、第七、第九位顺位相同，依次是恶性肿瘤、消化系统疾病、泌尿生殖系统疾病、神经系统疾病；男性第一至第二位死因是脑血管病和心脏病，第四位是损伤和中毒，第五位是呼吸系统疾病，第八位是传染病，第十位是内分泌、营养和代谢疾病；女性第一至第二位死因是心脏病和脑血管病，第四位是呼吸系统疾病，第五位是损伤和中毒，第八位是内分泌、营养和代谢疾病，第十位是传染病；男性和女性前十位死亡原因分别占死亡总数的91.52%和88.62%。

2. 城乡死因顺位：城市和农村前十位死亡原因顺位、死亡率水平及其构成。城乡前十位死因相同，但顺位略有差异，城乡第三位、第六位、第七位顺位相同，分别为恶性肿瘤、消化系统疾病、泌尿生殖系统疾病；城市前十位顺位依次是心脏病、脑血管疾病、恶性肿瘤、呼吸系统疾病、损伤和中毒、消化系统疾病、泌尿生殖系统疾病、神经系统疾病、内分泌、营养和代谢疾病、传染病；农村前十位顺位依次是脑血管疾病、心脏病、恶性肿瘤损伤和中毒、呼吸系统疾病、消化系统疾病、泌尿生殖系统疾病、传染病、内分泌、营养和代谢疾病和神经系统疾病。前十位死因占总死亡的比例城市为94.95%，农村为90.18%。

（四）心脑血管疾病死亡特征

2020年，普洱市共有9 525人死于心血管疾病，占死亡总数的47.82%，全人群粗死亡率和标化死亡率分别为359.36/10万和362.90/10万，男性分别为389.69/10万和439.66/10万，女性分别为 325.80/10 万和 287.75/10 万；城市粗死亡率和标化死亡率分别为 260.20/10 万和 290.12/10 万，农村分别为 372.82/10 万和 371.82/10 万；男性粗死亡率和标化死亡率均高于女性，农村粗死亡率和标化死亡率均高于城市。不论男性和女性、城市和农村 0~4 岁组死亡率稍高，而后 5~19 岁死亡率较低，20~ 随着年龄增加，心血管疾病死亡率均呈上升趋势，50 岁以后上升较为明显。无论男性和女性、城市和农村各年龄组死亡率升降趋势一致。从死亡的年龄构成看，60 岁之后所占构成较大，为 78.55%，性别间 70 岁之前各年龄段构成基本为男性高于女性，70 岁之后则为女性明显高于男性，城乡各年龄段构成差异不大。

1. 脑血管病死亡情况：2020 年普洱市有 4 644 人死于脑血管病，为普洱市居民第一位死因，占死亡总数的 23.37%；脑血管病全人群粗死亡率和标化死亡率分别为 175.33/10 万和 176.39/10 万；男性分别为 201.29/10 万和 224.98/10 万。女性分别为 146.48/10 万和 130.14/10 万，城市分别为 117.07/10 万和 132.51/10 万，农村分别为 183.41/10 万和 182.02/10 万。

（1）脑出血：

2020 年，普洱市有 2 230 人死于脑出血，全人群粗死亡率和标化死亡率分别为 84.19/10 万和83.70/10万。男性分别为101.55/10万和109.57/10万，女性分别为65.13/10万和58.56/10万。城市分别为 60.58/10 万和 66.02/10 万，农村分别为 87.46/10 万和 86.01/10 万。10 县区中西盟县和澜沧县较高，分别为 164.16/10 万和 137.23/10 万，其标化死亡率分别是全市平均水平的 1.96 倍和 1.64 倍。

（2）脑梗死：

2020 年，普洱市有 1 350 人死于脑梗死，全人群粗死亡率和标化死亡率分别为 50.86/10 万和 51.92/10 万。男性分别为 55.24/10 万和 64.34/10 万。女性分别为 46.06/10 万和 40.55/10 万。城市粗死亡率和标化死亡率分别为 47.08/10 万和 55.31/10 万，农村粗死亡率和标化死亡率分别为 51.47/10 万和 51.64/10 万。10 个县区中标化死亡率最高的是景谷县 84.02/10 万，其次是西盟县 77.91/10 万，分别是全市平均水平的 1.62 倍和 1.50 倍。

2. 心脏病死亡情况：2020 年普洱市共有 4 227 人死于心脏病，为居民第二位死因，占死亡总数的 21.22%，占心血管病死亡总数的 44.38%。全人群粗死亡率和标化死亡率分别为 159.72/10 万和 162.03/10 万，男性分别为 163.34/10 万和 186.96/10 万，女性分别为 155.58/10 万和 136.35/10 万，城市分别为 133.08/10 万和 147.08/10 万，农村分别为 163.40/10 万和 163.92/10 万，男性死亡率高于女性，农村高于城市。高血压及并发症：2020 年普洱市有 858 人死于高血压及并发症，全人群粗死亡率和标化死亡率分别为 32.31/10 万和 32.87/10 万。男性分别为 34.06/10 万和 39.24/10 万，女性分别为 30.31/10 万和 26.87/10 万，城市分别为 27.93/10 万和 31.83/10 万，农村分别为 32.82/10 万和 32.93/10 万。10 个县区中标化死亡率最高的是孟连县 193.53/10 万，其次是西盟县 77.28/10 万，其标化死亡率分别是全市平均水平的 5.89 倍和 2.35 倍。

（五）恶性肿瘤死亡特征及死因顺位

2020 年，普洱市恶性肿瘤死亡 2 803 人，占死亡总数的 14.07%，为居民第三位死因。

全人群粗死亡率和标化死亡率分别为 159.54/10 万和 206.93/10 万，男性分别为 138.71/10 万和 142.6/10 万，女性分别为 70.83/10 万和 64.33/10 万，城市分别为 102.01/10 万和 107.52/10 万，农村分别为 107.17/10 万和 102.56/10 万。恶性肿瘤死亡率随年龄增长而增高，30 岁之前男女各年龄组死亡率差异不大，30 岁之后男性各年龄组高于女性；65 岁之前除 5~14 岁年龄组、45~54 岁年龄组城市高于农村外其他年龄组均为农村高于城市，65 岁之后城市明显高于农村；无论男性和女性、城市和农村各年龄组死亡率升降趋势一致。从死亡的年龄构成看，45 岁之前构成较低，仅占 13.52%，45 岁之后较高为 86.48%，性别和城乡间各年龄组死亡构成均较接近。10 个县（区）中景东县和西盟县较高，标化死亡率分别为 132.27/10 万和 115.56/10 万，其标化死亡率分别是全市平均水平的 1.28 倍和 1.12 倍。

2020 年，普洱市居民前十位恶性肿瘤依次为肝癌、肺癌、胃癌、结直肠和肛门癌、食道癌、白血病、脑及神经系统恶性肿瘤、胰腺癌、乳腺癌、前列腺癌，其死亡率依次为 25.45/10 万、19.57/10 万、10.75/10 万、10.03/10 万、7.96/10 万、2.9/10 万、2.6/10 万、2.15/10 万、1.85/10 万，构成比依次为 24.01% 、18.44%、10.17% 、9.24% 、7.46%、 2.60%、2.46%、2.00%、1.68%、1.46 %，前十位死因占恶性肿瘤死亡的 79.52%，其中前三位占 52.62%。比较性别死因顺位，男女相同的顺位是第七、第八位和第九位，依次是白血病 、脑及神经系统恶性肿瘤和胰腺癌，男性前十位恶性肿瘤顺位依次为肝癌、肺癌、胃癌、食道癌、结直肠和肛门癌、前列腺癌、白血病、脑及神经系统恶性肿瘤、胰癌、鼻咽癌，女性前十位恶性肿瘤顺位依次为肺癌、肝癌、结直肠和肛门癌、胃癌、乳腺癌、宫颈癌、白血病、脑及神经系统恶性肿瘤、胰腺癌、卵巢癌。男性前十位死因占恶性肿瘤死亡总数的 85.25%，女性占 74.58%，其中男女前三位死因分别占恶性肿瘤死亡总数的 57.35%、42.94%。前十位恶性肿瘤死亡率水平也有明显的性别差异，除女性特有的子宫颈癌、子宫体癌和乳腺癌外，其余相同部位恶性肿瘤死亡率除胰腺癌外男性均明显高于女性，男女死亡率比为：肝癌 3.63、肺癌 2.15、胃癌 2.07 、结直肠癌 1.64、 脑及神经系统恶性肿瘤 1.22、白血病 1.13。比较城乡死因顺位，前十位恶性肿瘤死因相同，但顺位略有差异，只有第八顺位死因城市和农村相同，为子宫颈癌；城市前十位死因依次为肺癌、肝癌、结直肠癌、胃癌、白血病、食道癌、膀胱癌、子宫颈癌、唇、口腔和咽恶性肿瘤和淋巴瘤与多发性骨髓瘤；农村前十位死因依次为肝癌、肺癌、胃癌、结直肠癌、食道癌、白血病、唇、口腔和咽恶性肿瘤、子宫颈癌、淋巴瘤与多发性骨髓瘤和膀胱癌；城市前十位恶性肿瘤占恶性肿瘤死亡总数的 82.5%，农村占 76.87%。前十位恶性肿瘤死亡率水平城乡也有所差异，肺癌、结直肠癌、白血病、膀胱癌城市高于农村；肝癌、胃癌、食道癌、唇、口腔和咽恶性肿瘤、子宫颈癌和淋巴瘤与多发性骨髓瘤农村高于城市。

1. 肝癌：2020 年，普洱市共有 673 人死于肝癌，占死亡总数的 3.38%，占恶性肿瘤死亡总数的 24.01%；全人群粗死亡率和标化死亡率分别为 25.45/10 万和 24.3/10 万。男性分别为 38.82/10 万和 38.51/10 万；女性分别为 10.68/10 万和 9.81/10 万，城市分别为 23.23/10 万和 23.13/10 万，农村分别为 25.84/10 万和 24.61/10 万，男性粗死亡率和标化死亡率均明显高于女性，农村死亡率略高于城市。肝癌死亡率在 40 岁之前处于较低水平，40 岁之后随年龄的增长逐渐上升，死亡主要集中在 40~79 岁年龄段，占全部死亡的 94.5%。30 岁之前男女各年龄组死亡率较接近，30 岁之后男性各年龄组死亡率明显高于女性；60 岁之前男性构成高于女性，60 岁之后女性构成高于男性。城市 45~49 岁年龄组和 65–79 岁年龄组明显高于农村，农村 40~44 岁年龄组、60~64 岁年龄组和 85~ 岁组年龄明显高于城市，其他年龄组和农村各年龄组死亡率差异不大，城乡各年龄组死亡构成较接近。

10 个县（区）中西盟县和江城县较高，标化死亡率分别为 34.24/10 万和 35.15/10 万，其标化死亡率分别是全市平均水平的 1.45 倍和 1.41 倍。

2. 肺癌：2020 年，普洱市共有 517 人死于肺癌，占死亡总数的 2.60%，占恶性肿瘤总死亡的 18.44%。全人群粗死亡率和标化死亡率分别为 19.57/10 万和 18.72/10 万。男性分别为 26.21/10 万和 27.46/10 万，女性分别为 12.19/10 万和 10.7/10 万，城市分别为 26.05/10 万和 18.68/10 万，农村分别为 28.07/10 万和 17.6/10 万，男性粗死亡率和标化死亡率均明显高于女性，城市死亡率略高于农村。男性粗死亡率和标化死亡率分别是女性的 2.15 倍和 2.7 倍，45 岁之前肺癌死亡处于较低水平，45 岁之后随年龄的增长逐渐升高，死亡主要集中在 55 岁之后，占全部死亡的 83.37%。男性各年龄组死亡率均高于女性，男女各年龄组死亡构成较接近。城乡间 30~44 岁年龄组、85~ 岁年龄农村明显高于城市，其余年龄组城市明显高于农村，其他年龄组死亡率差异不大，城乡各年龄组死亡构成较接近。10 个县（区）中景东县和思茅区较高，其标化死亡率分别为 24.94/10 万和 24.41/10 万。

3. 胃癌：2020 年，普洱市居民因胃癌死亡 285 人，占死亡总数的 1.43%，占恶性肿瘤总死亡人数的 10.17%，全人群胃癌粗死亡率和标化死亡率分别为 10.75/10 万和 10.35/10 万。男性分别为 14.26/10 万和 14.43/10 万，女性分别为 6.88/10 万和 6.18/10 万，城市分别为 4.39/10 万和 4.79/10 万，男性粗死亡率和标化死亡率均高于女性，农村粗死亡率和标化死亡率均高于城市。胃癌死亡率在 40 岁之前处于较低水平，40 岁之后随年龄的增长逐渐上升，其死亡构成亦集中在 40 岁之后年龄段，占全部死亡的 96.27%。70 岁之前男性各年龄组死亡率高于女性，70 岁之后则女性明显高于男性；80 岁之前男性构成高于女性，80 岁之后女性构成高于男性。除 75~79 岁年龄组外农村各年龄组死亡率均高于城市，各年龄组死亡构成城乡差异不大。10 个县（区）中西盟县最高，是全市平均水平（10.35/10 万）的 2.73 倍，是景谷县、思茅区、江城县和墨江县的 13.14 倍、6.36 倍、4.2 倍和 3.85 倍。

4. 结直肠癌：2020 年，普洱市居民结直肠癌死亡 259 人，占死亡总数的 1.3%，占恶性肿瘤总死亡数的 9.24%，全人群粗死亡率和标化死亡率分别为 10.03/10 万和 9.87/10 万。男性分别为 12.32/10 万和 13.23/10 万，女性分别为 7.52/10 万和 6.81/10 万，城市分别为 10.41/10 万和 12.23/10 万，农村分别为 10.13/10 万和 10.0/10 万，男性粗死亡率和标化死亡率均明显高于农村，城市死亡率略高于农村。结直肠癌死亡率在 45 岁之前处于较低水平，45 岁之后随年龄的增长逐渐上升，其死亡构成亦集中在 45 岁之后年龄段，占全部死亡的 93.29%。除 25~29 岁年龄组外男性各年龄组死亡率高于女性，尤其 55 岁之后男性死亡率明显高于女性；男女各年龄组死亡构成较接近。城乡 70 岁之前各年龄组死亡率差异不大，70 岁之后差异显著，城市死亡率明显高于农村，80 岁之后城乡死亡率差异显著；除 75~84 岁年龄组死亡构成城市明显高于农村外，其余各年龄组城乡构成均较接近。10 个县（区）中宁洱县和景东县较高，标化死亡率分别为 13.92/10 万和 15.3/10 万。

（六）呼吸系统疾病及慢阻肺死亡特征

2020 年，普洱市共有 1 873 人死于呼吸系统疾病，为居民第四位死因，占死亡总数的

9.40%；粗死亡率和标化死亡率分别为 71.11/10 万和 73.51/10 万。男性分别为 76.48/10 万和 92.89/10 万，女性分别为 64.97/10 万和 56.68/10 万，城市分别为 75.33/10 万和 87.29/10 万，农村分别为 70.23/10 万和 71.68/10 万。男性死亡率明显高于女性，城市明显高于农村。35 岁之后随着年龄的增长死亡率呈上升趋势，60 岁以后上升较为明显，至 85 岁以上组达高峰，死亡率为 3 506.91/10 万；1~15 岁年龄组死亡率女性高于男性，其余各年龄组死亡率均显示男性高于女性，无论男性和女性、城市和农村各年龄组死亡率升降趋势一致。从死亡的年龄构成看，60 岁之前所占比例较低，仅 11.53%，60 岁之后则明显较高，占 88.47%，性别间除 1~15 岁年龄组死亡率女性高于男性外，其余各年龄组均为男性高于女性，城市和农村各年龄组构成差异不大。

（七）损伤和中毒死亡特征及死因顺位

2020 年，普洱市共有 1 826 人死于损伤和中毒，占死亡总数的 9.17%，为居民第五位死因。全人群粗死亡率和标化死亡率分别为 69.56/10 万和 68/10 万，男性分别为 99.6/10 万和 98.94/10 万，女性分别为 69.56/10 万和 68/10 万，城市分别为 33.58/10 万和 34.93/10 万，农村分别为 74.01 /10 万和 72.07/10 万，男性死亡率显著高于女性，农村死亡率高于城市。随着年龄的增加，损伤和中毒死亡率总体呈上升趋势，除 1~5 岁年龄组和 85 岁以上年龄组女性死亡率高于男性，其余各年龄组男性死亡率均高于女性，其中 0~4 岁组无论是性别还是城乡均出现一死亡小高峰，之后缓慢上升，85~ 岁组迅速增高至 496.26/10 万。比较城乡各年龄组死亡率水平，除 15~20 岁年龄组、85~ 岁年龄组死亡率城市高于农村外，其余各年龄组均显示农村略高于城市，无论性别、城乡各年龄组死亡率升降趋势一致。

从死亡年龄构成看，损伤和中毒各年龄组均有分布，其中以 30 岁之后相对较高，占死亡总数的 85.54%，无论性别、城乡 45~ 岁死亡构成达到高峰，随后缓慢下降，死亡 10 岁之前和 65 岁之后女性各年龄组构成高于男性，10~64 岁则为男性高于女性，城乡各年龄组死亡构成均较接近。

总体来看，意外跌落、道路交通事故、意外中毒、自杀及后遗症和溺水是导致普洱市居民损伤和中毒死亡的前五位原因，其死亡率依次为 16.97/10 万、15.99/10 万、11.73/10 万、11.58/10 万和 4.03/10 万，分别占损伤和中毒死亡总数的 24.3%、23.06%、16.98%、16.65% 和 5.9%，前五位死因占损伤和中毒死亡总数的 86.9%，第六位之后的死因占损伤和中毒死亡总数的 13.1%。从性别看，男女前五位死因相同，但顺位有所差异，男女前两位和第五位死因顺位相同，分别为意外跌落、道路交通事故和溺水；男性前五位分别是意外跌落、道路交通事故、意外中毒、自杀和溺水，女性前五位分别是意外跌落、道路交通事故、自杀、意外中毒和溺水。

前五位死因占男性损伤和中毒死亡总数的 86.01%，占女性损伤和中毒死亡总数的 89.65%。比较性别间死亡率水平均为男性明显高于女性，其中意外跌落、道路交通事故和意外中毒男性死亡率分别是女性的 2.42 倍、2.52 倍和 2.68 倍。从地区看，男女前五位死因相同，但顺位有所差异，男女前两位顺位相同，分别为意外跌落、道路交通事故；前五位死因占城市损伤和中毒死亡总数的 87.5%，占农村损伤和中毒死亡总数的 86.88%。比较各类死因死亡率水平，农村均明显高于城市；比较各类死因死亡构成，意外跌落、道路交通事故、溺水城市高于农村，自杀、意外中毒死因构成均为农村高于城市。

（八）糖尿病死亡特征

2020 年，普洱市共有 237 人死于糖尿病，占死亡总数的 1.19%，占内分泌、营养和代谢性疾病死亡的 77.20%（237/307），全人群粗死亡率和标化死亡率分别为 9.05/10 万和 8.88/10 万。男性粗死亡率和标化死亡率分别为 8.64/10 万和 9.06/10 万，女性分别为 9.42/10 万和 8.54/10 万。城市粗死亡率和标化死亡率分别为 4.08/10 万和 4.38/10 万，农村粗死亡率和标化死亡率分别为 9.56/10 万和 9.28/10 万，男性标化死亡率略高于女性，城市糖尿病粗死亡率和标化死亡率均高于农村。

性别间随着年龄的增加，糖尿病死亡率呈上升趋势。男性 60 岁以后上升较为明显，85~ 岁年龄组到达巅峰，女性 80~ 岁年龄组到达巅峰，随后缓慢下降；城乡间年龄增加，糖尿病死亡率亦呈上升趋势，城市高年龄组中 85~ 岁年龄组有 1 人因糖尿病死亡，农村 80~ 岁年龄组死亡率到达高峰。性别间 75 岁之前各年龄组死亡率差异不大，75 岁之后女性明显高于男性，城乡间60岁之前各年龄组死亡率差异不大，60岁之后农村明显高于城市。从死亡的年龄构成看，45 岁之后所占构成较大，为 92.8%，性别间 60 岁之前各年龄组构成均为男性高于女性，60~84 岁年龄组则为女性高于男性，85 岁男性又高于女性；城乡各年龄组构成差异不大。

（九）主要慢病早死概率

2020 年主要慢性病早死概率情况，2020 年普洱市四类慢病合计早死概率为 18.14%，其中心血管疾病早死概率为 11.32 %、恶性肿瘤为 5.90%、慢性呼吸系统疾病为 1.46%、糖尿病为 0.44%。从性别看，男性四类慢性病早死概率为 23.97%，女性为 11.54%，各类慢病早死概率男性均明显高于女性，男女心血管疾病、恶性肿瘤、慢性呼吸系统疾病、糖尿病和四类慢病的早死概率之比分别为 2.08、2.38、2.52、1.10 和 2.08。从城乡看，城市四类慢性病早死概率为 14.33%，农村为 18.62%，各类慢病早死概率农村均高于城市，农村和城市心血管疾病、恶性肿瘤、慢性呼吸系统疾病、糖尿病和四类慢病的早死概率之比分别为 1.43、1.09、1.28、3.43 和 1.30。

（十）早死寿命损失

按系统疾病分析，发现导致普洱市居民早死寿命损失的顺位依次是心血管疾病、恶性肿瘤、损伤和中毒、心脏病和呼吸系统疾病，其 YLL 依次为 202 243 人年、79 463 人年、74 496 人年、33 145 人年；YLL 率依次为 7.63‰、3.00‰、2.81‰、1.25‰。

按单病种疾病分析，发现导致普洱市居民早死寿命损失的前十位病种顺位依次是脑出血、冠心病、肝癌、慢阻肺、脑梗死、道路交通事故、急性心肌梗死、意外跌落、肺癌、意外中毒，其中前三位 YLL 率明显较高，分别为 2.06‰、1.79‰和 0.77‰。

三、主要发现

1. 2020 年，普洱市居民死亡略高于全省平均水平，但稍低于 2019 年普洱市水平。

2. 居民死亡水平与辖区社会经济发展及医疗卫生资源等呈正相关系。

3. 居民总体死亡水平和各类疾病死亡水平均为男性高于女性，尤其结直肠癌、肝癌、肺癌和道路交通事故男性显著高于女性。

4. 前十位死因顺位与 2019 年比较，第一位和第二位顺位颠倒，第三位至第十位死因

顺位相同 但与全省顺位相比存在较大差异。

5. 主要死因死亡水平存在明显的地区差异。

6. 心脑血管疾病是危害普洱市居民健康的首要疾病，其中脑出血、脑梗死、高血压及并发症是心血管疾病的前三位主要死因。

7. 普洱市呼吸系统疾病死亡率一直处于较高水平，其中慢阻肺为呼吸系统疾病单病种首位死因。

8. 糖尿病死亡低于全省水平，与 2019 年普洱市结果相比处于相对稳定水平。

9. 恶性肿瘤死亡有逐年下降趋势，但死亡率仍高于全省水平，前十位死因顺位与全省结果存在差异。

10. 损伤和中毒死亡有逐年下降趋势，与全省报告结果一致，死亡率略低于全省水平。

11. 四类系统疾病中心血管疾病是影响人均预期寿命和导致居民早死最严重的疾病。

12. 脑出血、冠心病和道路交通事故是导致居民寿命损失和早死最严重的前三位疾病。

13. 普洱市人均预期寿命有所提高。

14. 主要慢病早死概率有下降趋势。

15. 主要慢病早死概率与当地慢病死亡水平呈正相关系。

四、建议

1. 从市级层面建立“普洱市慢性病防控政策发展制度”。

2. 做好重大慢性病防控工作。

3. 广泛开展健康教育，倡导健康文明的生活方式。

4. 落实分级诊疗制度，提高诊疗服务质量。

5. 加强慢性病防治机构和队伍能力建设，构建慢性病防治结合工作机制。

6. 创建慢性病综合防控示范区，营造健康支持性环境。

7. 利用科技支撑，完善监测评估体系。

8. 将伤害纳入重点防控规划进行有效干预，加大伤害防控的经费投入和日常监测。

9. 加快边境地区、民族地区和贫困地区经济社会发展步伐，降低居民死亡水平。

10. 实施早诊早治，降低高危人群发病风险。

11. 完善保障政策，切实减轻群众就医负担。

12. 各县区根据辖区居民主要死因采取针对性防控措施。

临沧市 2020 年居民死因监测分析报告摘要

一、死亡数据来源及质量评价

（一）死亡数据来源

本报告所使用的数据均来源于《中国疾病预防控制信息系统》中的《人口死亡信息登记管理系统》报告的死亡病例，按照现住址，死亡时间在 2020 年 1 月 1 日到 2020 年 12 月 31 日范围内，并在已审核条件下导出的年度数据和主要内容。同时本次分析报告采用了 2017 年云南省死因监测漏报调查报告中的漏报率 13.88% 进行校正。

（二）报告数据质量评价

1. 死亡数据：2020 年，临沧市死因监测网络报告的原始死亡数据经死因编码、逻辑错误核查、查重后共 16 072 例，平均报告粗死亡率 633.21/10 万，全市 8 县（区）中粗死亡率最小值为 609.73/10 万，最大值为 687.19/10 万，粗死亡率全部达 600/10 万及以上；2020 年临沧市总体报告数据较完整，全市 8 县（区）报告的所有死亡个案全部纳入分析，死亡报告数据覆盖了全市 100% 的常住人口。2020 年全市报告的死亡个案中根本死因编码正确率为 96.32%；根本死因编码不准确比例占 3.68%，其中死因诊断不明比例占 1.26%，伤害意图不明编码占 0.21%，心血管病缺乏诊断意义编码占 1.95%，肿瘤未指明位置编码占 0.05%，呼衰肝衰编码占 0.21%，本报告使用的死亡数据其完整性和准确性均符合要求。

2. 人口数据：利用 2020 年临沧市城市、农村和城乡居民常住人口数计算联合国综合指数，结果城市、农村和城乡联合国综合指数分别为 2.80、2.12 和 2.22，三者均小于 20，表明 2020 年临沧市城市、农村和城乡居民常住人口年龄结构合理。

二、主要结果

（一）总体死亡情况

2020 年，临沧市死因监测网络报告原始死亡个案 16 072 例，经漏报调整后（漏报率 13.88%）全市报告死亡个案为 18 512 例，其中：城市 2 375 例，农村 16 137 例，分别占 12.83% 和 87.17%；男性 11 478 例，女性 7 028 例，分别占 62.00% 和 38.00%。2020 年临沧市全人群居民粗死亡率和标化死亡率分别为 734.14/10 万和 747.37/10 万，男性粗死亡率和标化死亡率分别为 867.99/10 万和 973.43/10 万，女性粗死亡率和标化死亡率分别为 584.15/10 万和 519.82/10 万；城市居民粗死亡率和标化死亡率分别为 706.55/10 万和 661.48/10 万，农村粗死亡率和标化死亡率分别为 736.23/10 万和 759.98/10 万。从标化死亡率来看，男性明显高于女性，农村高于城市。

（二）三大类疾病死亡情况

三大类疾病死亡情况中，无论城乡和性别，慢性病均占据主要死因位置，其次是损伤和中毒、传染病 / 母婴及营养缺乏疾病。慢性病报告死亡 15 872 例，粗死亡率 628.16/10 万，标化死亡率 640.53/10 万，占死亡总数的 85.74%；损伤和中毒报告死亡 1742 例，粗死亡率 69.42/10 万，标化死亡率 70.29/10 万，占死亡总数的 9.41%；传染病 / 母婴及营养缺乏性疾病报告死亡 604 例，粗死亡率 24.66/10 万，标化死亡率 24.47/10 万，占死亡总数的 3.26%。男性慢性病、损伤和中毒、传染病 / 母婴及营养缺乏性疾病粗死亡率分别为 723.44/10 万、99.86/10 万和 29.87/10 万，女性分别为 522.13/10 万、35.64/10 万和 17.78/10 万，城市分别为 569.12/10 万、99.17/10 万和 15.01/10 万，农村分别为 635.92/10 万、64.59/10 万和 25.66/10 万，三类疾病的粗死亡率均为男性高于女性，而慢性病、传染病 / 母婴及营养缺乏疾病农村高于城市，损伤和中毒则城市明显高于农村。

（三）死亡原因及顺位

2020 年，临沧市居民前五位死亡原因依次为心脏病、脑血管病、恶性肿瘤、损伤和中毒、呼吸系统疾病，粗死亡率分别为 162.00/10 万、149.44/10 万、84.11/10 万、69.42/10 万和 64.89/10 万，分别占死亡总数的 22.19%、20.48%、11.35%、9.41% 和 8.83%，前五位死因占死亡总数的 72.26%，第六位至第十位死因依次为消化系统疾病、泌尿生殖系统疾病、神经系统疾病、内分泌营养和代谢疾病、肌肉骨骼和结缔组织疾病，前十位死亡原因累计占死亡总数的 90.97%。分析前十位死亡原因的性别差异，发现男性和女性的前十位死亡原因和顺位略有不同，男性第一至第十位死因依次是脑血管病、心脏病、恶性肿瘤、损伤和中毒、消化系统疾病、呼吸系统疾病、泌尿生殖系统疾病、神经系统疾病、内分泌营养和代谢疾病和传染病；女性第一至第十位死因依次是心脏病、脑血管病、呼吸系统疾病、恶性肿瘤、损伤和中毒、消化系统疾病、神经系统疾病、内分泌营养和代谢疾病、肌肉骨骼和结缔组织疾病和泌尿生殖系统疾病；男性和女性前十位死亡原因分别占死亡总数的 91.24% 和 91.07%。城乡前十位死因和顺位也略有差异，城市第一至第十位死因依次是脑血管病、心脏病、损伤和中毒、恶性肿瘤、呼吸系统疾病、消化系统疾病、泌尿生殖系统疾病、内分泌营养和代谢疾病、精神和行为障碍、神经系统疾病；农村第一至第十位死因依次是心脏病、脑血管病、恶性肿瘤、呼吸系统疾病、损伤和中毒、消化系统疾病、泌尿生殖系统疾病、神经系统疾病、内分泌营养和代谢疾病、肌肉骨骼和结缔组织疾病。前十位死因占总死亡的比例城市为 87.45%，农村为 91.60%。

（四）心脑血管疾病死亡特征

2020 年，临沧市心脑血管疾病死亡占死亡总数的 45.78%，全人群心脑血管疾病粗死亡率和标化死亡率分别为 333.98/10 万和 342.98/10 万，其中男性粗死亡率和标化死亡率分别为 362.02/10 万和 423.13/10 万，女性分别为 303.57/10 万和 266.81/10 万；城市心脑血管疾病粗死亡率和标化死亡率分别为 314.87/10 万和 293.36/10 万，农村心脑血管疾病粗死亡率和标化死亡率分别为 336.79/10 万和 351.60/10 万，男性粗死亡率和标化死亡率均高于女性，农村粗死亡率和标化死亡率均高于城市。分性别从各年龄段死亡率看，全人群、男性和女性大致随着年龄增加，心脑血管疾病死亡率均呈上升趋势，35 岁以后开始逐渐上升，85 岁以上达到高峰。全人群、男性和女性各年龄组死亡率升降趋势一致。从死亡的年龄构成看，全人群65岁之后所占构成（73.19%）较大，男、女性别间75岁之前各年龄段构成均为男性高于女性，75岁之后则为女性明显高于男性，85岁女性占比最高为27.79%。全人群、男性和女性各年龄组死亡构成升降趋势大体一致，男性最高峰在75岁组，女性和全人群最高峰都在85岁以上组。分城乡从各年龄段死亡率看，城市和农村都随着年龄的增加，心脑血管疾病死亡率均呈上升趋势，男性40岁以后开始逐渐上升，女性45岁以后开始逐渐上升，85岁以上达到高峰。城市和农村各年龄组死亡率升降趋势大体一致。从死亡的年龄构成看，城乡各年龄段构成差异不大，城市和农村都随着年龄的增加，心脑血管疾病死亡构成比均呈逐渐增加的趋势，85岁组占比最大。心脏病为2020年临沧市居民首位死因，占死亡总数的22.19%；心脏病全人群死亡率和标化死亡率分别为162.00/10万和166.16/10万，其中男性粗死亡率和标化死亡率分别为162.84/10万和193.02/10万，女性分别为161.01/10万和139.94/10万；城市心脏病粗死亡率和标化死亡率分别为116.24/10万和107.56/10万，农村心脏病粗死亡率和标化死亡率分别为168.85/10万和176.04/10万。脑血管病为临沧市居民死因顺位第二位，占死亡总数的20.48%；脑血管病全人群粗死亡率和标化死亡率分别为149.44/10万和153.66/10万， 其中男性粗死亡率和标化死亡率分别为175.03/10万和201.73/10万，女性分别为121.48/10万和108.36/10万；城市脑血管病粗死亡率和标化死亡率分别149.49/10万和139.80/10万，农村脑血管病粗死亡率和标化死亡率分别为149.38/10万和156.22/10万。

（五）恶性肿瘤死亡特征及死因顺位

恶性肿瘤为2020年临沧市居民第三位死因，占死亡总数的11.35%；全人群恶性肿瘤粗死亡率和标化死亡率分别为84.11/10万和83.65/10万；男性粗死亡率和标化死亡率分别为111.82/10万和118.54/10万，女性分别为52.26/10万和48.92/10万；城市粗死亡率为98.29/10万，标化死亡率90.49/10万，农村死亡率为81.24/10万，标化死亡率为81.78/10万。恶性肿瘤死亡率随年龄增长而增高；1~25岁各年龄组性别间死亡率差异不大，35岁组以后死亡率均为男性高于女性。城市和农村各年龄段略有差距，各年龄组死亡率无论城市和农村均随年龄增长而上升，城市75岁组、80岁组粗死亡率明显高于农村，其余的差别不大。从死亡的年龄构成看，城市和农村都呈“波浪形”趋势，城市最高占比在65岁组，农村最 高占比也在65岁组。全人群前十位恶性肿瘤依次为肝癌、肺癌、胃癌、结直肠癌、食道癌、白血病、唇口腔和咽恶性肿瘤、淋巴瘤与多发性骨髓瘤、子宫颈癌和胰腺癌，前十位合计死亡数1 699例，占了恶性肿瘤总计的80.87%，前十位恶性肿瘤粗死亡率66.94/10万，标化死亡率67.42/10万。其中前五位占了恶性肿瘤总计的68.73%，成为居民恶性肿瘤的主要死因。男性、女性前十位恶性肿瘤顺位有所差异，全人群、男性前三位死因相同，顺位相同。全人群前三位分别是肝癌、肺癌、胃癌；男性前三位分别是肝癌、肺癌、胃癌；女性前三位分别是肝癌、肺癌、结直肠癌。男性第四至第十位顺位依次为结直肠癌、食道癌、白血病、唇、口腔和咽恶性肿瘤、淋巴瘤与多发性骨髓瘤、膀胱癌、胰腺癌；女性第四至第十位顺位依次为胃癌、子宫颈癌、白血病、乳腺癌、淋巴瘤与多发性骨髓瘤、胰腺癌、子宫体癌和食道癌并列第十。男性前十位死因占男性恶性肿瘤死亡总数的85.54%，女性前十位死因占女性恶性肿瘤死亡总数的77.94%。死亡 率水平也有明显的性别差异，除女性特有的子宫颈癌、子宫体癌、乳腺癌和卵巢癌外，胰腺癌标化死亡率女性稍微高于男性，其余相同部位恶性肿瘤标化死亡率男性均明显高于女性。城市前十位恶性肿瘤分别是肺癌、肝癌、胃癌、结直肠癌、食道癌、子宫颈癌、白血病、胰腺癌、唇、口腔和咽恶性肿瘤、淋巴瘤与多发性骨髓瘤，占城市恶性肿瘤死亡总数的87.38%，农村前十位恶性肿瘤分别是肝癌、肺癌、胃癌、结直肠癌、食道癌、白血病、唇、口腔和咽恶性肿瘤、淋巴瘤与多发性骨髓瘤、胰腺癌、子宫颈癌，占农村恶性肿瘤死亡总数的79.67%。前十位恶性肿瘤标化死亡率水平城乡有所差异，肺癌、胃癌、结直肠癌、食道癌、子宫颈癌、胰腺癌、城市高于农村，肝癌、白血病、唇、口腔和咽恶性肿瘤、前列腺癌、淋巴瘤与多发性骨髓瘤农村高于城市。

（六）呼吸系统疾病死亡特征

2020年呼吸系统疾病为居民第五位死因，占死亡总数的8.83%，全人群粗死亡率和标化死亡率分别为64.89/10万和67.09/10万。其中男性粗死亡率和标化死亡率分别为70.73/10万和85.33/10万，女性粗死亡率和标化死亡率分别为57.97/10万和50.02/10万，城市粗死亡率和标化死亡率分别为64.45/10万和58.52/10万，农村粗死亡率和标化死亡率分别为64.59/10万和67.91/10万。随着年龄的增加，全人群呼吸系统疾病死亡率总体呈上升趋势，其中0岁组出现一个死亡高峰，之后缓慢上升，60岁以后上升较为明显，85~岁组迅速增高至2 695.01/10万。男性、女性与全人群的年龄组升降趋势基本一致，除了0岁组以外，男性各年龄组死亡率均高于女性。从死亡年龄构成看，全人群除25岁组外，其余各年龄组均有分布；男性除10岁组、25岁组外，其余各年龄段均有分布；女性除了1岁组、5岁组、15岁组、20岁组、25岁组、35岁组、40岁组外，其余年龄组均有分布，性别间除0岁组、10岁组外，其余各年龄段均为男性高于女性。70岁以下人群和30~70岁人群死亡分布情况，全人群70岁以下人群呼吸系统疾病死亡占全部呼吸系统疾病死亡的23.85%，全人群粗死亡率为16.26/10万，其中男性粗死亡率23.36/10万，女性8.30/10万，城市6.58/10万，农村17.74/10万，比较性别和城乡死亡率水平，男性高于女性，农村高于城市。30~70岁人群呼吸系统疾病死亡占全部呼吸系统疾病死亡的23.36%，全人群粗死亡率为26.55/10万，其中男性粗死亡率37.82/10万，女性13.69/10万，城市9.95/10万，农村29.09/10万，比较性别和城乡死亡率水平，男性高于女性，农村高于城市。

（七）损伤和中毒死亡特征及死因顺位

损伤和中毒为2020年临沧市居民第四位死因，占死亡总数的9.41%；损伤和中毒粗死亡率和标化死亡率分别为69.42/10万和70.29/10万。其中男性粗死亡率和标化死亡率分别为99.86/10万和102.82/10万，女性粗死亡率和标化死亡率分别为35.64/10万和34.17/10万；城市粗死亡率和标化死亡率分别为99.17/10万和96.96/10万，农村粗死亡率和标化死亡率分别为64.59/10万和65.71/10万，城市死亡率明显高于农村。随着年龄的增加，全人群、男性和女性损伤和中毒死亡率总体都呈上升趋势，85~岁组达到最高峰。除0~5岁女性死亡率大于男性外，男性各年龄组死亡率均高于女性。从死亡年龄构成看，损伤和中毒各年龄组均有分布，其中全人群和男性以30~50岁组所占比例较高，女性则以35岁之后所占比例较高，各年龄段占比比较均衡。城乡各年龄组都随着年龄的增加损伤和中毒死亡率有逐渐上升的趋势，85岁以上组达高峰。5~10岁、20~65岁、70岁及以上损伤和中毒死亡率城市高于农村，其他年龄组损伤和中毒死亡率农村高于城市。从死亡年龄构成看，损伤和中毒各年龄组均有分布，其中城乡均以 30~55 岁组所占比例较高。2020 年导致临沧市居民损伤和中毒死亡的主要原因依次是道路交通 事故、自杀及后遗症、意外跌落、意外中毒和淹死，其死亡率依次为 16.51/10 万、15.37/10 万、15.37/10 万、9.06/10 万和 2.4/10 万，分别占损伤和中毒死亡总数的 23.77%、22.33%、22.16%、13.03% 和 3.50%，前五位死因占损伤和中毒死亡总数的 86.96%。从性别看，男女前五位死因相同，但顺位有所差异，男性前五位分别是道路交通事故、自杀及后遗症、意外跌落、意外中毒和淹死，女性前五位分别是意外跌落、自杀及后遗症、道路交通事故、意外中毒和淹死。前五位死因占损伤和中毒死亡总数男性为 83.43%，女性为 88.97%。比较性别间死亡率水平均为男性明显高于女性，道路交通事故、自杀后遗症、意外跌落、意外中毒和淹死的男性标化死亡率分别是女性的 33.09 倍、2.29 倍、2.47 倍、4.97 倍、3.18 倍。从地区看，城市和农村前五位死因相同，但顺位不同。城市第一至第五的顺位分别为：意外跌落、道路交通事故、意外中毒、自杀及后遗症和淹死；农村第一至第五的顺位分别为：自杀及后遗症、道路交通事故、意外跌落、意外中毒和淹死。城市的意外跌落、道路交通事故、意外中毒的死亡率明显高于农村；农村的自杀及后遗症、淹死的死亡率则高于城市。道路交通事故、意外跌落、意外中毒的城市标化死亡率分别是农村的 1.38、1.55、2.38 倍；城乡各类损伤和中毒死因构成差异不大。

（八）糖尿病死亡特征

2020 年，临沧市共有 358 人死于糖尿病，占死亡总数的 1.93%；其中男性死亡 180 人，占糖尿病死亡总人数的 50.28%，女性死亡 178 人，占糖尿病死亡总人数的 49.72%；糖尿病粗死亡率和标化死亡率分别为 14.22/10 万和 14.40/10 万，其中男性粗死亡率和标化死亡率分别为 13.70/10 万和 14.89/10 万，女性分别为 14.88/10 万和 13.87/10 万。糖尿病分性别从各年龄段死亡率看，30–80 岁全人群、男性和女性随着年龄的增加，糖尿病死亡率均呈上升趋势，全人群、男性和女性各年龄组死亡率升降趋势大体一致，80 岁组达到高峰，85 岁以上组有所下降。从死亡的年龄构成看，全人群 55 岁之后所占构成（80.17%）较大，男性 0 岁组到 50 岁组逐渐升高，之后呈“波浪形”趋势变化，70 岁组占比最高；全人群、女性各年龄组死亡构成升降趋势一致，都随年龄的增加各年龄段占比呈“波浪形”趋势变化，全人群和女性最高峰都在 70 岁组。分城乡从各年龄段死亡率看，城市和农村都随着年龄的增加，糖尿病死亡率大体呈上升趋势，城市和农村都在 80 岁组达高峰，之后有所下降。从死亡的年龄构成看，城乡各年龄段构成略有差异，城市和农村构成比最高峰都出现在 70 岁组。

（九）主要慢病早死概率

2020 年，临沧市四类慢性病早死概率为 17.22%，其中心脑血管疾病早死概率为 10.71%、恶性肿瘤为 5.19%、慢性呼吸系统疾病为 1.50%、糖尿病为 0.72%。从性别看，男性四类慢病早死概率为 22.74%，女性为 10.99%，男性较女性高 2.07 倍；心脑血管疾病、恶性肿瘤、慢性呼吸系统疾病和糖尿病的早死概率亦为男性高于女性，男女早死概率之比分别为 2.00、2.60、2.77 和 1.09。从城乡看，城市四类慢性病早死概率为 16.11%，农村为 17.40%，农村较城市高 1.08 倍，心脑血管疾病、慢性呼吸系统疾病和糖尿病的早死概率都是农村略高于城市，农村和城市早死概率之比分别为 1.04、2.95 和 1.41；恶性肿瘤早死概率城市高于农村，早死概率之比为 1.04。

（十）早死寿命损失

分析 2020 年导致临沧市居民前十位死因早死导致的寿命损失，脑血管病导致的全人群标化 YLL 率为 3.31%，心脏病导致的全人群标化 YLL 率为 3.21%，损伤和中毒导致的全人群标化 YLL 率为 2.95%，恶性肿瘤导致的全人群标化 YLL 率为 2.44%，消化系统疾病导致的全人群标化 YLL 率为 1.82%，呼吸系统疾病导致的全人群标化 YLL 率为 1.26%，泌尿生殖系统疾病导致的全人群标化 YLL 率为 0.63%，内分泌、营养和代谢疾病导致的全人群标化 YLL 率为 0.46%，神经系统疾病导致的全人群标化 YLL 率为 0.42%，肌肉骨骼和结缔组织疾病导致的全人群标化 YLL 率为 0.23%。男性标化 YLL率指标均为男性明显高于女性。

三、主要发现和建议

（一）主要发现

1. 2017—2020 年临沧市居民死亡水平呈略下降趋势。2020 年临沧市全人群和男性死亡水平高于全省，女性死亡水平低于全省水平。

2. 男性总体死亡水平和主要疾病死亡率均明显高于女性。

3. 农村总体死亡水平略高于城市，但主要疾病死亡率各有不同。

4. 2020 年临沧市居民前十位与 2017、2018、2019 年近三年死因顺位略有差异，2017—2020 年前五位死亡原因不变，顺位略有差异。与全省 2020 年顺位相比存在差异。

5. 心脑血管疾病是危害临沧市居民健康，影响人均预期寿命最主要的疾病。

6. 恶性肿瘤死亡率与 2019 年相比其死亡水平略有下降，前十位死因略有不同，与全省 2020 年前十位也略有差异。

7. 2017—2020 年呼吸系统疾病死亡率呈上升有下降的趋势，2020 年死亡水平略低于 2019 年、2018 年和 2017 年。

8. 慢阻肺死亡水平与 2019、2018 和 2017 年比较略有下降。

9. 损伤和中毒的前五位主要死因和死亡水平总体男性高于女性，城市明显高于农村。与前三年比较基本保持一致，死亡水平略低于 2020 年云南省水平，前五位顺位也有所差异。

10. 2017—2020 年糖尿病死亡水平呈“波浪形”趋势变化。

11. 2017—2020 年主要慢性病早死概率呈下降趋势变化。

12. 导致 2020 年临沧市居民过早死亡的主要原因为脑血管病、心脏病、损伤和中毒，其次是恶性肿瘤、消化系统疾病，与 2019 年居民早死的死因保持一致。

（二）建议

1. 促进临沧市慢性病综合防控工作的保障机制不断健全，形成“政府主导、部门协作、动员社会、全民参与”的工作机制。

2. 积极探索完善慢性病综合防治服务体系和管理机制，将“防、治、管、康”的健康管理理念落实到慢性病管理全过程。

3. 实施早诊早治，降低高危人群发病风险。

4. 交通部门严格惩罚措施，不断提高交通管理水平，改善交通安全设施和道路状况等以降低意外交通事故造成的伤害死亡率。

5. 加强对老年人意外跌倒的防范。

6. 对特殊人群给予更多的关爱，减少伤害的发生。

7. 为提高居民死因监测登记报告质量，建议上级卫生行政部门进一步提高专项政策和经费支持力度，积极协调民政、公安等部门，做好死亡数据的比对、绩效考核等工作。

8. 不断提高死因推断的准确性，使死因分析利用的数据更加全面准确。

9. 建议卫生行政部门进行辖区居民死因监测通报制度，引起政府相关部门和居民的高度关注，采取积极措施，延长寿命，提高生命质量。

2020 年楚雄州居民死因监测分析报告摘要

一、死亡数据来源及质量评价

本报告所使用的数据均来源于《中国疾病预防控制信息系统》中的《人口死亡信息登记管理系统》报告的死亡病例，截至 2021 年 2 月 28 日报告的病例中，死亡日期为 2020 年的全部死亡个案。

2020 年，楚雄州网络报告的原始死亡数据共 19 730 例，平均报告粗死亡率 827.8/10 万，10 个县（市）粗死亡率均达到 600/10 万以上；2020 年全州总体报告数据较完整，因此 10 个县（市）报告的死亡数全部纳入分析，死亡报告数据覆盖了全州 100% 的常住人口。

2020 年全州报告的死亡个案中根本死因编码正确率为 98.58%；根本死因编码不准确比例占 1.42%，其中死因诊断不明比例占 0.36%，伤害意图不明编码占 0.14%，心血管病缺乏诊断意义编码占 0.83%，肿瘤未指明位置编码占 0.02%，呼衰肝衰编码占 0.07%，本报告使用的死亡数据其完整性和准确性均符合要求。

2020 年全州死因登记报告主要结果和发现如下：

二、主要结果

（一）总体死亡情况

2020 年，楚雄州网络报告原始死亡个案 19 730 例，经漏报调整后（漏报率 13.88%）全州报告死亡个案为 20 721 例，其中：城市 7 935 例，农村 12 786 例，分别占 38.29% 和 61.71%；男性 11 949 例，女性 8 772 例，分别占 57.67% 和 42.33%。全人群粗死亡率和标化死亡率分别为 827.8/10 万和 730.99/10 万，男性粗死亡率和标化死亡率分别为 937.46/10 万和 903.39/10 万，女性粗死亡率和标化死亡率分别为 710.56/10 万和 564.69/10 万；城市居民粗死亡率和标化死亡率分别为 771.61/10 万和 696.53/10 万，农村粗死亡率和标化死亡率分别为 743.59/10 万和 648.55/10 万。从死亡率水平看，男性明显高于女性，城市高于农村。

（二）三大类疾病死亡情况

无论城乡和性别，慢性病均占据主要死因位置，其次是损伤和中毒，传染病 / 母婴及营养缺乏疾病。慢性病报告死亡 17 622 例，粗死亡率 703.88/10 万，标化死亡率 618.48/10 万，占死亡总数的 85.04%；损伤和中毒报告死亡 2 223 例，粗死亡率 89.33/10 万，标化死亡率 81.76/10 万，占死亡总数的 10.73%，传染病 / 母婴及营养缺乏性疾病报告死亡 753 例，粗死亡率 29.55/10 万，标化死亡率 26.13/10 万，占死亡总数的 3.63%。男性慢性病、损伤和中毒、传染病 / 母婴及营养缺乏性疾病粗死亡率分别为 780.93/10 万、118.38/10 万和 32.16/10 万，女性分别为 621.41/10 万、58.77/10 万和 26.32/10 万，城市分别为 640.08/10 万、87.3/10 万和 40.85/10 万，农村分别为 641.76/10 万、77.17/10 万和 19.54/10 万。

（三）死亡原因及顺位

2020 年，楚雄州居民前五位死因依次为心脏病、脑血管病、呼吸系统疾病、恶性肿瘤、损伤和中毒，粗死亡率分别为 184.72/10 万、166.31/10 万、160.14/10 万、95.1/10 万和 89.33/10 万，分别占死亡总数的 22.26%、20.09%、19.56%、11.53% 和 10.73%，前五位死因占死亡总数的 84.17%。第六位至第十位死因依次为消化系统疾病、内分泌营养和代谢疾病、泌尿生殖系统疾病、神经系统疾病、传染病和寄生虫病，前十位死亡原因累计占死亡总数的 95.45%。

（四）心脑血管疾病死亡特征

2020 年，楚雄州心脑血管疾病死亡占死亡总数的 43.89%，全人群粗死亡率和标化死亡率分别为 363.81/10 万和 320.51/10 万，其中男性粗死亡率和标化死亡率分别为 381.3/10 万和 371.79/10 万，女性分别为 345.52/10 万和 270.55/10 万；城市粗死亡率和标化死亡率分别为 307.1/10 万和 276.74/10 万，农村分别为 344.34/10 万和 299.37/10 万；男性粗死亡率和标化死亡率均高于女性，农村粗死亡率与标化死亡率均高于城市；随着年龄的增加，心脑血管疾病死亡率均呈上升趋势，60 岁以后上升较为明显。从死亡的年龄构成看，50 岁之后所占构成较大，为 93.64%，性别间 70~ 岁组之前各年龄段构成为男性高于女性，75~ 岁组之后则为女性明显高于男性。不论城市或农村随着年龄的增加，心脑血管疾病死亡率均呈上升趋势，50 岁以后上升较为明显，各年龄组死亡率升降趋势一致。

心脏病为楚雄州居民首位死因，占死亡总数的 22.26%；心脏病全人群粗死亡率和标化死亡率分别为 184.72/10 万和 162.54/10 万，男性粗死亡率和标化死亡率分别为 192.9/10 万和 188.06/10 万，女性分别为 175.87/10 万和 137.47/10 万；城市粗死亡率和标化死亡率分别为 154.03/10 万和 138.19/10 万，农村分别为 175.69/10 万和 152.8/10 万。

脑血管病为 2020 年楚雄州居民第二位死因，占死亡总数的 20.09%；脑血管病全人群粗死亡率和标化死亡率分别为 166.31/10 万和 146.57/10 万，男性粗死亡率和标化死亡率分别为 174.14/10 万和 170.04/10 万，女性分别为 158.2/10 万和 123.96/10 万；城市粗死亡率和标化死亡率分别为 139.74/10 万和 126.42/10 万，农村分别为 157.89/10 万和 137.14/10 万。

（五）呼吸系统疾病及慢阻肺死亡特征

呼吸系统疾病为 2020 年楚雄州居民第三位死因，占死亡总数的 19.56%，全人群粗死亡率和标化死亡率分别为 160.14/10 万和 140.84/10 万，男性粗死亡率和标化死亡率分别为 177.49/10 万和 179.84/10 万，女性分别为 142.01/10 万和 108.28/10 万；城市粗死亡率和标化死亡率分别为 162.92/10 万和 147.79/10 万，农村分别为 137.66/10 万和 119.05/10 万。呼吸系统疾病 5~ 岁组之前死亡率有一个小高峰，之后随着年龄的增长逐渐降低，5~14 岁降至最低，40 岁之后随着年龄的增长死亡率明显呈上升趋势，至 85~ 岁组达高峰，死亡率为 7211.67/10 万；35 岁年龄组以后死亡率均显示男性高于女性，无论城市和农村、男性和女性各年龄组死亡率升降趋势一致。

从死亡的年龄构成看，40 岁之前所占比例均较低（合计 0~40 岁占比为 1.13%），40 岁之后占比逐渐上升，85 岁组达高峰。在 45 岁之后占比较大这部分中，不同性别比较，在84岁之前均为男性高于女性；城乡之间均为农村高于城市。

楚雄州城乡和性别慢阻肺死亡水平，不论城市和农村、男性和女性随着年龄的增加，慢阻肺死亡率均呈上升趋势，60岁以后开始上升，70岁以后上升较为明显；男性慢阻肺标化死亡率（156.84/10万）是女性（94.24/10万）的1.66倍。从死亡的年龄构成看，在合计中60岁之前所占比例较低，为5.90%，60岁之后则明显较高，占94.10%。性别间40~84岁为男性高于女性，85岁以后为女性高于男性。城市慢阻肺死亡率（126.66/10万）是农村（104.57/10万）的1.21倍。从构成比看，40岁以后均为农村高于城市，且在这个年龄段死亡人数占比较高。

（六）恶性肿瘤死亡特征及死因顺位

恶性肿瘤为2020年楚雄州居民第四位死因，占死亡总数的11.53%；全人群粗死亡率和标化死亡率分别为95.1/10万、82.26/10万；男性粗死亡率121.66/10万，标化死亡率109.44/10万，女性粗死亡率67.05/10万，标化死亡率56.34/10万；城市粗死亡率104.3/10万，标化死亡率92.04/10万，农村粗死亡率77/10万，标化死亡率65.82/10万。恶性肿瘤死亡率40岁之前变化不明显，40岁以后随年龄的增长而增高，80~岁组达高峰之后逐渐下降。女性死亡率在70~80岁组出现一个拐点下降后又上升，男性、城市与农村变化趋势与全人群类似。从构成比看，大部分集中在40~85岁组。

2020年楚雄州前十位恶性肿瘤依次为肺癌、肝癌、结直肠癌、胃癌、胰腺癌、食道癌、白血病、子宫颈癌、膀胱癌、淋巴瘤与多发性骨髓瘤。其标化死亡率依次为19.09/10万、16.66 /10万、8.44/10万、5.2/10万、3.2/10万、3.25/10万、3.01/10万、1.84/10万、1.86/10万和1.88/10万；死因构成依次为23.68%、20.42%、10.33%、6.23%、3.97%、3.89%、3.47%、2.22%、2.22%、2.09%，前十位死因占恶性肿瘤死亡总数的78.54%，其中前三位占54.44%。

（七）损伤和中毒死亡特征及死因顺位

损伤和中毒为2020年楚雄州居民第五位死因，占死亡总数的10.73%；全人群粗死亡率89.33/10万，标化死亡率81.76/10万；男性粗死亡率和标化死亡率分别为118.38/10万和112.1/10万，女性粗死亡率和标化死亡率分别为58.77/10万和50.57/10万，农村粗死亡率77.17/10万，标化死亡率70.03/10万，城市粗死亡率87.3/10万，标化死亡率80.78/10万。44岁之前不论性别或是城乡死亡率变化趋势不大，45~64岁组出现一个小高峰，之后随着年龄的增加死亡率逐渐上升，80岁以后上升幅度较大。从死亡的年龄构成看，不论性别或城乡各年龄组均有一定的构成比，构成比呈一个上升的变化趋势，60~岁组有所下降之后上升。

2020年，导致楚雄州居民损伤和中毒死亡的主要原因依次是意外跌落、自杀、机动车交通事故、意外中毒和溺水，其粗死亡率依次为30.27/10万、17.17/10万、16.91/10万、9.18/10万和4.97/10万，分别占损伤和中毒死亡总数的34.19%、19.25%、18.94%、10.12%和5.44%，前五位死因占损伤和中毒死亡总数的87.94%。

（八）糖尿病死亡特征

2020年楚雄州共有449人死于糖尿病，占内分泌、营养和代谢性疾病死亡的72.07%，全人群粗死亡率为17.75/10万，标化死亡率为15.4/10万；男性粗死亡率17.61/10万，标化死亡率 16.18/10 万；女性粗死亡率 17.89/10 万，标化死亡率 14.4/10 万，男性的标化死亡率高于女性。城市糖尿病粗死亡率（19.12/10 万）和标化死亡率（17.09/10 万）均高于农村（粗死亡率 14.6/10 万，标化死亡率 12.47/10 万））。不论城市和农村、男性和女性在 44 岁之前粗死亡率均呈现一个低水平变化趋势，到 45 岁以后呈现抬头趋势，并且随着年龄的增加粗死亡率均呈上升趋势，男性、女性和农村在 75~ 与 85~ 岁组出现一个下降拐点，而后又呈直线上升。

（九）主要慢病早死概率

2020 年，楚雄州四类慢性病早死概率为 17.14%，其中心脑血管疾病早死概率为 9.78%、恶性肿瘤为 5.10%、慢性呼吸系统疾病为 2.55%、糖尿病为 0.69%。从性别看，男性四类慢病早死概率为 19.94%，女性为 11.05%，男性早死概率是女性的 1.80 倍；心脑血管疾病、恶性肿瘤、慢性呼吸系统疾病和糖尿病的早死概率亦为男性高于女性，男女早死概率之比分别为 1.75、1.97、2.29 和 1.38。从地区看，城市四类慢性病早死概率为 15.92%，农村为 15.52%，城市高于农村，心脑血管疾病、糖尿病的早死概率为农村高于城市，恶性肿瘤与慢性呼吸系统疾病为城市高于农村。

三、主要发现和建议

（一）主要发现

1. 2020 年，楚雄州居民死亡水平较 2019 年有所下降。
2. 男性总体死亡水平和主要疾病死亡率均明显高于女性，与以往报告结果一致。
3. 居民前十位死因顺位与 2019 年全省报告结果存在差异。
4. 心脑血管疾病是危害楚雄州居民健康、影响人均预期寿命最主要的疾病。
5. 呼吸系统疾病标化死亡率与 2017、2018 和 2019 年相比有所下降。
6. 慢阻肺死亡逐年上升，占据呼吸系统疾病死亡的主要原因。
7. 糖尿病死亡率较 2019 年有所上升。
8. 恶性肿瘤标化死亡率略低于 2019 年，其死因顺位与 2019 年一致。
9. 损伤和中毒的前五位主要死因不变，标化死亡率较 2019 年有所上升。
10. 主要慢病早死概率较 2019 年有所上升。
11. 导致楚雄州居民过早死亡的主要原因为心脏病及损伤和中毒、其次是脑血管病、恶性肿瘤和呼吸系统疾病。

（二）建议

1. 加强健康教育，提升全民健康素质。
2. 实施早诊早治，降低高危人群发病风险。
3. 强化规范诊疗，提高治疗效果。
4. 促进医防协同，实现全流程健康管理。
5. 完善保障政策，切实减轻群众就医负担。
6. 控制危险因素，营造健康支持性环境。
7. 增强科技支撑，促进监测评价。
8. 将伤害纳入重点防控规划进行有效干预，加大伤害防控的经费投入和日常监测。

2020 年红河州居民死因监测分析报告摘要

一、死亡数据来源及质量评价

（一）死亡数据来源

本报告所使用的数据均来源于《中国疾病预防控制信息系统》中的《人口死亡信息登记管理系统》报告的死亡病例，截至 2021 年 3 月 15 日报告的病例中，死亡日期为 2020 年的全部死亡个案，死亡数据通过 2017 年红河州死因漏报调查所获的漏报率（14.33%）进行了调整，本文所使用的死亡数据均为漏报调整后的死亡数据。

（二）死亡数据质量评价

1. 死亡数据：2020 年，红河州网络报告原始死亡个案 30 787 例，经漏报调整后（漏报率 14.33%）全州报告死亡个案为 35 886 例，平均报告粗死亡率 754.76/10 万，13 个县（市）中粗死亡率最小值为 661.90/10 万，最大值为 835.81/10 万，13 县（市）粗死亡率均达 600/10 万及以上，占 100%；2020 年全州总体报告数据较完整，因此 13 个县（市）报告的死亡数全部纳入分析，死亡报告数据覆盖了全州 100% 的常住人口。

2020 年全州报告的死亡个案中根本死因编码正确率为 98.68%；根本死因编码不准确比例占 1.32%，其中死因诊断不明比例占 0.48%，伤害意图不明编码占 0.10%，心血管病缺乏诊断意义编码占 0.49%，肿瘤未指明位置编码占 0.05%，呼衰肝衰编码占 0.2%，本报告使用的死亡数据其完整性和准确性均符合要求。

2. 人口数据：2020 年红河州及 13 个县（市）常住人口数来源于《中国疾病预防控制信息系统》中的《基本信息系统》，包括分性别和分年龄段人口数。

二、主要结果

（一）总体死亡情况

2020 年，红河州网络报告原始死亡个案 30 787 例，经漏报调整后（漏报率 14.33%）全州报告死亡个案为 35 886 例，其中：城市 13 860 例，农村 22 026 例，分别占 38.62% 和 61.38%；男性 21 311 例，女性 14 575 例，分别占 59.39% 和 40.61%。全人群粗死亡率和标化死亡率分别为 754.76/10 万和 746.64/10 万，男性粗死亡率和标化死亡率分别为 863.45/10 万和 966.12/10 万，女性粗死亡率和标化死亡率分别为 635.62/10 万和 544.82/10 万；城市居民粗死亡率和标化死亡率分别为 749.82/10 万和 718.30/10 万，农村居民粗死亡率和标化死亡率分别为 756.47/10 万和 764.44/10 万。从死亡率水平看，男性明显高于女性，农村高于城市。

（二）三大类疾病死亡情况

无论城乡和性别，慢性病均占据主要死因位置，其次是损伤和中毒、传染病 / 母婴及营养缺乏性疾病。慢性病报告死亡 30 148 例，粗死亡率 633.55/10 万，标化死亡率 626.03/10 万，占死亡总数的 84.01%；损伤和中毒报告死亡 3 840 例，粗死亡率 80.69/10 万，标化死亡率 80.80/10 万，占死亡总数的 10.70%；传染病 / 母婴及营养缺乏性疾病报告死亡 1 640 例，粗死亡率 35.04/10 万，标化死亡率 34.44/10 万，占死亡总数的 4.57%。男性慢性病、损伤和中毒、传染病 / 母婴及营养缺乏性疾病粗死亡率分别为 706.34/10 万、108.50/10 万和 41.94/10 万，女性分别为 554.02/10 万、50.38/10 万和 26.87/10 万，城市分别为 627.38/10 万、77.30/10 万和 41.37/10 万，农村分别为 636.31/10 万、82.85/10 万和 30.77/10 万。

（三）死亡原因及顺位

2020 年，红河州居民前五位死因依次为脑血管病、心脏病、呼吸系统疾病、恶性肿瘤、损伤和中毒，粗死亡率分别为 145.40/10 万、134.76/10 万、103.43/10 万、96.69/10 万和 80.69/10 万，分别占死亡总数的 19.34%、17.89%、13.75%、12.78% 和 10.70%，前五位死因占死亡总数的 74.46%。第六位至第十位死因依次为消化系统疾病、内分泌营养和代谢疾病、神经系统疾病、传染病和泌尿生殖系统疾病，前十位死亡原因累计占死亡总数的 93.05%。

（四）心脑血管疾病死亡特征

2020 年，红河州心脑血管疾病全人群死亡数为 14 235 人，占死亡总数的 39.67%。全人群粗死亡率和标化死亡率分别为 298.30/10 万和 295.35/10 万，男性粗死亡率和标化死亡率分别为 327.11/10 万和 371.68/10 万，女性分别为 267.49/10 万和 225.97/10 万；城市粗死亡率和标化死亡率分别为 329.04/10 万和 315.64/10 万，农村分别为 278.82/10 万和 281.73/10 万。男性粗死亡率和标化死亡率均高于女性，城市粗死亡率和标化死亡率均高于农村，不论城市和农村、男性和女性，随着年龄的增加，心脑血管疾病死亡率均呈上升趋势，45 岁以后上升较为明显。

脑血管病为 2020 年红河州居民首位死因，占死亡总数的 19.34%；脑血管病全人群粗死亡率和标化死亡率分别为 145.40/10 万和 143.93/10 万，男性粗死亡率和标化死亡率分别为 166.61/10 万和 187.88/10 万，女性分别为 122.64/10 万和 104.31/10 万；城市粗死亡率和标化死亡率分别为 158.92/10 万和 152.24/10 万，农村分别为 136.84/10 万和 138.32/10 万。

心脏病为 2020 年红河州居民第二位死因，占死亡总数的 17.89%；心脏病全人群粗死亡率和标化死亡率分别为 134.76/10 万和 133.33/10 万，男性粗死亡率和标化死亡率分别为 138.64/10 万和 158.65/10 万，女性分别为 130.55/10 万和 109.27/10 万；城市粗死亡率和标化死亡率分别为 154.99/10 万和 148.71/10 万，农村分别为 121.83/10 万和 122.91/10 万。

（五）呼吸系统疾病死亡特征

呼吸系统疾病为 2020 年红河州居民第三位死因，占死亡总数的 13.75%，全人群粗死亡率和标化死亡率分别为 103.43/10 万和 103.07/10 万，其中男性粗死亡率和标化死亡率分别为 114.11/10 万和 136.69/10 万，女性分别为 91.94/10 万和 76.13/10 万。城市粗死亡率和标化死亡率分别为 82.96/10 万和 79.98/10 万，农村分别为 116.25/10 万和 118.27/10 万。男性粗死亡率和标化死亡率均高于女性，农村居民粗死亡率和标化死亡率均高于城市居民。全人群各年龄段死亡率从 60 岁开始逐步升高，50 岁以下的保持在一个较低水平，70 岁以上构成比占78.46%。男性各年龄段死亡率普遍比女性高，女性死亡构成比在85岁以上达到峰值，男性在80~84岁达到峰值，城市、农村居民死亡构成比均在85岁以上达到峰值。

（六）恶性肿瘤死亡特征及死因顺位

恶性肿瘤为2020年红河州居民第四位死因，占死亡总数的12.78%；全人群粗死亡率96.69/10万，标化死亡率94.67/10万；男性粗死亡率119.89/10万，标化死亡率128.79/10万；女性粗死亡率71.51/10万，标化死亡率65.12/10万；城市粗死亡率102.95/10万，标化死亡率97.27/10万；农村粗死亡率92.47/10万，标化死亡率92.82/10万。无论是男女还是城乡，恶性肿瘤死亡率随年龄的增长而呈上升趋势，从45岁组开始死亡率上升明显，至80岁组达到峰值，随后85岁组下降。从30~岁年龄组开始，各年龄段死亡率均为男性大于女性。

2020年红河州前十位恶性肿瘤依次为肺癌、肝癌、结直肠癌、胃癌、白血病、胰腺癌、乳腺癌、食道癌、唇口腔和咽恶性肿瘤和淋巴瘤与多发性骨髓瘤，其粗死亡率依次为28.31/10万、17.88 /10万、9.76/10万、6.66/10万、3.14/10万、2.58/10万、2.49/10万、2.22/10万、2.22/10万和2.09/10万；前十位死因占恶性肿瘤死亡总数的80.11%，其中前五位占68.36%。

（七）损伤和中毒死亡特征及死因顺位

损伤和中毒为2020年红河州居民第五位死因，占死亡总数的10.70%；全人群粗死亡率80.69/10万，标化死亡率80.80/10万；男性粗死亡率108.50/10万，标化死亡率113.73/10万，女性粗死亡率50.38/10万，标化死亡率46.58/10万，城市粗死亡率77.30/10万，标化死亡率75.19/10万，农村粗死亡率82.85/10万，标化死亡率84.63/10万。随着年龄的增加，损伤和中毒死亡率总体呈上升趋势。0~岁至85~岁组各年龄组死亡率均为男性高于女性，从死亡年龄构成看，损伤和中毒各年龄组均有分布，男性以30~64岁所占比例较高，女性则以75岁之后所占比例较高。

2020年导致红河州居民损伤和中毒死亡的主要原因依次是意外跌落、道路交通事故、意外中毒、自杀和溺水，其粗死亡率依次为26.37/10万、19.96/10万、9.68/10万、8.52/10万和5.01/10万，前五位死因占损伤和中毒死亡总数的86.38%。

（八）糖尿病死亡特征

2020年红河州共有990人死于糖尿病，占内分泌、营养和代谢性疾病死亡的73.55%，占总死亡人数的2.76%。全人群糖尿病粗死亡率和标化死亡率分别为20.73/10万和20.33/10万。男性粗死亡率和标化死亡率分别为19.23/10万和21.36/10万，女性分别为22.39/10万和19.12/10万，女性标化死亡率低于男性。城市粗死亡率和标化死亡率分别为26.07/10万和24.77/10万，农村分别为17.34/10万和17.38/10万，城市标化死亡率高于农村，而农村死亡数构成比高于城市。男性和女性随着年龄的增加，糖尿病死亡率均呈上升趋势，50岁以后上升较为明显。35~64岁男性糖尿病死亡率明显高于女性，从全人群死亡的年龄构成看，60岁之后所占构成较大，为79.90%。

（九）人均预期寿命

2020年红河州居民人均预期寿命为75.15岁，其中男性71.85岁，女性78.90岁，女性较男性高7.05岁。

（十）去死因人均预期寿命

去除心脑血管疾病、脑血管病、心脏病、呼吸系统疾病、恶性肿瘤、损伤和中毒、慢性阻塞性肺疾病等主要死因后，红河州居民人均预期寿命分别为 80.81 岁、77.37 岁、77.20 岁、76.62 岁、76.72 岁、76.84 岁和 76.47 岁，较全死因预期寿命（75.15 岁）分别提高了 5.66 岁、2.22 岁、2.05 岁、1.47 岁、1.57 岁、1.69 岁和 1.32 岁。

（十一）主要慢病早死概率

2020 年红河州四类慢性病早死概率为 17.05%，其中心脑血管疾病早死概率为 9.62%、恶性肿瘤为 5.22%、慢性呼吸系统疾病为 2.30%、糖尿病为 0.89%。从性别看，男性四类慢病早死概率为 22.73%，女性为 11.03%，男性较女性高 2.06 倍；心脑血管疾病、恶性肿瘤、糖尿病和慢性呼吸系统疾病的早死概率亦为男性高于女性，男女早死概率之比分别为 2.31、1.89、1.26 和 2.63。从城乡看，城市四类慢性病早死概率为 17.54%，农村为 16.72%，城市略高于农村。心脑血管疾病、恶性肿瘤和糖尿病早死概率为城市高于农村，慢病呼吸系统疾病早死概率为农村高于城市。

三、主要发现和建议

（一）主要发现

1. 2020 年，红河州居民的死亡水平较 2019 年略有下降，但同时也高于 2020 年云南省死亡水平。

2. 男性总体死亡水平和主要疾病死亡率均明显高于女性。

3. 2020 年红河州居民前十位死因与 2019 年全州和 2020 年云南省前十位死因相同，但在顺位上与 2019 全州和 2020 年云南省报告结果存在差异。

4. 心脑血管疾病仍是危害红河州居民健康、影响人均预期寿命最主要的疾病。相比于 2019 年该病的死亡水平，2020 年红河州心脑血管疾病死亡水平略有上升。

5. 呼吸系统疾病死亡水平较 2019 年有所下降，且明显低于 2020 年云南省死亡水平。

6. 恶性肿瘤死亡率明显低于 2020 年云南省水平，2020 年前十位恶性肿瘤与 2019 年全州和 2020 年云南省均有差异。

7. 损伤和中毒的死亡水平相较于 2019 年全州略有上升，且略高于 2020 年云南省死亡水平，损伤和中毒的前五位主要死因与 2019 年全州报告结果一致，与 2020 年云南省报告结果有差异。

8. 2020 年红河州糖尿病死亡水平明显高于 2019 年全州和 2020 年云南省死亡水平。

9. 2020 年红河州人均预期寿命相较于 2019 年略有上升，同时略低于 2020 年云南省人均预期寿命。

10. 2020 年红河州主要慢病早死概率较 2019 年有所下降，同时也明显高于 2020 年云南省水平。

（二）建议

1. 加强基本公共卫生服务项目的开展，提高对重点慢病人群和高危人群的服务管理水平。

2. 实施早诊早治，降低高危人群发病风险。

3. 强化规范诊疗，提高治疗效果。

4. 完善保障政策，切实减轻群众就医负担。
5. 控制危险因素，营造健康支持性环境。
6. 增强科技支撑，促进监测评价。
7. 将伤害纳入重点防控规划进行有效干预，加大伤害防控的经费投入和日常监测。

2020 年文山州居民死因监测分析报告摘要

一、死亡数据来源及质量评价

（一）报告数据来源

本报告所使用的数据均来源于《中国疾病预防控制信息系统》中的《人口死亡信息登记管理系统》报告的死亡病例，截至 2020 年 2 月 28 日报告的病例中，死亡日期为 2020 年的全部死亡个案。

（二）报告数据质量评价

1. 死亡数据：2020 年，文山州网络报告的原始死亡数据共 24 213 例，平均报告粗死亡率 659.39/10 万，8 个县（市）中粗死亡率最小值为 620.35/10 万，最大值为 701.38/10 万，8 个县（市）粗死亡率均达 600/10 万以上；2020 年全州总体报告数据较完整，因此 8 个县（市）报告的死亡数全部纳入分析，死亡报告数据覆盖了全州 100% 的常住人口。

2020 年全州报告的死亡个案中根本死因编码正确率为 96.35%；根本死因编码不准确比例占 3.65%，其中死因诊断不明比例占 1.01%，伤害意图不明编码占 0.1%，心血管病缺乏诊断意义编码占 2.1%，肿瘤未指明位置编码占 0.06%，呼衰肝衰编码占 0.38%，本报告使用的死亡数据其完整性和准确性均符合要求。

2. 人口数据：本报告中数据来源于《中国疾病预防控制信息系统》中的《基本信息系统》，人口结构合理。

二、主要结果

（一）总体死亡情况

2020 年，文山州网络报告原始死亡个案 24 213 例，经漏报调整后（漏报率 14.11%）全州报告死亡个案 27 918 例，其中：城市 3 696 例，农村 24 222 例，分别占 13.24% 和 86.76%；男性 16 841 例，女性 11 077 例，分别占 60.32% 和 39.68%。全人群粗死亡率和标化死亡率分别为 764.1/10 万和 790.63/10 万，男性粗死亡率和标化死亡率分别为 882.65/10 万和 1 034.02/10 万，女性粗死亡率和标化死亡率分别为 632.51/10 万和 561.07/10 万；城市居民粗死亡率和标化死亡率分别为 732.25/10 万和 742.92/10 万，农村粗死亡率和标化死亡率分别为 767.78/10 万和 796.99/10 万。从死亡率水平看，男性明显高于女性，农村明显高于城市。

（二）三大类疾病死亡情况

无论城乡和性别，慢性病均占据主要死因位置，其次是损伤和中毒、传染病 / 母婴及营养缺乏性疾病。慢性病报告死亡 22 949 例，粗死亡率 627.45/10 万，标化死亡率 650.22/10 万，占死亡总数的 82.20%；损伤和中毒报告死亡 3 316 例，粗死亡率 90.88/10 万，标化死亡率 94.00/10 万，占死亡总数的 11.88%，传染病 / 母婴及营养缺乏性疾病报告死亡 1 251 例，粗死亡率 34.67/10 万，标化死亡率 35.21/10 万，占死亡总数的 4.48%。男性慢性病、损伤和中毒、传染病 / 母婴及营养缺乏性疾病粗死亡率分别为 703.51/10 万、125.41/10 万和 42.5/10 万，女性分别为 543.25/10 万、52.76/10 万和 25.64/10 万，城市分别为 622.2/10 万、56.88/10 万和 32.76/10 万，农村分别为 627.25/10 万、96.07/10 万和 34.91/10 万，三类疾病的粗死亡率均为男性高于女性，除慢性非传染性疾病外其他两类疾病农村高于城市。慢性病在男性、女性、城市和农村的构成分别为 79.76%、85.91%、85.23% 和 81.74%；损伤和中毒在男性、女性、城市和农村的构成分别为 14.21%、8.33%、7.71% 和 12.51%；传染病 / 母婴及营养缺乏性疾病在男性、女性、城市和农村的构成分别为 4.76%、4.05%、4.30% 和 4.51%。

（三）死亡原因及顺位

2020 年，文山州居民前五位死因依次为脑血管病、心脏病、恶性肿瘤、呼吸系统疾病、损伤和中毒，粗死亡率分别为 194.63/10 万、122.33/10 万、106.37/10 万、100.63/10 万和 90.88/10 万，分别占死亡总数的 25.62%、16.06%、13.84%、13.24% 和 11.88%，前五位死因占死亡总数的 80.64%。第六位至第十位死因依次为传染病、消化系统疾病、神经系统疾病、泌尿生殖系统疾病、糖尿病，前十位死亡原因累计占死亡总数的 95.46%。

（四）心脑血管疾病死亡特征

2020 年，文山州共有 12 081 人死于心脑血管疾病，占死亡总数的 43.27%，全人群心脑血管疾病粗死亡率和标化死亡率分别为 329.30/10 万和 341.46/10 万；男性粗死亡率和标化死亡率分别为 363.73/10 万和 437.84/10 万；女性分别为 291.58/10 万和 254.21/10 万；城市粗死亡率和标化死亡率分别为 337.19/10 万和 342.04/10 万，农村分别为 327.90/10 万和 341.19/10 万。不论城市和农村、男性和女性随着年龄的增加，心脑血管疾病死亡率均呈上升趋势，40 岁以后上升较为明显。无论城市和农村、男性和女性各年龄组死亡率升降趋势一致。从死亡的年龄构成看，60 岁之后所占构成较大，为 80.49%，城乡各年龄段构成差异不大，性别间 75 岁之前构成均为男性高于女性，75 岁之后构成为女性高于男性。

2020 年，文山州共有 7 152 人死于脑血管病，为文山州居民首位死因，占死亡总数的 25.62%，脑血管病粗死亡率和标化死亡率分别为 194.63/10 万和 202.41/10 万；男性粗死亡率和标化死亡率分别为 228.49/10 万和 272.45/10 万，女性分别为 158.10/10 万和 139.63/10 万；城市粗死亡率和标化死亡率分别为 191.25/10 万和 194.18/10 万，农村分别为 195.15/10 万和 203.78/10 万。不论城市和农村、男性和女性随着年龄的增加，脑血管病死亡率均呈上升趋势，50 岁以后上升较为明显。无论城市和农村、男性和女性各年龄组死亡率升降趋势一致。从死亡的年龄构成看，50 岁之后所占构成较大，为 91.01%，城乡各年龄段构成差异不大，性别间 75 岁之前构成均为男性高于女性，75 岁之后构成为女性高于男性。

2020 年，文山州共有 4 485 人死于心脏病，为文山州居民第二位死因，占死亡总数的 16.06%，心脏病粗死亡率和标化死亡率分别为 122.33/10 万和 126.30/10 万；男性粗死亡率和标化死亡率分别为 120.91/10 万和 147.92/10 万，女性分别为 123.82/10 万和 106.16/10 万；

城市粗死亡率和标化死亡率分别为125.74/10万和127.37/10万，农村分别为121.69/10万和125.94/10万。不论城市和农村、男性和女性随着年龄的增加，心脏病死亡率均呈上升趋势，50岁以后上升较为明显。无论城市和农村、男性和女性各年龄组死亡率升降趋势一致。从死亡的年龄构成看，60岁之后所占构成较大，为83.46%，城乡各年龄段构成差异不大，性别间70岁之前男性高于女性，70岁之后女性高于男性。

（五）呼吸系统疾病及慢阻肺死亡特征

2020年，文山州共有3 695人死于呼吸系统疾病，为居民第四位死因，占死亡总数的13.24%，全人群粗死亡率和标化死亡率分别为100.63/10万和104.02/10万；男性粗死亡率和标化死亡率分别为106.33/10万132.36/10万，女性分别为94.43/10万和80.52/10万；城市粗死亡率和标化死亡率分别为70.81/10万和71.95/10万，农村分别为105.43/10万和109.20/10万。农村呼吸系统疾病标化死亡率（109.20/10万）是城市（71.95/10万）的1.52倍，男性呼吸系统疾病标化死亡率（132.36/10万）是女性（80.52/10万）的1.64倍。0~岁组死亡率有一小高峰，之后随着年龄的增长逐渐降低，至15~19岁降至最低，20岁之后随着年龄的增长死亡率呈上升趋势，60岁以后上升较为明显，至85岁以上组达高峰，死亡率为4 381.26/10万；各年龄组死亡率整体显示农村高于城市、男性高于女性，无论城市和农村、男性和女性各年龄组死亡率升降趋势一致。

（六）恶性肿瘤死亡特征及死因顺位

2020年，文山州共有3 864人死于恶性肿瘤，为居民第三位死因，占死亡总数的13.84%，全人群恶性肿瘤粗死亡率和标化死亡率分别为106.37/10万和110.50/10万；男性粗死亡率和标化死亡率分别为131.63/10万和148.92/10万；女性粗死亡率和标化死亡率分别为78.17/10万和74.51/10万；城市粗死亡率和标化死亡率分别为107.30/10万和108.30/10万，农村分别为105.53/10万和110.24/10万。农村恶性肿瘤死亡率（110.24/10万）是城市（108.30/10万）的1.02倍，男性恶性肿瘤死亡率（148.92/10万）是女性（74.51/10万）的2.0倍。恶性肿瘤死亡率随年龄的增长而增高，城市、农村在1~岁组有个死亡小高峰，除10~、20~、70~、80~、85~岁组外死亡率农村高于城市；无论城市和农村、男性和女性各年龄组死亡率升降趋势一致。从死亡的年龄构成看，城乡和性别间各年龄组均较接近。

2020年文山州前十位恶性肿瘤依次为肝癌、肺癌、胃癌、结直肠癌、食道癌、白血病、唇、口腔和咽恶性肿瘤、淋巴瘤与多发性骨髓瘤、宫颈癌、乳腺癌，其死亡率依次为25.24/10万、23.99/10万、8.5/10万、8.03/10万、4.74/10万、3.68/10万、3.05/10万、2.94/10万、2.7/10万和1.99/10万，占恶性肿瘤死亡的80.03%，其中前三位占54.73%

（七）损伤和中毒死亡特征及死因顺位

2020年，文山州共有3 316人死于损伤和中毒，为居民第五位死因，占死亡总数的11.88%；损伤和中毒粗死亡率和标化死亡率分别为90.88/10万和94.00/10万。男性粗死亡率和标化死亡率分别为125.41/10万和135.56/10万，女性分别为52.76/10万和49.58/10万。城市粗死亡率和标化死亡率分别为56.88/10万和57.81/10万，农村分别为96.07/10万和99.79/10万。文山州城乡和性别损伤和中毒死亡水平，农村损伤和中毒死亡率（99.79/10万）是城市（57.81/10万）的1.73倍，性别间死亡率差异较大，男性损伤和中毒标化死亡率（135.56/10万）是女性（49.58/10万）的2.73倍。

随着年龄的增加，损伤和中毒死亡率总体呈上升趋势，其中男性在35~岁组、女性在55~岁组、城市在50~岁组、农村在50~岁组出现一死亡小高峰，之后缓慢上升，在85~岁组迅速增高至992.49/10万。30~年龄组死亡率为城市高于农村，其余各年龄组死亡率为农村高于城市；除85~岁组外，男性各年龄组死亡率均高于女性，无论城乡、性别各年龄组升降趋势一致。

从死亡年龄构成看，损伤和中毒各年龄组均有分布，其中城乡均以30~64岁所占比例较高，男性以30~64岁所占比例较高，女性则以65岁之后所占比例较高。

（八）糖尿病死亡特征

2020年，文山州共有527人死于糖尿病，占内分泌、营养和代谢性疾病死亡的87.98%（527/599），全人群糖尿病粗死亡率和标化死亡率分别为14.41/10万和14.97/10万；男性粗死亡率和标化死亡率分别为13.43/10万和15.89/10万，女性粗死亡率和标化死亡率分别为15.46/10万和13.99/10万。城市糖尿病粗死亡率和标化死亡率分别为17.26/10万、17.84/10万，农村糖尿病粗死亡率和标化死亡率分别为13.95/10万、标化死亡率14.49/10万。不论城市和农村、男性和女性随着年龄的增加，糖尿病死亡率均呈上升趋势。25~、55~79岁之间各年龄组死亡率城市高于农村，其他各年龄组死亡率农村略高于城市；性别间在30岁之后，除75~、85~岁年龄组死亡率女性高于男性，其他各年龄组死亡率男性高于女性，无论城市和农村、男性和女性各年龄组死亡率升降趋势一致。

从死亡的年龄构成看，60岁之后所占构成较大，为77.80%，城乡各年龄段构成差异不大，性别间70岁之前各年龄组构成整体为男性高于女性，70岁之后则为女性明显高于男性。

（九）主要慢病早死概率

2020年，文山州四类慢性病早死概率为19.35%，其中心脑血管疾病早死概率为11.25%、恶性肿瘤为6.30%、慢性呼吸系统疾病为2.44%、糖尿病为0.59%。从性别看，男性四类慢病早死概率为26.14%，女性为12.04%，男性为女性的2.13倍；心脑血管疾病、恶性肿瘤、糖尿病、慢性呼吸系统疾病的早死概率亦为男性高于女性，男女早死概率之比分别为2.41、2.05、1.42和2.61。从城乡看，城市四类慢性病早死概率为19.30%，农村为19.36%，农村和城市早死概率相近；恶性肿瘤、慢性呼吸系统疾病的早死概率亦为农村高于城市。农村、城市早死概率之比分别为1.13、1.23，心脑血管疾病、糖尿病早死概率则为城市高于农村。

三、主要发现和建议

（一）主要发现

1. 我州城乡死亡率（790.63/10万）高于2019年全省水平（733.71/10万），男性总体死亡水平和主要疾病死亡率均明显高于女性，与全省报告结果一致。

2. 男性总体死亡水平和主要疾病死亡率均明显高于女性，与以往报告结果一致。

3. 居民前十位死因顺位在性别、城乡上死亡原因相同，顺序有所不同，与2019年全省报告结果相同。

4. 心脑血管疾病是危害文山州居民健康、影响人均预期寿命最主要的疾病。

5. 呼吸系统疾病死亡率低于 2019 年全省水平（142.17/10 万）。

6. 慢阻肺死亡率低于 2019 年全州水平。

7. 糖尿病死亡率低于 2019 年全州水平。

8. 恶性肿瘤死亡率低于 2019 年全州水平。

9. 损伤和中毒死亡水平高于 2019 年全省水平（77.64/10 万）。

10. 要慢病早死概率高于 2019 年全省水平（16.71%）。

11. 导致文山州居民过早死亡的主要原因是损伤和中毒、脑血管病，其次是恶性肿瘤、心脏病和呼吸系统疾病。

（二）建议

1. 加强健康教育，提升全民健康素质。

2. 实施早诊早治，降低高危人群发病风险。

3. 强化规范诊疗，提高治疗效果。

4. 促进医防协同，实现全流程健康管理。

5. 完善保障政策，切实减轻群众就医负担。

6. 控制危险因素，营造健康支持性环境。

7. 增强科技支撑，促进监测评价。

8. 将伤害纳入重点防控规划进行有效干预，加大伤害防控的经费投入和日常监测。

2020年西双版纳州死因监测分析报告摘要

本报告所使用的数据均来源于《中国疾病预防控制信息系统》中的《人口死亡信息登记管理系统》报告的死亡病例，截至2021年2月28日报告的病例中，死亡日期为2020年的全部死亡个案。2020年西双版纳州死因登记报告主要结果和发现如下：

一、报告数据质量评价

（一）死亡数据：

2020年，西双版纳州网络报告的原始死亡数据共7 780例，报告粗死亡率650.51/10万，覆盖全人群的死因登记报告县（市）3个，粗死亡率均高于600/10万，3个县（市）中粗死亡率最小值为634.45/10万，最大值为661.5/10万，为确保死亡数据的完整性，3个县（市）均纳入死因分析。死亡报告数据覆盖了全州100%的常住人口。

2020年，西双版纳州报告的所有死亡个案中根本死因编码正确率为95.58%；根本死因编码不准确比例占4.42%，其中死因诊断不明比例占2%，伤害意图不明编码占0.35%，心血管病缺乏诊断意义编码占1.99%，肿瘤未指明位置编码占0.04%，呼衰肝衰编码占0.04%。本报告使用的死亡数据其完整性和准确性均符合要求。

二、主要结果

（一）总体死亡情况

2020年，西双版纳州城乡居民报告粗死亡率为753.18 /10万（男性为881.08/10万、女性为603.93/10万），其中：城市粗死亡率为758.64/10万，农村粗死亡率为739.94/10万。西双版纳州2020年全人群标化死亡率为810.1/10万，其中男性标化死亡率为1022.37/10万，女性标化死亡率为594.47/10万，城市标化死亡率为801.57/10万，农村标化死亡率为739.94/10万。

（二）三大类疾病死亡情况

2020年，西双版纳州传染病 / 母婴及营养缺乏性疾病漏报调整报告死亡346例，死亡率28.93/10万，标化死亡率30.29/10万，占死亡总数的3.90%；慢性病报告死亡7 248例，死亡率615.72/10万，标化死亡率666.93/10万，占死亡总数的81.70%；损伤和中毒报告死亡1 065例，死亡率90.55/10万，标化死亡率93.58/10万，占死亡总数的12%。

（三）死亡原因及顺位

脑血管病、心脏病、恶性肿瘤、损伤和中毒、呼吸系统疾病是导致西双版纳州居民死亡的前五位原因，分别占死亡总数的26.18 %、19.61%、15.59%、12.04%和6.18 %，前五位死因占死亡总数的 79.60%。第六位至第十位死因依次为消化系统疾病、内分泌营养和代谢疾病、传染病、泌尿生殖系统疾病和神经系统疾病，前十位死亡原因累计占死亡总数的 94.11%。

（四）脑血管疾病死亡特征

2020 年，西双版纳州共有 2 352 人死于脑血管病，占死亡总数的 26.11%，全人群粗死亡率和标化死亡率分别为 197.07/10 万和 215.01/10 万。脑血管病死亡的男性有 1 403 人，占脑血管病死亡总人数 59.65%，女性死亡 949 人，占 40.35%，男性粗死亡率和标化死亡率分别为 227.02/10 万和 271.14/10 万，女性分别为 165.01/10 万和 162.96/10 万，男性脑血管病死亡率是女性的 1.38 倍。

（五）心脏病疾病死亡特征

2020 年，西双版纳州共有 2 127 人死于心脏病，占死亡总数的 23.61%，全人群粗死亡率和标化死亡率分别为 147.49/10 万和 161.29/10 万。心脏病死亡的男性有 1 357 人，占心脏病死亡总人数的 63.80%，女性死亡 770 人，占 36.20%；男性粗死亡率和标化死亡率分别为 160.56/10 万和 191.31/10 万，女性分别为 133.32/10 万和 131.44/10 万。

（六）恶性肿瘤死亡特征及死因顺位

2020 年，西双版纳州共有 1 365 人死于恶性肿瘤，占死亡总数的 15.15%。因恶性肿瘤死亡的男性有 859 人，占恶性肿瘤死亡总数的 62.93%，女性死亡 506 人，占 37.07%。男性粗死亡率和标化死亡率分别为 139.87/10 万和 157.26/10 万，女性分别为 91.73/10 万和 87.9 7/10 万，男性死亡率是女性的 1.79 倍。

（七）损伤和中毒死亡特征及死因顺位

2020 年，西双版纳州共有 1 055 人死于损伤和中毒，占死亡总数的 11.89%。因损伤和中毒死亡的男性有 832 人，占损伤和中毒死亡总数的 78.86%，女性死亡 223 人，占 21.14%；男性粗死亡率和标化死亡率分别为 135.5/10 万和 140.89/10 万，女性粗死亡率和标化死亡率分别为 39.65/10 万和 40.29/10 万，男性死亡率是女性的 3.50 倍。

（八）呼吸系统疾病及慢阻肺死亡特征

2020 年，西双版纳州共有 501 人死于呼吸系统疾病，占死亡总数的 5.6%。因呼吸系统疾病死亡的男性有 319 人，占呼吸系统疾病死亡总人数的 63.67%，女性死亡 182 人，占 36.33%；男性粗死亡率和标化死亡率分别为 51.74/10 万和 70.28/10 万，女性分别为 31.34/10 万和 30.73/10 万，男性标化死亡率是女性的 2.29 倍。

（九）糖尿病死亡特征

2020 年，西双版纳州共有 292 人死于糖尿病，占死亡总数的 3.3%，糖尿病死亡的男性有 144 人，占糖尿病死亡总数的 49.32%，女性死亡 148 人，占 50.68%；男性粗死亡率和标化死亡率分别为 22.64/10 万和 27.02/10 万，女性分别为 25.63/10 万和 26/10 万。女性死亡率是男性的 1.13 倍。

（十）主要慢病早死概率

2020 年，西双版纳州四类慢性病早死概率为 21.11%，其中心血管疾病早死概率为 13.64%、恶性肿瘤为 6.8%、糖尿病为 1.22%、慢性呼吸系统疾病 0.76%。从性别看，男性四类慢病早死概率为 27.13%，女性为 14.38%；城乡看，城市四类慢性病早死概率为

20.32%，农村为21.60%。

三、建议

1. 加强健康教育，提升全民健康素质。
2. 实施早诊早治，降低高危人群发病风险。
3. 强化规范诊疗，提高治疗效果。
4. 促进医防协同，实现全流程健康管理。
5. 完善保障政策，切实减轻群众就医负担。
6. 控制危险因素，营造健康支持性环境。
7. 增强科技支撑，促进监测评价。
8. 将伤害纳入重点防控规划进行有效干预，加大伤害防控的经费投入和日常监测。

2020 年大理州居民死因监测分析报告摘要

本报告所使用的数据均来源于《中国疾病预防控制信息系统》中的《人口死亡信息登记管理系统》报告的死亡病例，截至 2021 年 3 月 1 日报告的病例中，死亡日期为 2020 年的全部死亡个案。2020 年全州死因登记报告主要结果和发现如下：

一、报告数据质量评价

（一）死亡数据

2020年，大理州死因登记报告原始死亡数据为23 554例，报告原始死亡率为650.83/10万。全州报告的死亡个案根本死因编码正确率为 98.92%；根本死因编码不准确比例占 1.08%，其中死因诊断不明比例占 0.51%，伤害意图不明编码占 0.05%，心血管病缺乏诊断意义编码占 0.42%，肿瘤未指明位置编码占 0.05%，呼衰肝衰编码占 0.05%。本报告使用的死亡数据其完整性和准确性达到要求。

（二）人口数据

人口数据来源于《中国疾病预防控制信息系统》中的《基本信息系统》，该系统维护的人口数据是由国家统计局提供的 2020 年常住人口数。

二、主要结果

（一）总体死亡情况

大理州 2020 年网络报告原始死亡个案 23 554 例，使用大理州 2018 年开展的漏报调查漏报率（12.08%）进行调整，调整后死亡数为 26 673 例，死亡率为 738.64 /10 万，其中：男性 15 295 例，男性粗死亡率 826.31/10 万，女性 11 378 例，女性粗死亡率 643.52/10 万。男性和女性死亡数分别占 57.34% 和 42.66% 。

使用2010年我国第六次人口普查时的年龄结构作为标准对大理州粗死亡率进行标化，大理州全人群标化死亡率为 663.12/10 万，其中男性标化死亡率为 821.94/10 万，女性标化死亡率为 510.33/10 万。

全人群、男性、女性的年龄别死亡率的变化均呈“√”形相同趋势，即婴儿时期出现一个死亡小高峰，之后迅速下降，5~9 岁组降到最低，之后随着年龄的增加死亡率呈持续上升的趋势。分性别各年龄组死亡率均为男性高于女性。

（二）三大类疾病死亡情况

2020 年，大理州传染病 / 母婴及营养缺乏性疾病报告死亡 1 115 例，死亡率 31.33/10 万，占死亡总数的 4.18%；慢性病报告死亡 22 772 例，死亡率 629.94/10 万，占死亡总数的85.37%；损伤和中毒报告死亡2 582例，死亡率71.65/10万，占死亡总数的9.68%。

（三）死亡原因及顺位

心脏病、呼吸系统疾病、脑血管病、恶性肿瘤、损伤和中毒是导致大理州居民死亡的前五位原因，分别占死亡总数的21.94%、19.76%、17.63%、12.32%和9.67%，前五位死因占死亡总数的81.32%。第六位至第十位死因依次为消化系统疾病、内分泌营养和代谢疾病、泌尿生殖系统疾病、传染病和神经系统疾病，前十位死亡原因累计占死亡总数的94.17%。

男性和女性死因顺位有差异：男性顺位为心脏病、呼吸系统疾病、脑血管病、恶性肿瘤、损伤及中毒、消化系统疾病、内分泌营养代谢疾病、泌尿生殖系统疾病、传染病、神经系统疾病；女性顺位为心脏病、呼吸系统疾病、脑血管病、恶性肿瘤、损伤及中毒、内分泌营养代谢疾病、消化系统疾病、泌尿生殖系统疾病、神经系统疾病、传染病。

比较不同性别前十位死亡原因、死亡率水平，除内分泌、营养和代谢疾病以及神经系统疾病外，其余八位死因均为男性高于女性，尤其是损伤和中毒（男性高出女性2.22倍）及恶性肿瘤（男性高出女性1.66倍）最为明显。

（四）主要死因寿命损失

2020年，大理州主要疾病导致早死寿命损失分别为：呼吸系统疾病1.99岁、心脏病2.74岁、脑血管病2.22岁、恶性肿瘤2.22岁、损伤和中毒2.45岁。造成早死寿命损失由高到低排序依次为：心脏病、损伤和中毒、脑血管病、恶性肿瘤、呼吸系统疾病。

（五）主要慢病早死概率

2020年，大理州心脑血管疾病、恶性肿瘤、糖尿病和慢性呼吸系统疾病四类慢病早死概率为14.47%，其中心脑血管疾病早死概率为7.71%、恶性肿瘤早死概率为4.87%、糖尿病早死概率为0.52%、慢性呼吸系统疾病早死概率为2.07%。

（六）心脏病死亡特征

2020年，大理州共有5 852人死于心脏病，死亡率为161.92/10万，标化死亡率为145/10万，为居民首位死因，其中男性死亡率为163.64/10万，女性死亡率为159.66/10万。除0岁组以外，心脏病的死亡率随着年龄的增长呈上升趋势，50岁以后上升较为明显，至85岁以上组达到高峰。从死亡的年龄构成看，50岁之前所占比例较低，仅7.07%，50岁之后所占构成较大为92.93%。

（七）呼吸系统疾病死亡特征

2020年，大理州呼吸系统疾病死亡5 271人，死亡率为145.84/10万，标化死亡率为130.32/10万，为居民第二位死因。男性呼吸系统疾病死亡率（163.43/10万）是女性（127.03/10万）的1.29倍。呼吸系统疾病的死亡率在0~岁组死亡率有一小高峰，之后随着年龄的增长逐渐降低，至10~14岁降至最低，15岁到49岁死亡率在较低水平波动，50岁之后随着年龄的增长死亡率呈上升趋势，60岁以后上升较为明显，至85岁以上组达高峰。从死亡的年龄构成看，65岁之前所占比例较低，仅9.39%，65岁之后所占构成较大，为90.61%。2020年大理州共有4 825人死于慢性阻塞性肺疾病，占呼吸系统疾病的92.05%。

（八）脑血管病死亡特征

2020年大理州共有4 702人死于脑血管病，死亡率为130.06/10万，标化死亡率为116.48/10万，为居民第三位死因。其中男性死亡率为135.77/10万，女性死亡率为123.81/10万，不论男性和女性均是随着年龄的增加，脑血管病死亡率均呈上升趋势，脑血管疾病的死亡率在40岁之前处于较低水平，40岁后随着年龄的增长死亡率大体呈上升趋势，60岁以后上升较为明显。从死亡的年龄构成看，60岁之前所占比例较低，仅14.82%，60岁之后所占比例较大，为85.18%。

（九）恶性肿瘤死亡特征及死因顺位

2020年，大理州共有3 287人死于恶性肿瘤，死亡率为90.91/10万，标化死亡率为81.05/10万，为居民第四位死因；其中男性死亡率为112.8/10万，女性死亡率为67.81/10万，男性恶性肿瘤死亡率是女性的1.66倍。恶性肿瘤死亡率总体上呈现随年龄增长而呈现波状上升，35岁之前各年龄组死亡率均处于较低水平，45岁之后死亡率出现明显升高。

2020年大理州前十位恶性肿瘤依次为肺癌、肝癌、结肠直肠、胃癌、胰腺癌、食道癌、脑及神经系统恶性肿瘤、白血病、乳腺癌、宫颈癌，其死亡率依次为17.66/10万、16.52/10万、9.84/10万、7.93/10万、3.98/10万、3.84/10万、3.76/10万、3.12/10万、2.38/10万和2.1/10万，前十位占恶性肿瘤死亡的78.13%，其中前五位占61.64%。前十位恶性肿瘤顺位在性别上有较大差异，男性前十位依次为肺癌、肝癌、结直肠癌、胃癌、食道癌、胰腺癌、脑及神经系统恶性肿瘤、白血病、膀胱癌、前列腺癌；女性前十位依次为肝癌、肺癌、结直肠癌、胃癌、乳腺癌、宫颈癌、脑及神经系统恶性肿瘤、卵巢癌、白血病、胰腺癌。男性前十位死因占恶性肿瘤死亡总数的84.58%，女性占79.57%，男性前三位占恶性肿瘤死亡一半以上，女性乳腺癌、宫颈癌、卵巢癌占女性恶性肿瘤死亡的11.99%。

不同性别前十位恶性肿瘤死亡率水平也有明显的性别差异，部分恶性肿瘤男女死亡率比为：肺癌2.94、肝癌1.96、结直肠癌1.35、胃癌1.97、胰腺癌2.40、脑及神经系统恶性肿瘤1.40、白血病1.05。

（十）损伤和中毒死亡特征及死因顺位

2020年，大理州共有2 578人死于损伤和中毒，为居民第五位死因，占死亡总数的9.67%；损伤和中毒粗死亡率和标化死亡率分别为71.62/10万和66.7/10万。其中男性死亡率为97.41/10万，女性死亡率为43.83/10万，男性是女性的2.22倍。随着年龄的增加，大理州损伤和中毒死亡率总体呈波动上升趋势，男性死亡率40岁以后明显升高，女性死亡率70岁之后明显升高。

意外跌落、道路交通事故、自杀、意外中毒和溺水是导致大理州居民损伤和中毒死亡的前五位原因，其死亡率依次为22.96/10万、16.36/10万、11.49/10万、7.21/10万和4.78/10万，分别占损伤和中毒死亡总数的32.20%、22.89%、16.10%、10.20%和6.59%，前五位死因占损伤和中毒死亡总数的87.98%。

男性前五位损伤和中毒死亡分别是意外跌落、道路交通事故、自杀、意外中毒和溺水，女性前五位分别是意外跌落、道路交通事故、自杀、溺水和意外中毒。比较性别间死亡率水平均为男性明显高于女性，意外跌落、道路交通事故、自杀、意外中毒和溺水男性死亡率分别是女性的1.45倍、3.07倍、2.29倍、4.39倍、2.36倍。

三、主要发现和建议

（一）主要发现

1. 男性总体死亡水平和主要疾病死亡率均明显高于女性，与2019年报告结果一致。

2. 三大类疾病构成中慢性病占据主要死因位置。

3. 居民前十位死因顺位与2019年全州报告结果一致，与2016年全国报告结果比较则存在较大差异。

4. 心脏病、呼吸系统疾病、脑血管病、恶性肿瘤、损伤和中毒依然是危害大理州居民健康、影响人群期望寿命的主要疾病。

5. 肺癌、肝癌、结直肠癌、胃癌和食道癌是危害大理州居民健康的主要恶性肿瘤。

6. 意外跌落、道路交通事故、自杀、意外中毒和溺水是危害大理州居民健康的主要伤害原因。

7. 导致大理州居民过早死亡的主要原因依次是心脏病、损伤和中毒、脑血管病、恶性肿瘤、呼吸系统疾病。

（二）工作建议

1. 加强死因监测工作，降低漏报，提高全州报告质量。

2. 高度关注慢性病对大众健康的威胁，加强慢性病防控工作。

3. 完善慢性病防控长效机制和慢性病监测体系。

4. 改善城乡社区环境、倡导全民健康生活方式，控制慢性病的主要危险因素。

5. 加大损伤和中毒的监测、防控力度。

2020 年德宏州居民死因监测分析报告摘要

一、死亡数据来源及质量评价

本报告所使用的数据均来源于《中国疾病预防控制信息系统》中的《人口死亡信息登记管理系统》报告的死亡病例，截至 2021 年 2 月 28 日报告的病例中，死亡日期为 2020 年的全部死亡个案。2020 年全州死因登记报告主要结果和发现如下：

报告数据质量评价

1. 死亡数据：2020 年，德宏州网络报告的原始死亡数据共 8 171 例，平均报告粗死亡率 617.15/10 万，5 个州（市）中粗死亡率最小值为 579.68/10 万，最大值为 657.57/10 万，其中粗死亡率达 600/10 万及以上的有 4 个县（市），占 80%；粗死亡率在 500/10 万 ~590/10 万之间的有 1 个县（市），占 20%；2020 年全州总体报告数据较完整，因此 5 个县（市）报告的死亡数全部纳入分析，死亡报告数据覆盖了全州 100% 的常住人口。

2020 年全州报告的所有死亡个案中根本死因编码正确率 97.41%；根本死因编码不准确比例 2.59%，其中死因诊断不明比例 0.84%，伤害意图不明比例 0.13%，心血管病缺乏诊断意义编码比例 1.39%，肿瘤未指明位置编码比例 0.10%，呼衰肝衰编码比例 0.13%，本报告使用的死亡数据其完整性和准确性均符合要求。

2. 人口数据：利用 2020 年德宏州城市、农村和城乡居民常住人口数计算联合国综合指数，结果城市、农村和城乡联合国综合指数分别为 4.24、4.18 和 4.20，三者均小于 20，表明 2020 年德宏州城市、农村和城乡居民常住人口年龄结构合理。

二、主要结果

（一）总体死亡情况

2020 年，德宏州网络报告原始死亡个案 8 171 例，经漏报调整后（漏报率 10.60%）全州报告死亡个案为 9 020 例，其中：城市 4 311 例，农村 4 709 例，分别占 47.79% 和 52.21%；男性 5 331 例，女性 3 689 例，分别占 59.10% 和 40.90%。城乡居民粗死亡率和标化死亡率分别为 687.62 /10 万和 761.99/10 万，男性粗死亡率和标化死亡率分别为 802.67/10 万和 984.58/10 万，女性粗死亡率和标化死亡率分别为 565.85/10 万和 558.23/10 万；城市居民粗死亡率和标化死亡率分别为 677.57/10 万和 754.38/10 万，农村粗死亡率和标化死亡率分别为 689.84/10 万和 763.27/10 万。从死亡率水平看，男性明显高于女性，农村高于城市。

（二）三大类疾病死亡情况

无论城乡和性别，慢性病均占据主要死因位置，其次是损伤和中毒、传染病 / 母婴及营养缺乏性疾病。慢性病报告死亡 7 285 例，粗死亡率 554.38/10 万，标化死亡率 621.06/10 万，占死亡总数的 80.76%；损伤和中毒报告死亡 1 139 例，粗死亡率 87.16/10 万，标化死亡率 92.28/10 万，占死亡总数的 12.63%，传染病 / 母婴及营养缺乏性疾病报告死亡 494 例，粗死亡率 37.84/10 万，标化死亡率 39.66/10 万，占死亡总数的 5.48%。男性慢性病、损伤和中毒、传染病 / 母婴及营养缺乏性疾病粗死亡率分别为 627.66/10 万、125.80/10 万和 40.54/10 万，女性分别为 476.60/10 万、46.99/10 万和 34.94/10 万，城市分别为 535.54/10 万、84.40/10 万和 46.98/10 万，农村分别为 566.98/10 万、88.56/10 万和 28.89/10 万，三类疾病的粗死亡率均为男性高于女性，除传染病 / 母婴及营养缺乏性疾病外，为农村高于城市。慢性病在男性、女性、城市和农村的构成分别为 78.30%、84.33%、79.12% 和 82.27%；损伤和中毒在男性、女性、城市和农村的构成分别为 15.63%、8.29%、12.46% 和 12.78%；传染病 / 母婴及营养缺乏性疾病在男性、女性、城市和农村的构成分别为 5.05%、6.10%、6.89% 和 4.18%。

死亡原因及顺位： 2020 年，德宏州居民前五位死因依次为心脏病、脑血管病、损伤和中毒、恶性肿瘤和消化系统疾病，粗死亡率分别为 154.99/10 万、153.70/10 万、87.16/10 万、82.86/10 万和 48.94/10 万，分别占死亡总数的 22.63%、22.58%、12.63%、11.97% 和 7.08%，前五位死因占死亡总数的 76.89%。第六位至第十位死因依次为内分泌，营养及代谢疾病、呼吸系统疾病、神经系统和精神障碍疾病、传染病和寄生虫病、泌尿生殖系统疾病。前十位死因占死亡总数的 92.15%。

性别和城乡前十位死因相同，但顺位略有差异。男性第一至第五位死因是脑血管病、心脏病、伤害、恶性肿瘤、消化系统疾病；第六至第十位是内分泌，营养和代谢疾病、呼吸系统疾病、传染病和寄生虫病、神经和精神障碍疾病、泌尿生殖系统疾病；女性第一至第五位死因是心脏病、脑血管病、恶性肿瘤、伤害、内分泌、营养和代谢疾病；第六至第十位是消化系统疾病、神经系统和精神障碍疾病、呼吸系统疾病、传染病和寄生虫病、泌尿生殖系统疾病；男性前十位死亡原因占男性死亡总数的 93.10%，女性前十位死亡原因占女性死亡总数的 90.78%；城乡第三位至第六位顺位相同，依次是伤害、恶性肿瘤、消化系统疾病、内分泌、营养和代谢疾病；城市第一至第二位是心脏病、脑血管病；第七位至第十位则是神经系统和精神障碍疾病、泌尿生殖系统疾病、传染病和寄生虫病、呼吸系统疾病；农村第一至第二位死因是脑血管病、心脏病，第七位至第十位分别是呼吸系统疾病、传染病和寄生虫病、神经系统和精神障碍疾病、泌尿生殖系统疾病。城市前十位死因占城市死亡的 89.63%，农村前十位死因占农村死亡的 94.46%。

心脑血管疾病死亡特征：2020 年，德宏州心脑血管疾病死亡 4 251 人，粗死亡率和标化死亡率分别为 321.60/10 万和 367.93/10 万，占总死亡人数的 47.13%。男性粗死亡率和标化死亡率分别为 353.02/10 万和 462.85/10 万；女性粗死亡率和标化死亡率分别为 288.95/10 万和 287.03/10 万，男性粗死亡率高于女性，是女性的 1.22 倍。城市粗死亡率和标化死亡率分别为 308.33/10 万和 352.03/10 万；农村粗死亡率和标化死亡率分别为 333.25/10 万和 381.65/10 万，农村粗死亡率高于城市，农村是城市的 1.08 倍。从年龄分布来看，无论男性、女性，心脑血管疾病粗死亡率随年龄升高而升高，而从构成比看，75

岁以后女性构成比高于男性，但死亡率比男性低。

心脏病为 2020 年德宏州第一位死因，占死亡总数的 22.63%，粗死亡率 154.99/10 万，标化死亡率 178.09/10 万。男性粗死亡率 160.65/10 万，标化死亡率 212.28/10 万；女性粗死亡率 148.60/10 万，标化死亡率 147.14/10 万；城市粗死亡率 155.65/10 万，标化死亡率 178.52/10 万；农村粗死亡率 154.22/10 万，标化死亡率 177.69/10 万。

脑血管病为 2020 年死因顺位第二位，占死亡总数的 22.58%，占心脑血管疾病死亡的 47.92%；粗死亡率 153.70/10 万，标化死亡率 175.36/10 万。男性粗死亡率 176.06/10 万，标化死亡率 230.07/10 万；女性粗死亡率 130.90/10 万，标化死亡率 130.30/10 万，男性高于女性，是女性粗死亡率的 1.34 倍。城市粗死亡率 136.70/10 万，标化死亡率 155.54/10 万；农村粗死亡率 169.83/10 万，标化死亡率 193.66/10 万，农村高于城市，农村是城市的 1.24 倍。

损伤和中毒死亡特征及死因顺位：损伤和中毒为 2020 年德宏州居民第三位死因，占死亡总数的 12.63%，粗死亡率 87.16/10 万，标化死亡率 92.28/10 万。男性粗死亡率 125.80/10 万，标化死亡率 137.12/10 万；女性粗死亡率 46.99/10 万，标化死亡率 45.64/10 万；男性粗死亡率明显高于女性，是女性的 2.68 倍。城市粗死亡率 84.40/10 万，标化死亡率 89.47/10 万；农村粗死亡率 88.56/10 万，标化死亡率 94.13/10 万。无论男性、女性，各年龄段皆有因损伤和中毒死亡的人群，粗死亡率随着年龄的升高而升高，除 85 岁组外，其余年龄段损伤和中毒粗死亡率均为男性高于女性。

2020 年，导致德宏州居民损伤和中毒死亡的主要原因依次是意外跌落、道路交通事故、意外中毒、自杀和淹死，其粗死亡率依次为 31.34/10 万、19.64/10 万、12.31/10 万、5.74/10 万、5.06/10 万，分别占损伤和中毒死亡总数的 36.17%、22.83%、13.96%、6.41% 和 5.88%，前五位死因占损伤和中毒死亡总数的 85.25%。从性别看，性别间前五位损伤和中毒死因相同，顺位不同，男性前五位分别是道路交通事故、意外跌落、意外中毒、淹死和自杀，女性前五位分别是意外跌落、道路交通事故、自杀、意外中毒和淹死，比较性别间死亡率水平均为男性高于女性，男性道路交通事故、意外跌落、意外中毒、淹死和自杀粗死亡率分别是女性的 7.21 倍、1.18 倍、8.89 倍、4.08 倍和 1.96 倍。从地区看，城乡前三位损伤和中毒一致，依次为意外跌落、道路交通事故、意外中毒，城市第四、五位损伤和中毒分别为自杀和淹死，农村则为淹死、自杀。除意外跌落和道路交通事故外，2020 年德宏州居民前五位损伤和中毒死亡率均为农村高于城市。

恶性肿瘤死亡特征及死因顺位：恶性肿瘤为 2020 年德宏州居民第四位死因，占全死因死亡总数的 11.97%，粗死亡率 82.86/10 万，标化死亡率 88.05/10 万。男性粗死亡率和标化死亡率分别为 91.99/10 万和 106.99/10 万；女性粗死亡率和标化死亡率分别为 72.31/10 万和 71.28/10 万；城市粗死亡率和标化死亡率分别为 81.27/10 万和 87.00/10 万；农村粗死亡率和标化死亡率分别为 82.58/10 万和 87.62/10 万；男性恶性肿瘤死亡率（91.99/10 万）是女性恶性肿瘤死亡率（82.86/10 万）的 1.11 倍，男性恶性肿瘤死亡率随年龄升高而呈现升、降、升、降变化，在 60 岁组和 80 岁组出现死亡高峰，分别为 397.55/10 万和 1 073.54/10 万；女性恶性肿瘤死亡率 45 岁以后上升明显，至 85 岁组达到死亡峰值 633.95/10 万。从死亡的年龄构成看，城乡和性别间各年龄组均较接近。

2020 年德宏州前十位恶性肿瘤死因依次为肺癌、肝癌、胃癌、结直肠癌、白血病、子宫颈癌、乳腺癌、胰腺癌、淋巴瘤与多发性骨髓瘤、子宫体癌和食道癌，其中胃癌和结直肠癌并列第三位。前十位死因占恶性肿瘤死亡总数的78.06%，其中前三位占55.47%。比较性别死因顺位，男性前十位恶性肿瘤依次为肺癌、肝癌、胃癌、结直肠癌、白血病、淋巴瘤与多发性骨髓瘤、食道癌、胰腺癌、唇口腔和咽恶性肿瘤、膀胱癌；女性前十位恶性肿瘤依次为肺癌、肝癌、子宫颈癌、结直肠癌、乳腺癌、胃癌、子宫体癌、白血病、胰腺癌、卵巢癌、淋巴瘤与多发性骨髓瘤，其中结直肠癌和乳腺癌并列第四位。男性前十位恶性肿瘤死因占男性恶性肿瘤死亡总数的85.57%，女性占76.17%。比较性别间死亡水平，除白血病和胰腺癌外，其余相同部位恶性肿瘤死亡率男性均明显高于女性，男女死亡率比为：肺癌2.48、肝癌2.67、胃癌1.58、结直肠癌1.19、淋巴瘤与多发性骨髓瘤3.21、白血病0.91、胰腺癌0.98。比较城乡死因顺位，城市前十位恶性肿瘤依次为肝癌、肺癌、结直肠癌、胃癌、白血病、胰腺癌、淋巴瘤与多发性骨髓瘤、子宫颈癌、子宫体癌、乳腺癌、唇口腔和咽恶性肿瘤，其中胰腺癌、淋巴瘤与多发性骨髓瘤并列第六位；农村前三位顺位与全人群相同，第五至第十位死因依次为结直肠癌、白血病、子宫颈癌、乳腺癌、胰腺癌、食道癌、子宫体癌、淋巴瘤与多发性骨髓瘤，其中胰腺癌和食道癌并列第八位；比较城乡死亡水平，城市肺癌、胃癌、结直肠癌、乳腺癌、子宫颈癌死亡率低于农村；肝癌、白血病、淋巴瘤与多发性骨髓瘤、胰腺癌、子宫体癌死亡率高于农村。

消化系统疾病死亡特征：消化系统为2020年德宏州居民第五位死因，占全死因死亡总数的7.08%，粗死亡率48.94/10万，标化死亡率51.55/10万。男性粗死亡率为73.00/10万，标化死亡率80.78/10万；女性粗死亡率为24.10/10万，标化死亡率23.55/10万，男性粗死亡率明显高于女性，是女性的3.03倍。城市粗死亡率为41.81/10万，标化死亡率44.48/10万；农村粗死亡率为55.01/10万，标化死亡率58.10/10万，农村粗死亡率高于城市，是城市的1.32倍。

糖尿病死亡特征：2020年，德宏州因糖尿病死亡372人，占内分泌系统疾病的81.40%，占全死因死亡总数的4.12%，粗死亡率为28.02/10万，标化死亡率为31.87/10万。男性粗死亡率为25.58/10万，标化死亡率31.71/10万；女性粗死亡率为30.36/10万，标化死亡率30.83/10万；城市粗死亡率为28.81/10万，标化死亡率33.47/10万；农村粗死亡率为27.43/10万，标化死亡率30.59/10万。无论男性、女性、城市、农村，45岁以前死亡率较低，45岁以后随着年龄升高而升高。从年龄构成来看，男性、女性构成比最高的年龄组为75岁，构成比分别为17.92%、20.60%。城市75岁构成比最高，占21.62%，农村70岁构成比最高，占18.18%。

主要慢病早死概率：2020年，德宏州四类慢性病早死概率为16.87%，其中心脑血管疾病早死概率为10.81%、恶性肿瘤为4.95%、慢性呼吸系统疾病0.72%、糖尿病1.22%。从性别看，男性四类慢病早死概率为22.11%，女性为11.59%，男性是女性的1.91倍；心脑血管疾病、恶性肿瘤、慢性呼吸系统疾病和糖尿病的早死概率亦为男性高于女性，分别是女性的2.18倍、1.57倍、3.45倍、1.54倍。从城乡看，城市四类慢性病早死概率为16.75%，农村为17.02%，农村略高于城市，是城市的1.02倍；除心脑血管疾病外，恶性肿瘤、慢性呼吸系统疾病、糖尿病的早死概率为农村高于城市；城市、农村心脑血管疾病、恶性肿瘤、慢性呼吸系统疾病、糖尿病的早死概率之比分别为1.07、0.92、0.43、0.85。

三、主要发现和建议

（一）主要发现

1. 2018 年德宏州居民死亡水平较 2017 年有所下降，但明显高于 2018 年云南省平均水平。

2. 男性总体死亡水平和主要疾病死亡率均明显高于女性，与以往报告结果一致。

3. 居民前十位死因顺位与 2018 年全省和 2017 年全国报告结果存在差异。

4. 心脑血管疾病是危害德宏州居民健康、影响人均预期寿命最主要的疾病。

5. 糖尿病死亡率高于全省水平。

6. 恶性肿瘤死亡率低于云南省和全国水平，与 2017 年相比其死亡水平、死因顺位相对稳定。

7. 损伤和中毒的前五位主要死因不变，死亡水平较 2017 年略有下降。

8. 主要慢性病早死概率高于 2018 年全省水平。

9. 导致德宏州居民过早死亡的主要原因为损伤和中毒、脑血管病，其次是心脏病、恶性肿瘤和消化系统疾病。

（二）建议

1. 加强健康教育与健康促进，提升全民健康素质。

2. 做好疾病的三级预防，早发现早治疗，降低高危人群发病风险。

3. 落实各级职责，切实提高患者管理质量。

4. 完善各类保障政策，切实减轻群众就医负担。

5. 多部门协作，营造健康支持性环境，控制危险因素，推断慢性病综合防控示范区创建。

6. 合理利用数据信息，促进监测评价。

7. 申请成为国家伤害监测点，将伤害纳入重点防控规划进行有效干预，并加大伤害防控的经费投入。

2020年怒江州居民死因监测分析报告摘要

本报告所使用的数据均来源于《中国疾病预防控制信息系统》中的《人口死亡信息登记管理系统》报告的死亡病例，截至2021年3月15日报告的病例中，死亡日期为2020年的全部死亡个案。2020年怒江州死因登记报告主要结果和发现如下：

一、报告数据质量评价

（一）死亡数据

2020年，怒江州网络报告的原始死亡数据共3 960例，平均报告粗死亡率 /10万，4个县（市）粗死亡率均达到了600/10万及以上，确保了全州总体报告数据较完整，因此4个县（市）报告的死亡数全部纳入分析，死亡报告数据覆盖了全州100%的常住人口。

报告的死亡个案中根本死因编码正确率为 %；根本死因编码不准确比例占 %，其中死因诊断不明比例占 %，伤害意图不明编码占 %，心血管病缺乏诊断意义编码占 %，肿瘤未指明位置编码占 %，呼衰肝衰编码占 %，本报告使用的死亡数据其完整性和准确性均符合要求。

（二）人口数据

利用2020年全州城市、农村和城乡居民常住人口数计算联合国综合指数，结果城市、农村和城乡联合国综合指数分别为和，三者均小于20，表明2020年怒江州城市、农村和城乡居民常住人口年龄结构合理。

二、主要结果

（一）总体死亡情况

2020年，怒江州网络报告原始死亡个案3 690例，平均报告粗死亡率662.45/10万。其中：城市1 191例，农村2 499例，分别占32.28%和67.72%；男性2 249例，女性1 439例，分别占60.95%和39.00%。城乡居民粗死亡率和标化死亡率分别为662.45/10万和738.93/10万，男性分别为754.87/10万和848.32 /10万，女性分别为555.39/10万和610.98/10万；城市居民分别为618.12/10万和692.3710万，男性分别为716.91/10万和807.19/10万，女性分别为503.01/10万和556.85/10万；农村居民分别为685.89/10万和765.15/10万，男性分别为774.99/10万和872.74/10万、女性分别为583.61/10万和641.07/10万，男性死亡率高于女性，农村死亡率高于城市。

（二）三大类疾病死亡情况

2020年，怒江州无论城乡和性别，慢性病均占据主要死因位置，其次是损伤和中毒、传染病 / 母婴及营养缺乏疾病。慢性病报告死亡 2 971 例，粗死亡率 533.37/10 万，标化死亡率 606.26/10 万，占死亡总数的 80.51%；损伤和中毒报告死亡 377 例，粗死亡率 67.68/10 万，标化死亡率 70.43/10 万，占死亡总数的 10.22%；传染病 / 母婴及营养缺乏性疾病报告死亡 208 例，粗死亡率 37.34/10 万，标化死亡率 37.44/10 万，占死亡总数的 5.63%。三大类疾病死亡率均为男性高于女性，农村高于城市，死因构成以慢性病最高、损伤和中毒次之、传染病 / 母婴及营养缺乏性疾病最低。与 2019 年怒江州监测结果比较，2020 年三大类疾病标化死亡率和死亡构成均下降，与 2020 年全省结果比较三大类疾病慢性病标化死亡率高于全省水平，传染病 / 母婴及营养缺乏性疾病和损伤和中毒标化死亡率低于全省水平。

（三）前十位死亡原因及顺位

2020 年，怒江州居民前十位死因顺位依次为心脏病、脑血管病、呼吸系统疾病、消化系统疾病、损伤和中毒、恶性肿瘤、脑梗死、传染病、神经系统疾病、泌尿生殖系统疾病，粗死亡率分别为 114.00/10 万、97.66/10 万、91.20/10 万、74.86/10 万、67.68/10 万、62.65/10 万、34.29/10 万、17.77/10 万、17.05/10 万、16.52/10 万，分别占死亡总数的 17.21%、14.74%、13.77%、11.30%、10.22%、9.46%、5.18%、2.68%、2.57%、2.49%。其中前五位死因占死亡总数的 67.24%，前十位死因占死亡总数的 89.62%。性别死因顺位：男女前十位死因相同，但顺位略有差异，前五位男性依次是心脏病、脑血管病、消化系统疾病、呼吸系统疾病、损伤和中毒；女性依次为心脏病、脑血管病、呼吸系统疾病、消化系统疾病、恶性肿瘤；后五位男性依次为恶性肿瘤、传染病、神经系统疾病、泌尿生殖系统疾病、内分泌、营养和代谢疾病，女性依次是损伤中毒、泌尿生殖系统疾病、神经系统疾病、内分泌、营养和代谢疾病、传染病。前十位死因占死亡总数的比例男性为 85.42%，女性为 87.14%。

（四）心血管疾病死亡情况

全州心血管疾病死亡 1 328 人，位居怒江州居民死因顺位第一位，占死亡总数的 35.99%，其中男性为 767 人，女性为 561 人，城市 514 人，农村 814 人。全人群粗死亡率和标化死亡率分别为 238.41/10 万和 274.67/10 万，男性分别为 25/7.44/10 万和 301.90/10 万，女性分别为 216.52/10 万和 243.32/10 万，城市分别为 266.76/10 万和 306.75/10 万，农村分别为 223.41/10 万和 257.89/10 万，男性死亡率高于女性，城市高于农村。不论男性和女性、城市和农村随着年龄的增加，心血管疾病死亡率均呈上升趋势，50 岁以后上升较为明显，死亡年龄以 60 岁之后所占构成较大，为 73.72%；性别间 70 岁之前各年龄组构成均为男性高于女性，城乡各年龄组构成差异不大。无论男性和女性、城市和农村各年龄组死亡率升降趋势一致。

1. 脑血管病死亡情况：全州脑血管病死亡 544 人，位居怒江州慢性病死因中第二位，占死亡总数的 14.74%，占心血管疾病死亡总数的 40.96%。脑血管病全人群粗死亡率和标化死亡率分别为 97.66/10 万 和 112.64/10 万，男性分别为 103.71/10 万和 122 .00/10 万，女性分别为 90.70/10 万和 101.27/10 万，城市分别为 112.10/10 万和 128.56/10 万， 农村分别为 90.02/10 万和 104.13/10 万，男性死亡率高于女性，城市高于农村。脑血管病的年龄死亡分布与心血管疾病一致。与怒江州 2019 年标化死亡率比较，无论性别、城乡还是全人群两年均较接近。

2. 心脏病死亡情况：全州心脏病死亡635人，为全州慢性病死因中第一位死因，占死亡总数的17.21%，占心血管疾病死亡总数的47.82%。心脏病全人群粗死亡率和标化死亡率分别为114.00/10万和130.08/10万，男性分别为121.50/10万和140.17/10万，女性分别为105.37/10万和118.24/10万，城市分别为110.54/10万和125.63/10万，农村分别为115.82/10万和132.72/10万，男性死亡率高于女性，农村高于城市。心脏病的年龄死亡分布与心血管疾病和脑血管病一致，与怒江州2019年标化死亡率比较，无论性别、城乡还是全人群两年均较接近。

（五）呼吸系统疾病死亡情况

全州呼吸系统疾病死亡508人，为全州居民第三位死因，占死亡总数的13.77%，全人群粗死亡率和标化死亡率分别为91.20/10万和107.11/10万，男性分别为90.29/10万 和109.92/10万，女性分别为91.86/10万和103.12/10万，城市分别为24.91/10万和27.82/10万，农村分别为126.25/10万和149.32/10万，女性粗死亡率高于男性，男性标化死亡率高于女性，农村高于城市。死亡率0~岁组有一小高峰， 之后逐渐降低至20~岁组降至最低，30岁之后呈上升趋势，1~85岁组达高峰；各年龄组死亡率无论男性和女性、城市和农村死亡率升降趋势一致。

慢性阻塞性肺疾病：慢阻肺死亡412人，占呼吸系统疾病死亡总数的81.10%，占死亡总数的11.17%。慢阻肺全人群粗死亡率和标化死亡率分别为73.96/10万和88 .37/10万，男性分别为71.16/10万和88 .15/10万，女性分别为76.81/10万和87 .89/10万，城市分别为15.05/10万和17.73/10万 农村分别为105.12/10万和125.85/10万，女性死亡率高于男性，农村高于城市。 慢阻肺年龄死亡分布与呼吸系统疾病一致。与怒江州2019年标化死亡率比较，无论性别、城乡还是全人群两年均较接近。

（六）糖尿病死亡情况

全州糖尿病死亡40人，占内分泌、营养和代谢性疾病死亡的66.67%，占总死亡数的1.08%。全人群粗死亡率和标化死亡率分别为7.18/10万和8.24/10万，男性分别为7.05/10万和8.10/10万，女性分别为7.33/10万和8.25/10万，城市分别为8.30/10万和9.74/10万，农村分别为6.59/10万和7.44/10万，女性粗死亡率和标化死亡率均高于男性，城市粗死亡率和标化死亡率均高于农村。不论男性和女性、城市和农村随着年龄的增加，糖尿病死亡率均呈上升趋势，65岁以后上升较为明显。70岁之前城乡各年龄组死亡率差异不大，70岁之后城市明显高于农村；性别间各年龄组死亡率差异不大，死亡年龄以45岁之后所占构成较大为92.50%，城乡各年龄组死亡构成差异不大，性别间70岁之前各年龄组构成均为男性高于女性，70岁之后则为女性明显高于男性。与怒江州2019年标化死亡率比较，无论性别、城乡还是全人群两年均较接近。

（七）恶性肿瘤死亡情况及死因顺位

全州恶性肿瘤死亡349人，占死亡总数的9.46%，为全州居民第六位死因，全人群粗死亡率和标化死亡率分别为62.65/10万和69.17/10万，男性分别为77.20/10万和87.22/10万，女性分别为45.93/10万和50.35/10万， 城市分别为79.92万和88.39/10万，农村分别为53 .52/10万和59.00/10万，男性死亡率明显高于女性，城市死亡率高于农村。恶性肿瘤死亡率随年龄增长而增高，30 岁之前男女各年龄组死亡率差异不大，30 岁之后男性各年龄组高于女性；80 岁之前城市和农村各年龄组死亡率差异不大，80 岁之后城市明显高于农村；无论男性和女性、城市和农村各年龄组死亡率升降趋势一致。死亡年龄以 45 岁之后构成较高为 78.80%，性别和城乡间各年龄组死亡构成均较接近。与 2019 年怒江州结果比较，两年各类人群标化死亡率均较接近。

2020 年居民前十位恶性肿瘤顺位依次为肝癌、肺癌、胃癌、食道癌、结直肠癌、白血病、胰腺癌、淋巴瘤与多发性骨髓瘤、乳腺癌、卵巢癌，其粗死亡率依次为 14.00/10 万、8.80 /10 万、7.72/10 万、3.95/10 万、3.59/10 万、2.69/10 万、1.80/10 万、1.80/10 万、1.08/10 万和 1.08/10 万，前十位死因占恶性肿瘤死亡的 74.21%，其中前三位占 48.71%。

（八）损伤和中毒死亡情况及死因顺位

2020 年全州损伤和中毒死亡 377 人，占死亡总数的 10.22%，为怒江州居民第五位死因，全人群粗死亡率和标化死亡率分别为 67.68/10 万和 70.43/10 万，男性分别为 90.29/10 万和 93.17/10 万，女性分别为 41.68/10 万和 43.69/10 万，城市分别为 63.84/10 万和 70.10/10 万，农村分别为 69.71/10 万和 71.01/10 万，男性死亡率明显高于女性，农村高于城市。随着年龄的增加， 损伤和中毒死亡率总体呈上升趋势，男性各年龄组死亡率均高于女性，1 岁、10 岁城市死亡数、0~40 岁、60~85 岁组死亡率城市高于农村外，其余各年龄组均为农村略高于城市。死亡构成以 30 岁之后相对较高，占死亡总数的 8.13%。导致我州居民损伤和中毒死亡的主要原因依次是意外跌落、自杀及后遗症、道路交通事故、意外中毒和淹死，其粗死亡率依次为 15.98/10 万、13.46/10 万、13.11/10 万、11.31/10 万和 2.33/10 万。分别占损伤和中毒死亡总数的 23.61%、19.89%、19.36%、16.71% 和 3.45%，其中前五位死因占 83.02%。

（九）主要慢病早死概率

2020 年，怒江州四类慢性病早死概率为 15.16%，其中心血管疾病早死概率为 9.37%、恶性肿瘤为 4.11%、慢性呼吸系统疾病 2.00%、糖尿病 0.39%。男性四类慢病早死概率为 19.15%，其中心脑血管疾病早死概率为 11.91%、恶性肿瘤为 5.45%、慢性呼吸系统疾病为 2.49%、糖尿病为 0.45%；女性四类慢病早死概率为 10.64%，其中心脑血管疾病早死概率为 6.50%、恶性肿瘤为 2.71%、慢性呼吸系统疾病为 1.44%、糖尿病为 0.33% 。心血管疾病、恶性肿瘤、慢性呼吸系统疾病和糖尿病的早死概率亦为男性高于女性。

城市四类慢性病早死概率为 29.60%，农村为 14.83%，城市略高于农村，心血管疾病、恶性肿瘤和糖尿病的早死概率亦为城市略高于农村，慢性呼吸系统疾病早死概率则为农村略高于城市。

三、主要发现和建议

（一）主要发现

1. 2020 年怒江州居民死亡与 2019 年相比保持在相对稳定的水平，但明显低于 2020 年全省平均水平。

2. 居民死亡水平与辖区社会经济发展及医疗卫生资源等呈正相关系。

3. 居民总体死亡水平和各类疾病死亡水平均为男性高于女性，尤其食道癌、道路交通事故、肝癌和肺癌男性显著高于女性。

4. 前十位死因顺位与 2019 年比较顺位发生了变化，但与全省顺位相比差异不大。

5. 主要死因死亡水平存在明显的地区差异。

6. 心血管疾病是危害怒江州居民健康的首要疾病，其中冠心病、脑出血、脑梗死、高血压及并发症是心血管疾病的前四位主要死因。

7. 怒江州呼吸系统疾病死亡率一直处于较高水平，其中慢阻肺为居民单病种首位死因。

8. 糖尿病死亡与 2020 年云南省结果相比处于相对稳定水平， 城市死亡高于农村， 与全省报告结果一致。

9. 六类系统疾病中心血管疾病是影响人均预期寿命和导致居民早死最严重的疾病。

10. 慢阻肺、冠心病和脑出血是导致居民寿命损失和早死最严重的前三位疾病。

11. 主要慢病早死概率与当地慢病死亡水平呈正相关系。

（二）建议

1. 从州级层面建立“怒江州慢性病防控政策发展制度”。

2. 做好重大慢性病防控工作。

3. 广泛开展健康教育，倡导健康文明的生活方式。

4. 落实分级诊疗制度，提高诊疗服务质量。

5. 加强慢性病防治机构和队伍能力建设，构建慢性病防治结合工作机制。

6. 控制危险因素，营造健康支持性环境。

7. 利用科技支撑，完善监测评估体系。

8. 将伤害纳入重点防控规划进行有效干预，加大伤害防控的经费投入和日常监测。

9. 加快边疆地区、民族地区和贫困地区经济社会发展步伐，降低居民死亡水平。

10. 各县市根据辖区居民主要死因采取针对性防控措施。

2020 年迪庆州居民死因分析报告摘要

一、摘要

本报告所使用的数据均来源于《中国疾病预防控制信息系统》的《人口死亡信息登记管理系统》报告的死亡病例，死亡日期为 2020 年的全部死亡个案。2020 年迪庆州死因登记报告主要结果和发现如下：

（一）报告数据质量评价

1. 死亡数据：2020 年迪庆州网络报告的原始死亡数据共 2434 例，平均报告死亡率 628.11/10 万，3 个县（市）中死亡率最小值为 626.94/10 万，最大值为 748.14/10 万，3 个县（市）死亡率均达 600/10 万及以上，该结果显示 2020 年全州各地报告数据的完整性均较好，因此 3 个县（市）报告的死亡数全部纳入分析，死亡报告数据覆盖了全州 100% 的常住人口。

报告的所有死亡个案中根本死因编码正确率为 98.84%；根本死因编码不准确比例占 1.16%，其中死因诊断不明比例占 0.46%，伤害意图不明比例占 0.12%，心血管病缺乏诊断意义编码比例占 0.5%，肿瘤未指明位置编码比例占 0.08%，呼衰肝衰编码比例占 0.00%，本报告使用的死亡数据其完整性和准确性均符合要求。

2. 人口数据：人口数据来源于《中国疾病预防控制信息系统》的《基本信息系统》，该系统维护的人口数据是由国家统计局提供的 2020 年常住人口数。故 2020 年迪庆州城市、农村和城乡居民常住人口年龄结构合理。

（二）主要结果

1. 总体死亡情况：2020 年迪庆州网络报告原始死亡个案 2434 例，经 2020 年全州平均死亡漏报率（5.71%）调整后全州报告死亡个案为 2547 例，其中：城市 986 例，农村 1534 例，分别占 38.71% 和 60.23%；男性 1483 例，女性 1048 例，分别占 58.23% 和 41.15%。城乡居民报告粗死亡率和标化死亡率分别为 657.27/10 万和 647.95/10 万；男性粗死亡率和标化死亡率分别为 730.22/10 万和 810.49/10 万，女性粗死亡率和标化死亡率分别为 568.27/10 万和 487.80/10 万；城市居民粗死亡率和标化死亡率分别为 570.26/10 万和 655.42/10 万，农村居民粗死亡率和标化死亡率分别为 762.81/10 万和 714.57/10 万。从死亡水平看，男性明显高于女性，农村高于城市。

2. 三大类疾病死亡情况：无论城乡和性别，慢性病均占据主要死因位置，其次是损伤和中毒、传染病 / 母婴及营养缺乏疾病。慢性病报告死亡 2142 例，死亡率 552.76/10 万，标化死亡率 545.61/10 万，占死亡总数的 84.10%；损伤和中毒报告死亡 301 例，死亡率 77.68/10 万，标化死亡率 76.29/10 万，占死亡总数的 11.82%；传染病 / 母婴及营养缺乏性疾病报告死亡83例，死亡率21.42/10万，标化死亡率20.77/10万，占死亡总数的3.26%。男性慢性病，损伤和中毒，传染病/母婴及营养缺乏性疾病粗死亡率分别为585.45/10万、111.28/10万、27.57/10万；女性分别为507.53/10万、40.67/10万、15.18/10万；城市分别为503.17/10万、50.9/10万、14.46/10万；农村分别为618.6/10万、104.43/10万、30.33/10万。

3. 死亡原因及顺位：2020年迪庆州居民前五位死因依次为心脏病、脑血管病、损伤和中毒、恶性肿瘤、呼吸系统疾病粗死亡率分别为137.29/10万、136.00/10万、75.35/10万、72.51/10万、66.58/10万，分别占死亡总数的20.88%、20.69%、11.46%、11.03%和10.13%，前五位死因占死亡总数的74.19%。第六位至第十位死因依次为消化系统疾病、神经系统疾病、内分泌营养和代谢疾病、泌尿生殖系统疾病、传染病，前十位死亡原因累计占死亡总数的86.90%。

男性前十位依次是脑血管病、心脏病、损伤和中毒、恶性肿瘤、呼吸系统疾病、消化系统疾病、神经系统疾病、传染病、内分泌营养和代谢疾病、泌尿生殖系统疾病；女性前十位依次是心脏病、脑血管病、呼吸系统疾病、恶性肿瘤、损伤和中毒、消化系统疾病、神经系统疾病、泌尿生殖系统疾病、精神障碍、内分泌营养和代谢疾病；男性和女性前十位死亡原因分别占死亡总数的91.74%和90.34%。

城市前十位依次是脑血管病、心脏病、恶性肿瘤、呼吸系统疾病、损伤和中毒、消化系统疾病、内分泌营养和代谢疾病、神经系统疾病、精神障碍、泌尿生殖系统疾病；农村前十位死因依次是心脏病、脑血管病、损伤和中毒、呼吸系统疾病、消化系统疾病、恶性肿瘤、神经系统疾病、传染病、泌尿生殖系统疾病、内分泌营养和代谢疾病。前十位死因占总死亡的比例城市为94.26%，农村为89.16%。

4. 心脑血管疾病死亡特征：2020年迪庆州心脑血管疾病死亡占死亡总数的46.92%；全人群粗死亡率和标化死亡率分别为308.38/10万和302.91/10万；男性粗死亡率和标化死亡率分别为301.34/10万和353.21/10万，女性分别为311.24/10万和257.81/10万；城市粗死亡率和标化死亡率分别为304.80/10万和359.48/10万；农村分别为324.72/10万和300.09/10万。男性标化死亡率高于女性，粗死亡率低于女性，城市标化死亡率高于农村，粗死亡率低于农村，不论城市和农村、男性和女性，随着年龄的增加，心脑血管疾病死亡率总体均呈上升趋势，男性45岁之后、女性50岁以后上升较为明显；从死亡的年龄构成看，55岁之后所占构成较大，占88.45%。

5. 呼吸系统疾病及慢阻肺死亡特征：呼吸系统疾病为2020年迪庆州居民第五位死因，占死亡总数的10.51%，全人群粗死亡率和标化死亡率分别为66.06/10万和64.73/10万；男性粗死亡率和标化死亡率分别为66.47/10万和80.21/10万，女性分别为64.53/10万和52.02/10万；城市粗死亡率和标化死亡率分别为55.52/10万和66.91/10万，农村分别为78.57/10万和71.98/10万。男性粗死亡率和标化死亡率均高于女性，农村粗死亡率和标化死亡率均高于城市。随着年龄的增长死亡率呈上升趋势，50岁以后上升较为明显，至85岁组达高峰。从死亡的年龄构成看，65岁之前所占比例较低，65岁之后则明显较高，占89.06%。

6. 恶性肿瘤死亡特征及死因顺位：恶性肿瘤为2020年迪庆州居民第四位死因，占死亡总数的11.23%；全人群粗死亡率和标化死亡率分别为73.80/10万和74.14/10万；

男性粗死亡率和标化死亡率分别为 88.63/10 万和 97.22/10 万，女性分别为 56.39/10 万和 52.14/10 万；城市粗死亡率和标化死亡率分别为 90.80/10 万和 99.75/10 万，农村分别为 63.15/10 万和 59.14/10 万。男性粗死亡率和标化死亡率均高于女性，城市粗死亡率和标化死亡率均高于农村。恶性肿瘤死亡率总体随着年龄增长而增高，50 岁以后上升较为明显，除了 5– 岁、10– 岁、20– 岁、25– 岁、30– 岁、50– 岁组女性死亡率高于男性外其余年龄组均男性高于女性；5– 岁、10– 岁、50– 岁、25– 岁、30– 岁组死亡率农村高于城市，其余各年龄组城市高于农村；从死亡的年龄构成看，城乡和性别间各年龄段构成差异不大。

迪庆州前十位恶性肿瘤依次为肝癌、胃癌、肺癌、结直肠癌、食道癌、胰腺癌、膀胱癌、乳腺癌、子宫颈癌、白血病，其死亡率依次为 19.61/10 万、13.16 /10 万、10.58 /10 万、5.42/10 万、4.65/10 万、2.84/10 万、2.06/10 万、1.55/10 万、1.55/10 万和 1.55/10 万；死因构成依次为 26.57%、17.83%、14.34%、7.34%、6.29%、3.85%、2.80%、2.10%、2.10%、2.10%，前十位死因占恶性肿瘤总死亡人数的 85.31%，其中前三位占 58.74%。

7. 损伤和中毒死亡特征及死因顺位：损伤和中毒为 2020 年迪庆州居民的第三位死因，占死亡总数的 11.82%；粗死亡率和标化死亡率分别为 77.68/10 万和 76.29/10 万；男性粗死亡率和标化死亡率分别为 111.28/10 万和 110.3/10 万，女性分别为 40.67/10 万和 38.90/10 万；城市粗死亡率和标化死亡率分别为 50.90/10 万和 53.48/10 万，农村分别为 104.43/10 万和 102.23/10 万；男性粗死亡率和标化死亡率均高于女性，农村粗死亡率和标化死亡率均高于城市。随着年龄增加，损伤和中毒死亡率总体呈上升趋势，其中城市和农村 50– 岁组出现一死亡小高峰，之后先降低后缓慢上升，城市在 80– 岁组增至最高峰，农村 85– 岁组增至最高峰；0– 岁、1– 岁、55– 岁、75– 岁、80– 岁组死亡率为城市高于农村，其余各年龄组农村高于城市。男性 35– 岁以后死亡率上升明显，女性在 0– 岁组死亡率最高，男性各年龄组（除了 0– 岁、1– 岁、10– 岁、75– 岁组）死亡率均高于女性。从死亡年龄构成看，损伤和中毒各年龄组均有分布，无论城乡、男女均以 30–54 岁所占比例较高。

道路交通事故、意外跌落、自杀、意外中毒和淹死是导致迪庆州居民损伤和中毒死亡的前五位原因，其死亡率依次为 19.87/10 万、18.84/10 万、15.48/10 万、9.81/10 万和 3.35/10 万，分别占损伤和中毒死亡总数的 25.58%、24.25%、19.93%、12.62% 和 4.32%，前五位死因占损伤和中毒死亡总数的 86.71%，第六位之后的死因占损伤和中毒死亡总数的 13.29%。

8. 糖尿病死亡特征：2020 年迪庆州共有 28 人死于糖尿病，占内分泌、营养和代谢性疾病死亡的 73.68%；全人群粗死亡率和标化死亡率分别为 7.23/10 万和 7.30/10 万；男性粗死亡率和标化死亡率分别为 10.83/10 万和 12.03/10 万，女性分别为 3.25/10 万和 3.09/10 万；城市糖尿病粗死亡率和标化死亡率分别为 6.36/10 万和 7.43/10 万，农村分别为 8.45/10 万和 8.04/10 万；男性粗死亡率和标化死亡率均高于女性，城市粗死亡率和标化死亡率均低于农村。不论城市和农村、男性和女性随着年龄增加，糖尿病死亡率均呈上升趋势，55 岁以后上升较为明显，但女性在 55– 岁组死亡率为 0。城乡各年龄组死亡率除了 40– 岁、55– 岁、70– 岁、85 岁组城市死亡率高于农村外，其余均为农村高于城市；性别间各年龄组死亡率除了 45– 岁、75 岁组女性高于男性外，其余均为男性高于女性，特别是 85 及以上组明显高于女性。

从死亡的年龄构成看，55 岁之后所占构成较大，为 82.14%，城乡各年龄段构成差异不大，性别间除45–岁、75–岁组外其余各年龄组构成均为男性高于女性。

9. 主要慢病早死概率：2020年迪庆州四类慢性病早死概率为14.61%，其中心脑血管疾病早死概率为8.54%、恶性肿瘤为4.59%、慢性呼吸系统疾病1.79%、糖尿病0.46%。从性别看，男性四类慢病早死概率为17.55%，女性为11.06%，男性较女性高1.59倍；心脑血管疾病、恶性肿瘤、糖尿病和慢性呼吸系统疾病的早死概率亦为男性高于女性，男女早死概率之比分别为1.34、1.94、1.99和4.11。从城乡看，城市四类慢性病早死概率为11.58%，农村为10.34%，城市略高于农村，心脑血管疾病、糖尿病和慢性呼吸系统疾病的早死概率亦为农村略高于城市，恶性肿瘤的早死概率则为城市略高于农村。

（三）主要发现

1. 2020年迪庆州居民死亡水平较2017年、2018年、2019年有所降低。

2. 男性总体死亡水平和主要疾病死亡率均明显高于女性，与2017年、2018年、2019年报告结果一致。

3. 农村总体死亡水平和主要疾病死亡率均高于城市，与2017年、2018年、2019年报告结果一致。

4. 居民前五位死因与2017年、2018年、2019年报告结果一致，但顺位略有不同，心脏病、脑血管病、损伤和中毒、恶性肿瘤、呼吸系统疾病依然是危害迪庆州居民健康、影响人群期望寿命的主要疾病。

5. 三大类疾病构成中慢性病占据主要死因位置。

6. 恶性肿瘤死亡率与2017年、2018年、2019年接近，肝癌、胃癌、肺癌、结直肠癌、食管癌是危害迪庆州居民健康的主要恶性肿瘤。

7. 损伤和中毒死亡率与2017年、2018年、2019年接近，道路交通事故、意外跌落、自杀、意外中毒和淹死是危害迪庆州居民健康的主要伤害原因。

8. 导致迪庆州居民过早死亡的重要原因是心脑血管疾病，其次是损伤及中毒、心脏病、脑血管病、恶性肿瘤和呼吸系统疾病。

9. 2020年迪庆州居民四类慢性病、慢性呼吸系统疾病、心脑血管疾病、恶性肿瘤早死概率低于2017年、2018年、2019年，但糖尿病早死概率高于2019年。